M. Härter/ A. Loh/ C. Spies (Hrsg.)
**Gemeinsam entscheiden –
erfolgreich behandeln**

M. Härter / A. Loh / C. Spies (Hrsg.)

# Gemeinsam entscheiden – erfolgreich behandeln

Neue Wege für Ärzte und Patienten
im Gesundheitswesen

Mit 47 Abbildungen und 17 Tabellen

Deutscher Ärzte-Verlag Köln

ISBN 3-7691-3250-5

aerzteverlag.de

Bibliografische Information Der Deutschen Bibliothek
Die Deutsche Bibliothek verzeichnet diese Publikation in der Deutschen Nationalbibliografie; detaillierte bibliografische Daten sind im Internet über http://dnb.ddb.de abrufbar.

Die Wiedergabe von Gebrauchsnamen, Handelsnamen, Warenbezeichnungen usw. in diesem Werk berechtigt auch ohne besondere Kennzeichnung nicht zu der Annahme, dass solche Namen im Sinne der Warenzeichen- oder Markenschutz-Gesetzgebung als frei zu betrachten wären und daher von jedermann benutzt werden dürfen.

Das Werk ist urheberrechtlich geschützt. Jede Verwertung in anderen als den gesetzlich zugelassenen Fällen bedarf deshalb der vorherigen schriftlichen Genehmigung des Verlages.

Copyright ©2005 by
Deutscher Ärzte-Verlag GmbH
Dieselstraße 2, 50859 Köln

Umschlagkonzeption: Hans Peter Willberg und Ursula Steinhoff
Titelgrafik: Bettina Kulbe
Satz: RPS Satzstudio GmbH, Düsseldorf
Druck/Bindung: Bercker, Kevelaer

5 4 3 2 1 0 / 601

# Herausgeber- und Autorenverzeichnis

## Herausgeber

Prof. Dr. Dr. Martin Härter
Universitätsklinikum Freiburg
Abt. für Psychiatrie und Psychotherapie
Sektion Klinische Epidemiologie und
Versorgungsforschung
Hauptstr. 5
79104 Freiburg

Dipl. Psych. Andreas Loh
Universitätsklinikum Freiburg
Abt. für Psychiatrie und Psychotherapie
Sektion Klinische Epidemiologie und
Versorgungsforschung
Hauptstr. 5
79104 Freiburg

Prof. Dr. Claudia Spies
Abt. für Anästhesiologie
Universitätsklinikum der Humboldt-Univ.
Berlin
Campus Charité Mitte
Schumannstr. 20/21
10117 Berlin

## Autoren

*Hinweis: Im nachfolgenden Autorenverzeichnis ist der Übersichtlichkeit halber für jedes Autorenteam eine Korrespondenzadresse angegeben. An dem Beitrag beteiligte Autoren sind unter dieser Adresse aufgeführt. Im Einzelfall kann der Wirkort der Autoren von der Korrespondenzadresse abweichen.*

Dr. Hans-Jürgen Ahrens
Heike Wöllenstein
AOK-Bundesverband
Stabsbereich Politik
Kortrijker Str. 1
53177 Bonn

Hilda Bastian
Prof. Dr. Peter T. Sawicki
Institut für Qualität und Wirtschaftlichkeit
im Gesundheitswesen (IQWiG)
Dillenburger Strasse 27
51105 Köln

Priv.-Doz. Dr. Marie-Luise Dierks
Dipl. Päd. Gabriele Seidel
Zentrum Öffentliche Gesundheitspflege
Medizinische Hochschule Hannover
Carl-Neuberg-Str. 1
30625 Hannover

Prof. Dr. Thorsten Jürgen Doering
Dipl. Biol. Kerstin Buttler
Dr. Mark Stephan Hübner
Ulfried Kehl
Hanna Rohlfing
Dipl. Soz. Edith Schrader v. Hellen
Dr. Birgit Steuernagel
Dr. Stephanie Vahlbruch
Dipl.-Dokumentarin Johanna Wischnewski
Deutsche Klinik für integrative Medizin
und Naturheilverfahren
Prof.-Paul-Köhler-Str. 3
08645 Bad Elster

Dr. Christiane Bieber
Prof. Dr. Wolfgang Eich
Dr. Klaus Blumenstiel
Dr. Achim Hochlehnert
Dipl. Psych. Knut Georg Müller
Dipl. Psych. Angelika Richter
Dr. Stefanie Wilke
Medizinische Klinik Innere Medizin II
Im Neuenheimer Feld 410
69120 Heidelberg

Prof. Dr. Glyn Elwyn
Prof. Dr. Adrian Edwards
M. Sc. Melody Rhydderch
Centre for Health Sciences Research
Cardiff University
56 Park Place, Cardiff
CF 10 3AT

Prof. Dr. Gerhard Englert
Deutsche ILCO e.V.
Landshuter Str. 30
85356 Freising

Prof. Dr. Dr. Martin Härter
Universitätsklinikum Freiburg
Abt. für Psychiatrie und Psychotherapie
Sektion Klinische Epidemiologie und
Versorgungsforschung
Hauptstr. 5
79104 Freiburg

Dr. Johannes Hamann
Joachim Hein
Dr. Werner Kissling
Technische Universität München
Möhlstr. 26
81675 München

Dr. Christoph Heesen
Dr. Jürgen Kasper
Sascha Köpke
Prof. Dr. Ingrid Mühlhauser
Universitätsklinikum Eppendorf
Martinistr. 52
20246 Hamburg

Dr. Rainer Hess
Vorsitzender
Gemeinsamer Bundesausschuss
Postfach 1763
53707 Siegburg

Prof. Dr. David Klemperer
Fachhochschule Regensburg
Seybothstraße 2
93053 Regensburg

Dipl.-Päd. Christoph Kranich
Leiter der Fachabteilung Gesundheits-
dienstleistungen
Verbraucherzentrale Hamburg e.V.
Kirchenallee 22
20099 Hamburg

Dipl. Psych. Helga Kühn-Mengel
Bernd Kronauer
Wilhelm Walzik
Geschäftsstelle der Patientenbeauftragten
Bundesministerium für Gesundheit und
Soziale Sicherung
11017 Berlin

Franz Knieps
Abteilungsleiter Gesundheitsversorgung,
Krankenversicherung und Pflege-
versicherung
Bundesministerium für Gesundheit und
Soziale Sicherung
Wilhelmstr. 49
10117 Berlin

Dipl. Psych. Andreas Loh
Dr. Isaac Bermejo
Universitätsklinikum Freiburg
Abt. für Psychiatrie und Psychotherapie
Sektion Klinische Epidemiologie und
Versorgungsforschung
Hauptstr. 5
79104 Freiburg

Dipl. Psych. Jürgen Matzat
Kontaktstelle für Selbsthilfegruppen der
Deutschen Arbeitsgemeinschaft Selbsthilfe-
gruppen e.V.
Friedrichstrasse 33
35392 Giessen

Prof. Dr. Wilhelm Niebling
Albert-Ludwigs Universität Freiburg
Lehrbereich Allgemeinmedizin
Elsässer-Str. 2m, Haus 1a
79110 Freiburg

Dr. Birgitt van Oorschot
Klinik für Radiologie, Abt. Strahlentherapie
Universitätsklinikum der Friedrich-Schiller-
Universität Jena
Postfach
07740 Jena

Dr. Fülöp Scheibler
Prof. Dr. Holger Pfaff
Abteilung Medizinische Soziologie
Institut und Poliklinik für Arbeits- und
Sozialmedizin der Universität zu Köln
Eupener Str. 129
50933 Köln

Dipl. Psych. Daniela Simon
Universitätsklinikum Freiburg
Abt. für Psychiatrie und Psychotherapie
Sektion Klinische Epidemiologie und
Versorgungsforschung
Hauptstr. 5
79104 Freiburg

Dr. Anja F. Deinzer
Prof. Dr. Roland Schmieder
Prof. Dr. Roland Veelken
Institut für Präventive Medizin der Nieren-,
Hochdruck- und Herzerkrankungen an der
Universität Erlangen-Nürnberg
Breslauerstr. 201
90471 Nürnberg

Dr. Tim Neumann
Prof. Dr. Claudia Spies
Dr. Bruno Neuner
Dipl. Psych. Edith Weiß-Gerlach
Abt. für Anästhesiologie
Universitätsklinikum der Humboldt-Univ.
Berlin
Campus Charité Mitte
Schumannstr. 20/21
10117 Berlin

Volker Thomas
Bußstr. 8
79102 Freiburg

Dr. Andrea Vodermaier
Dipl. Psych. Cornelia Caspari
Janna Köhm
Prof. Dr. Michael Untch
Klinik und Poliklinik für Frauenheilkunde
und Geburtshilfe – Grosshadern
Klinikum der Universität München
Marchioninistr. 15
81377 München

Priv.-Doz. Dr. Peter Zysno
Jürgen Blume
Heiko Pufal
Helmut Schulte
Institut für Psychologie
RWTH Aachen
Jägerstr. 17–19
50256 Aachen

# Geleitwort

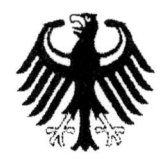

Die Erwartungen und Ansprüche von Patienten, bei Entscheidungen im Gesundheitssystem einbezogen zu werden, sind in den letzten Jahren erheblich gestiegen. Mit diesem Buch wird der aktuelle Stand der Patientenbeteiligung vorgestellt. Dabei kommen die Verantwortlichen der Selbstverwaltung ebenso zu Wort wie Vertreter der Patientenorganisationen und Leiterinnen und Leiter wissenschaftlicher Projekte.

Patientenrechte, Patientenschutz und Patientenbeteiligung sind zentraler Bestandteil meiner Gesundheitspolitik. Wir wünschen uns Patientinnen und Patienten mit Durchblick. Deshalb wollen wir eine unabhängige Beratung und objektive Informationen sichern und die Patienten in allen Bereichen des Gesundheitswesens beteiligen, vor allem in Fragen, die ihre medizinische Behandlung angehen. Wir alle wissen, dass der aufgeklärte und aktiv einbezogene Patient maßgeblich zum Erfolg der medizinischen Behandlung beitragen kann. Die Bundesregierung hat in diesen Bereichen wesentliche Verbesserungen geschaffen.

Auf der obersten Entscheidungsebene sind die Patienten seit Ende 2003 im Gemeinsamen Bundesausschuss vertreten und können hier über die Leistungen der gesetzlichen Krankenversicherung mitberaten. Zur Bereitstellung von unabhängigen, evidenzbasierten und verständlichen Informationen über Qualität und Effizienz der Gesundheitsversorgung wurde das „Institut für Qualität und Wirtschaftlichkeit im Gesundheitswesen" im Herbst 2004 ins Leben gerufen. Es soll nicht nur Qualität und Effizienz bewerten, sondern vor allem die Bürger verständlich darüber informieren. Weiterhin hat die Bundesregierung mit Frau Kühn-Mengel erstmals die Beauftragte für die Belange der Patientinnen und Patienten berufen. Sie setzt sich für die Patienten auf allen Ebenen und in vielen politischen Zusammenhängen ein. Ich freue mich deshalb besonders, dass auch sie einen eigenen Beitrag in diesem Buch leistet.

Schließlich – und darum soll es in diesem Buch vor allem gehen – kommen die oben genannten Veränderungen und Bemühungen nur bei den Bürgerinnen und Bürgern an, wenn sie ganz konkret in ihrem individuellen Krankheitsfall angewendet werden können. Hierzu wurde der Förderschwerpunkt „Patient als Partner im medizinischen Entscheidungsprozess" im Jahr 2000 vom BMGS ins Leben gerufen. Anhand von 10 unterschiedlichen Krankheitsbildern wurde modellhaft gezeigt, dass die Patienteneinbeziehung im konkreten Fall im Krankenhausbereich oder in niedergelassenen Praxen ohne wesentlichen Mehraufwand für Arzt und Patient möglich ist. Diese Ergebnisse werden in dem Buch ausführlich vorgestellt.

Die individuelle Patientenbeteiligung weitestgehend in die alltägliche Versorgung umzusetzen, ist der nächste wichtige Schritt für uns alle. Hierfür ist die gute Zusammenarbeit der unterschiedlichen Personengruppen und Institutionen im Gesundheitswesen von großer Bedeutung. Ärzte und Pflegende, Patienten und Angehörige, Verantwortliche der Selbstverwaltung und Wissenschaftler müssen sich des Themas annehmen und an einem Strang ziehen. Die Gesundheitspolitik kann und wird dies im Rahmen ihrer Möglichkeiten weiterhin fördern und flankierend unterstützen.

Ulla Schmidt
Bundesministerin für Gesundheit und Soziale Sicherung

# Inhaltsverzeichnis

Initiativen zur stärkeren Beteiligung von Patientinnen und Patienten im Gesundheitswesen .................................................................. XIII
*Martin Härter, Andreas Loh, Claudia Spies*

## Teil I  Grundlagen ............................................................................ 1

**1** **Shared Decision Making: das Konzept und seine Anwendung in der klinischen Praxis** .................................................................................. 3
*Glyn Elwyn, Adrian Edwards, Melody Rhydderch (Übersetzung v. Daniela Simon und Martin Härter)*

**2** **Modellentwicklungen zur Partizipativen Entscheidungsfindung** ................ 13
*Andreas Loh, Martin Härter*

**3** **Partizipative Entscheidungsfindung in Deutschland – Handlungsfelder zur Verbesserung der Entscheidungsqualität** ..................................... 25
*David Klemperer*

**4** **Gleichberechtigte Beziehungsgestaltung zwischen Ärzten und Patienten – wollen Patienten wirklich Partner sein?** ........................................ 35
*Marie-Luise Dierks, Gabriele Seidel*

**5** **Patientenempowerment – eine wirksame Strategie zur Förderung der Patientenbeteiligung bei medizinischen Entscheidungen** ..................... 45
*Johannes Hamann, Joachim Hein, Werner Kissling*

## Teil II  Perspektiven der Patientenbeteiligung im Gesundheitswesen .... 53

**6** **Patientenorientierung im Gesundheitswesen** ..................................... 55
*Helga Kühn-Mengel, Bernd Kronauer, Wilhelm Walzik*

**7** **Patientenbeteiligung bei medizinischen Entscheidungen – Die Umsetzung von Partizipativer Entscheidungsfindung im Rahmen des Gemeinsamen Bundesausschusses** ................................................ 63
*Rainer Hess*

**8** **Die Förderung von Patienteninformation und Patientenbeteiligung durch das Institut für Qualität und Wirtschaftlichkeit im Gesundheitswesen** ........... 69
*Hilda Bastian, Peter T. Sawicki*

**9** **Stärkung der Eigenverantwortung und Kompetenz aus Sicht der gesetzlichen Krankenversicherung** ............................................................... 79
*Hans-Jürgen Ahrens, Heike Wöllenstein*

**10** **Erfahrungen und Überlegungen eines Patienten zum Patienten-Arzt-Verhältnis – Die Froschperspektive** .............................................................. 89
*Volker Thomas*

**11** **Brauchen wir den Diplompatienten? – oder: Patientenbeteiligung erfordert Kompetenz** ........................................................................... 97
*Christoph Kranich*

| 12 | Patientenbeteiligung aus der Sicht der Patientenorganisation | 105 |
|---|---|---|
| | Gerhard Englert | |
| 13 | Selbsthilfe und Beteiligung von Patienten im Gesundheitswesen | 113 |
| | Jürgen Matzat | |
| 14 | Der Transfer der Partizipativen Entscheidungsfindung in die allgemeinmedizinische Praxis | 121 |
| | Wilhelm Niebling | |
| 15 | Partizipative Entscheidungsfindung aus dem Blickwinkel der Versorgungsforschung | 127 |
| | Fülöp Scheibler, Holger Pfaff | |

## Teil III  Modellprojekte ... 137

| 16 | Der Förderschwerpunkt „Patient als Partner im medizinischen Entscheidungsprozess" des Bundesministeriums für Gesundheit und Soziale Sicherung | 139 |
|---|---|---|
| | Franz Knieps | |
| 17 | Der Einfluss Partizipativer Entscheidungsfindung (PEF) auf die Behandlungszufriedenheit von chronischen Schmerzpatienten | 145 |
| | Christiane Bieber, Knut Georg Müller, Klaus Blumenstiel, Angelika Richter, Achim Hochlehnert, Stefanie Wilke, Wolfgang Eich | |
| 18 | Partizipative Entscheidungsfindung bei Multipler Sklerose | 155 |
| | Christoph Heesen, Jürgen Kasper, Sascha Köpke, Ingrid Mühlhauser | |
| 19 | Miteinander statt Nebeneinander – Der Patient als Partner in der Depressionsbehandlung | 165 |
| | Andreas Loh, Daniela Simon, Isaac Bermejo, Martin Härter | |
| 20 | Shared Decision Making bei der Therapie schizophrener Patienten | 175 |
| | Johannes Hamann, Werner Kissling | |
| 21 | Computergestützte interaktive Risikoanalyse bei Patienten mit riskantem Alkoholkonsum nach einem Trauma | 185 |
| | Tim Neumann, Bruno Neuner, Edith Weiß-Gerlach, Claudia Spies | |
| 22 | Partizipative Entscheidungsfindung in der Behandlung der arteriellen Hypertonie | 191 |
| | Anja F. Deinzer, Roland Veelken, Roland E. Schmieder | |
| 23 | Entscheidungsbeteiligung von Patienten bei der Therapie der arteriellen Verschlusskrankheit | 201 |
| | Peter V. Zysno, Jürgen Blume, Helmut Schultes, Heiko Pufal | |
| 24 | Partizipative Entscheidungsfindung bei Patientinnen mit neu diagnostiziertem Brustkrebs – Überblick und Ergebnisse des Modellprojekts | 213 |
| | Andrea Vodermaier, Cornelia Caspari, Janna Köhm, Michael Untch | |
| 25 | Patientenpartizipation in der Palliativsituation und am Lebensende | 225 |
| | Birgitt van Oorschot | |
| 26 | Evaluation eines Konsultationstrainings zur Partizipativen Entscheidungsfindung (PEF) für Hausärzte | 233 |
| | Thorsten J. Doering, Birgit Steuernagel, Mark S. Hübner, Johanna Wischnewski, Kerstin Buttler, Stephanie Vahlbruch, Hanna Rohlfing, Edith Schrader v. Hellen, Ulfried Kehl | |
| 27 | Messung der Partizipativen Entscheidungsfindung | 239 |
| | Daniela Simon, Andreas Loh, Martin Härter | |

# Initiativen zur stärkeren Beteiligung von Patientinnen und Patienten im Gesundheitswesen

*Martin Härter, Andreas Loh, Claudia Spies*

## Hintergrund

Mehr Patientenorientierung im Gesundheitswesen zu erreichen ist ein aktuelles Anliegen der Gesundheitspolitik, von Patientinnen und Patienten sowie der vielen in Deutschland tätigen Patienten- und Selbsthilfeorganisationen. Seit einigen Jahren beteiligen sich darüber hinaus viele Ärzte, Pflegende, Krankenkassen und Wissenschaftler an Initiativen zur Förderung der Patientenbeteiligung.

Mit dem *Gesetz zur Modernisierung der Krankenversicherung* (GMG) wurden die Möglichkeiten der Einflussnahme von Patienten im Gesundheitswesen entscheidend verbessert. Hier ist zuallererst die Beteiligung von Patientinnen und Patienten im *Gemeinsamen Bundesausschuss* zu nennen, dem Gremium, in dem Entscheidungen über den Leistungskatalog der Gesetzlichen Krankenversicherung und die Anforderungen an die Qualität und die Wirtschaftlichkeit der medizinischen Versorgung herbeigeführt werden, die für die Versorgung von Patienten von ausschlaggebender Bedeutung sind. Zwar wurden mit der Berufung von Patienten in diesen Ausschuss nicht gleichzeitig Stimmrechte verbunden, dennoch werden Patienten und Patientenorganisationen bei Beratungen angehört und mit ihren Anliegen ernst genommen [www.g-ba.de].

Als ein weiterer Meilenstein ist zu werten, dass 2004 die Bundestagsabgeordnete Helga Kühn-Mengel als *Beauftragte der Bundesregierung für die Belange von Patientinnen und Patienten* berufen wurde, an die sich Patienten mit ihren Fragen und Anliegen wenden können. Das Ziel ist klar formuliert: Mehr Mitsprache für Patientinnen und Patienten, Partnerschaft auf Augenhöhe und eine insgesamt verbesserte Kommunikation im Gesundheitswesen [www.patientenbeauftragte.de].

Eine bedeutende Voraussetzung dafür, dass die Einflussnahme von Patienten im Gesundheitswesen gestärkt wird, sind verständliche und auf wissenschaftlichen Erkenntnissen beruhende Patienteninformationen. Mit der Gründung des *Institutes für Qualität und Wirtschaftlichkeit im Gesundheitswesen* im Jahr 2004 wurde eine Einrichtung geschaffen, die u.a. den Nutzen von Arzneimitteln unabhängig bewerten und für alle Bürgerinnen und Bürger verständliche allgemeine Informationen zur Qualität und Effizienz von Therapien bereitstellen soll [www.iqwig.de]. Schließlich trägt die stärkere Verbreitung von Wissen über die in unterschiedlichen Gesetzen verankerten Patientenrechte zur besseren Information von Patienten bei und wurde durch die Veröffentlichung des Leitfadens *Patientenrechte in Deutschland* gefördert [www.bmgs.bund.de].

*Patienten- und Patientenvertretungsorganisationen* sowie die *Einrichtungen der Gesundheitsberatung* leisten einen unverzichtbaren Beitrag, ein modernes Gesundheitswesen ist ohne die aktive Unterstützung dieser Organisationen nicht vorstellbar. Dies gilt sowohl für die Vertretung der Patientenanliegen in der Gesundheitspolitik als auch hinsichtlich der Beratung oder Unterstützung von Patientinnen und Patienten im Rahmen der medizinischen Versorgung vor Ort. Auch die große Bedeutung der *Patientenselbsthilfe* ist unstritten hinsichtlich ihrer konstruktiven

Wirkung in vielen Versorgungsbereichen. Seit Jahren werden auf dieser Ebene konkrete Modellvorhaben nach § 65b, Sozialgesetzbuch V gefördert, z.B. Einrichtungen zur Verbraucher- und Patientenberatung sowie der Patientenselbsthilfe.

Mit dem Begriff der *Partizipativen Entscheidungsfindung* ist eine weitere Ebene der Patientenbeteiligung gemeint, die Beteiligung von Patientinnen und Patienten bei den sie betreffenden individuellen Behandlungsentscheidungen. Diese werden in aller Regel im Arzt-Patienten-Gespräch getroffen, weshalb der ärztlichen Konsultation eine besondere Aufmerksamkeit zukommt. Partizipative Entscheidungsfindung ist die deutsche Übersetzung des englischen *Shared Decision Making*, das als Konzept in den neunziger Jahren entwickelt wurde. Bei der Partizipativen Entscheidungsfindung sind Ärzte und Patienten hinsichtlich der Auswahl einer Behandlung gleichberechtigte Partner. Informationen fließen in beiden Richtungen, beide Partner bringen ihre Entscheidungskriterien aktiv in den Abwägungsprozess ein und übernehmen gemeinsam die Verantwortung für die getroffene Entscheidung. Wenn Patientinnen und Patienten diese Art der Zusammenarbeit mit ihren Ärztinnen und Ärzten wünschen, dann hat dies nach wissenschaftlichen Studien eine Reihe von positiven Auswirkungen: Patienten wissen mehr über ihre Erkrankung und die Behandlung, sie haben realistischere Erwartungen über den Verlauf der Behandlung, sie sind zuverlässiger bei der Umsetzung der Therapieprinzipien und halten sich konsequenter an die Einnahme notwendiger Medikamente. Es konnte auch festgestellt werden, dass bei dieser Art der Entscheidungsfindung Patientinnen und Patienten zufriedener mit ihrer Behandlung sind und nicht selten auch die Wirksamkeit einer Behandlung verbessert wird.

Obwohl die Vorteile der Partizipativen Entscheidungsfindung offensichtlich sind, ist die praktische Umsetzung bei der individuellen Behandlung nicht selbstverständlich. Zur Förderung der Patientenbeteiligung bei medizinischen Entscheidungen hat das Bundesministerium für Gesundheit und Soziale Sicherung (BMGS) 2000 einen Förderschwerpunkt eingerichtet und bundesweit zehn Modellprojekte für drei Jahre gefördert, die bei unterschiedlichen Erkrankungen das Modell der Partizipativen Entscheidungsfindung in der Praxis erprobt und nach wissenschaftlichen Kriterien untersucht haben.

## Ziel und Gliederung des Buches

Hauptanliegen dieses Buches ist es, die aus unterschiedlichen Perspektiven gewonnenen Erfahrungen und erzielten Ergebnisse zum Thema einer stärkeren Patientenbeteiligung in der Gesundheitsversorgung einer interessierten Öffentlichkeit zur Verfügung zu stellen. Die Modellprojekte des BMGS-Förderschwerpunktes präsentieren ihre wissenschaftlichen Ergebnisse, die in diesem Buch zusammenfassend vorgestellt werden. Ein umfassender Blick auf das Thema kann sich aber nur ergeben, wenn neben den beteiligten Wissenschaftlerinnen und Wissenschaftlern auch Patientinnen und Patienten, Vertreter von Patientenorganisationen, Ärzte, Gesundheitspolitiker und Vertreter von Krankenkassen zu Wort kommen.

Das Buch ist in drei größere Abschnitte gegliedert: Im ersten Abschnitt des Buches (Teil I) werden wesentliche Grundlagen zur Patientenbeteiligung im Allgemeinen und speziell zur Partizipativen Entscheidungsfindung vorgestellt. Im zweiten Abschnitt (Teil II) wird aus unterschiedlichen Perspektiven der Gesundheitspolitik, der Patienten- und Patientenorganisationen, der Ärzte und Krankenkassen das Thema Patientenbeteiligung beleuchtet. Im dritten Abschnitt (Teil III) kommen die Wissenschaftlerinnen und

Wissenschaftler zu Wort, die die Partizipative Entscheidungsfindung in den letzten Jahren in den zehn Modellprojekten umgesetzt und beforscht haben.

Eine Anmerkung zum Lesen sei vorweg genommen: Aus Gründen einer besseren Lesbarkeit wurde auf die durchgehende Nennung beider Geschlechter verzichtet; auch wenn nur eine Form gewählt ist, gilt, dass Frauen und Männer in gleicher Weise gemeint sind.

## Teil I: Grundlagen

Der Ansatz der *Partizipativen Entscheidungsfindung* nimmt eine Mittelstellung ein zwischen der *paternalistischen Entscheidungsfindung*, bei der in erster Linie der Arzt über Informationen verfügt und Behandlungsentscheidungen trifft, und dem *Autonomie-Modell*, bei dem Patienten auf der Grundlage gezielter Information eigenständige Entscheidungen treffen. Die Partizipative Entscheidungsfindung (PEF) lässt sich mittels eines Ablaufs aufeinander bezogener Handlungsschritte beschreiben. Der Allgemeinmediziner und Wissenschaftler *Glyn Elwyn* aus Wales hat den Ansatz des *Shared Decision Making* mit wissenschaftlichen Forschungsarbeiten und in der praktischen Anwendung entscheidend weiterentwickelt. Im Beitrag von ihm und seinen Mitarbeitern wird der Ansatz der Partizipativen Entscheidungsfindung hinsichtlich seiner Prinzipien dargestellt und die Handlungsschritte zur Umsetzung in die Praxis erläutert. Im Beitrag von *Andreas Loh und Martin Härter* werden Definitionen der Partizipativen Entscheidungsfindung erörtert und theoretische Modelle vorgestellt, die Teilschritte der Partizipativen Entscheidungsfindung zu erklären versuchen. Ausgehend von bisher vorliegenden Theorieansätzen und Vorgehensweisen in empirischen Studien wird ein Modell vorgeschlagen, mit dessen Hilfe wesentliche Einflussfaktoren auf den PEF-Prozess dargestellt werden können. Der Sozialmediziner *David Klemperer* trägt Argumente für die Patientenbeteiligung bei medizinischen Entscheidungen aus wissenschaftlichen Studien zusammen und kennzeichnet insbesondere den Informationsstand von Patienten als entscheidenden Einflussfaktor hinsichtlich der Frage, welche Therapie zum Einsatz kommt. Er fordert unverzerrte Patienteninformationen, die es Patienten ermöglichen, Nutzen und potentiellen Schaden einer Behandlung zu erkennen. Im anschließenden Beitrag informieren die Gesundheitswissenschaftlerinnen *Marie-Luise Dierks und Gabriele Seidel* über eine repräsentative Befragung in Deutschland zum Bedürfnis von Patienten, bei medizinischen Entscheidungen beteiligt zu werden. Deutlich wird, dass die Mehrheit der befragten Patientinnen und Patienten eine aktive Rolle bei medizinischen Entscheidungen wünscht. Schließlich stellen der Münchener Psychiater *Johannes Hamann* und seine Kollegen Erfahrungen zusammen, die bisher mit Maßnahmen zur Stärkung von Patienten (Empowerment) auf internationaler Ebene gemacht wurden.

## Teil II: Perspektiven der Patientenbeteiligung im Gesundheitswesen

Im zweiten Abschnitt des Buches wird aus unterschiedlichen Perspektiven über Möglichkeiten der Stärkung von Patientinnen und Patienten im Gesundheitswesen informiert. Dabei kommen Vertreter aus ganz unterschiedlichen Institutionen zu Wort, die ihre Initiativen oder Konzepte darstellen. Die Beauftragte der Bundesregierung für die Belange der Patientinnen und Patienten, *Helga Kühn-Mengel*, stellt mit ihren Mitarbeitern *Bernd Kronauer* und *Wilhelm Walzik* die Patientenorientierung in einen breiteren Zusammenhang derzeitiger gesundheitspolitischer Strategien und erläutert auf diesem

Hintergrund die Initiativen zur Förderung der Patientenberatung, zur verstärkten Berücksichtigung der Patientenrechte und zur Beteiligung von Patienten in Entscheidungsgremien des Gesundheitswesens. Der Vorsitzende des Gemeinsamen Bundesausschusses, *Rainer Hess*, veranschaulicht dessen Arbeitsweise unter besonderer Berücksichtigung der Beteiligung von Patientinnen und Patienten. Da der Ausschuss konkretisieren muss, welche ambulanten oder stationären Leistungen ausreichend, zweckmäßig und wirtschaftlich sind, wird nachvollziehbar, dass gerade hier die Patientenbeteiligung von großer Bedeutung ist. *Hilda Bastian* ist Ressortleiterin des Bereiches Patienteninformation am Institut für Qualität und Wirtschaftlichkeit im Gesundheitswesen unter der Leitung von *Peter Sawicki*. In ihrem Beitrag stellen beide dar, welche Strategien von Seiten des Institutes vorgesehen sind, um wissenschaftlich gesicherte und allgemein verständliche Patienteninformationen herauszugeben und dadurch die Beteiligung von Patienten bei medizinischen Entscheidungen zu fördern. Der Vorstandsvorsitzende *Hans Jürgen Ahrens* und die Referentin für Patientenrechte und gesundheitlichen Verbraucherschutz *Heike Wöllenstein* vom AOK-Bundesverband erörtern Initiativen aus Sicht der Krankenkasse, um die Eigenverantwortung von Patienten zu stärken. Dabei kommen Beratungsangebote, Patientenschulungen, Patienteninformationen und Maßnahmen zur Verbesserung der Arzt-Patienten-Kommunikation zur Sprache, die in den langfristigen Strategien der Krankenkasse vorgesehen sind. *Christoph Kranich*, tätig im Bereich Gesundheits- und Patientenschutz in der Verbraucherzentrale Hamburg, führt ein Stufenkonzept der Patientenkompetenz ein, das sich auch auf die Beteiligung bei konkreten medizinischen Entscheidungen bezieht. In seinem Beitrag werden bisherige Erfahrungen mit entsprechenden Patientenschulungen berichtet und eine Patientenakademie vorgeschlagen. Mit *Volker Thomas* kommt einer der direkt betroffenen Patienten zu Wort. Er setzt sich mit den Voraussetzungen für das Gelingen der Partizipativen Entscheidungsfindung auseinander. PEF setzt nicht nur ein verändertes Rollenverhalten beim Arzt voraus, sondern auch einen verantwortungsbewussten Patienten. Er diskutiert selbstkritisch die Anforderungen an „mündige Patienten" und die damit einhergehenden Konsequenzen. Am Beispiel einer Organisation der Patienten-Selbsthilfe, der Solidargemeinschaft der Stomaträger Deutsche ILCO e.V., verdeutlicht deren Vorsitzender *Gerhard Englert* die Arbeitsweise dieser Organisation und die Vielschichtigkeit der zu berücksichtigenden Patientenanliegen bis hin zur Beteiligung bei Beratungen des Gemeinsamen Bundesausschusses. *Jürgen Matzat* von der Deutschen Arbeitsgemeinschaft Selbsthilfegruppen e.V. informiert über die Organisationsformen und die inhaltliche Arbeitsweise der Patienten-Selbsthilfe in Deutschland, wobei deutlich wird, wie groß das Netzwerk der Patientenorganisationen und der lokalen Selbsthilfegruppen ist, und wie engagiert die vielen Personen und Betroffenen tätig sind, um zur Unterstützung von Patienten beizutragen. Der Hausarzt und Hochschullehrer für Allgemeinmedizin *Wilhelm Niebling* diskutiert anhand konkreter ärztlicher Konsultationen Vor- und Nachteile sowie die Voraussetzungen für den Transfer der Partizipativen Entscheidungsfindung in die allgemeinmedizinische Praxis. Er unterstreicht die Notwendigkeit der Integration des PEF-Konsultationsmodells in die Aus-, Weiter- und Fortbildung von Ärzten. Am Ende des zweiten Teils begründen die Medizinsoziologen *Fülöp Scheibler* und *Holger Pfaff*, warum PEF im Rahmen der Versorgungsforschung sinnvoll und notwendig ist und welche Verbesserungen im Gesundheitswesen durch seine Etablierung zu erwarten sind. Anhand ausgewählter Beispiele werden Umsetzungsmöglichkeiten dargestellt, zukünftige Herausforderungen an den Forschungsgegenstand der PEF werden aufgezeigt.

## Teil III: Modellprojekte

Im Rahmen des BMGS-Förderschwerpunktes „Patient als Partner im medizinischen Entscheidungsprozess" wurden zehn Modellprojekte zu unterschiedlichen Erkrankungsbereichen und ein indikationsübergreifendes Methodenprojekt gefördert. In diesem Teil werden die Fragestellungen, die praktische und forschungsmethodische Herangehensweise sowie die zentralen Projektergebnisse diese Modellprojekte dargestellt. Zur Umsetzung der Partizipativen Entscheidungsfindung wurden im Wesentlichen drei unterschiedliche Strategien eingesetzt:
- Schulungs- und Trainingsmaßnahmen zur Förderung der ärztlichen Handlungs- und Gesprächskompetenz
- Entwicklung von wissenschaftlich begründeten Patienteninformationen und Entscheidungshilfen für Patienten
- Patientenschulungen zur Vorbereitung auf das Arztgespräch und die Entscheidungsfindung sowie zum Aufbau von Patientenkompetenzen

In den Fachbereichen der Neurologie und Psychiatrie wurden Projekte bei Fibromyalgie bzw. chronischem Schmerz, Multipler Sklerose, Depression, Schizophrenie und Alkoholmissbrauch durchgeführt. Im Fachbereich Innere Medizin/Allgemeinmedizin wurden Projekte zu Hypertonie, arterieller Verschlusskrankheit, Brustkrebs, bei sterbenden Patienten und bei Atemwegsinfekten umgesetzt. Sowohl Patienten und Ärzte in der Klinik als auch in der niedergelassenen Praxis wurden berücksichtigt.

In der Einführung stellt *Franz Knieps* vom Bundesministerium für Gesundheit und Soziale Sicherung die 2000 erfolgte Einrichtung des Förderschwerpunktes dar. Ziel des Förderschwerpunkts ist es, modellhaft zu erproben, wie die Beteiligung von Patientinnen und Patienten an der medizinischen Entscheidungsfindung im konkreten Behandlungsfall realisiert werden kann. Die bisher erzielten Ergebnisse durch die Modellförderung werden hinsichtlich des Bedarfs und der Akzeptanz in Deutschland bewertet. *Christiane Bieber und Kollegen* aus Heidelberg informieren über Effekte des entwickelten PEF-Kommunikationstrainings für Ärzte und über das Computerbasierte Informationsprogramm für Fibromyalgie-Patienten mit chronischen Schmerzen. Im Hamburger Projekt bei Patienten mit Multipler Sklerose wurden von *Christoph Heesen und Mitarbeitern* Patienteninformationsmaterialien entwickelt und Patientenschulungsprogramme durchgeführt, um die Kompetenzen von Patienten mit Multipler Sklerose zum aktiven Umgang mit der Erkrankung zu stärken. Im Freiburger Modellprojekt zur Verbesserung der hausärztlichen Depressionsbehandlung wurden von *Andreas Loh und Kollegen* eine Patienteninformation und medizinische Entscheidungshilfe entwickelt. Als weitere Strategie wurde eine Fortbildung für Hausärzte zum Aufbau ärztlicher Kompetenzen zur Partizipativen Entscheidungsfindung umgesetzt und hinsichtlich der Effekte, z.B. Akzeptanz von Diagnose und Behandlung, Wirksamkeit und Patientenzufriedenheit, evaluiert. Im Münchener Modellprojekt wurden von *Johannes Hamann und Kollegen* im Krankenhaus behandelte Patienten mit einer Schizophrenie einbezogen und auf ein Therapieentscheidungsgespräch mit ihren behandelnden Ärzten anhand einer vorher entwickelten Entscheidungshilfe vorbereitet. *Tim Neumann und Kollegen* haben im Berliner Projekt bei verletzten Patienten, die sich in einer chirurgischen Rettungsstelle vorgestellt haben, einen Computergesteuerten Fragebogen mit einer Kurzintervention verknüpft, um gefährlichen Alkoholkonsum als ein

Lebensstilrisiko zu erkennen und zu verändern. Im Projekt in Nürnberg-Erlangen wurden ebenfalls Hausärzte zur Mitarbeit gewonnen. Wie *Anja Deinzer und Kollegen* in ihrem Beitrag ausführen, erhielten die Ärzte eine Fortbildung mit dem Schwerpunkt der Partizipativen Entscheidungsfindung und haben anschließend mit Bluthochdruck-Patienten mehrere Entscheidungsgespräche geführt. Im Aachener Modellprojekt haben *Peter Zysno und Mitarbeiter* in spezialisierten Angiologiepraxen Patienten mit arteriellen Verschlusskrankheiten einbezogen und ihnen zielgruppengerecht zusammengestellte Materialien zur Krankheit, Diagnostik und Therapie zur Verfügung gestellt. Neben schriftlichem Informationsmaterial wurde ein Computerbasiertes interaktives Lernprogramm für Patienten entwickelt und Patientengespräche mit dem Ziel konstruktiven Gesundheitsverhaltens geführt. *Andrea Vodermaier und Kollegen* überprüften im Modellprojekt in München in einer Patientenzentrierten Intervention die Auswirkungen unterschiedlicher medizinischer Entscheidungshilfen bei Patientinnen mit Brustkrebs. In Jena wurden palliativ behandelte Tumorpatienten befragt. *Birgitt van Oorschot* stellt dar, welche Bedürfnisse sterbende Patienten hinsichtlich einer Beteiligung an Entscheidungen und bezüglich der Kommunikation mit ärztlichem Personal haben. Als ein wesentliches Kriterium wird in diesem Projekt der vom Patienten bevorzugte Ort des Sterbens gesehen. Die Fortbildung von Ärzten und Patienten war der Ansatzpunkt in einem Projekt unter der Leitung von *Thorsten Doering* in Hannover im Bereich der kindlichen Atemwegserkrankungen. Hier war zu bedenken, dass die medizinischen Entscheidungen in aller Regel zwischen den Eltern der erkrankten Kinder und den Ärzten getroffen wurden. Im Ärztetraining wurden zuvor instruierte Eltern einbezogen, um in Rollenspielen die Gesprächssituation möglichst realistisch gestalten zu können.

Die Modellprojekte hatten sich ausdrücklich zum Ziel gesetzt, ihre Interventionsstrategien wissenschaftlich zu überprüfen, wozu geeignete Messinstrumente erforderlich sind. Da das Forschungsgebiet der Partizipativen Entscheidungsfindung im deutschen Sprachraum noch vergleichsweise neu ist, wurde zunächst auf international etablierte Messverfahren zurückgegriffen. *Daniela Simon, Andreas Loh* und *Martin Härter* geben in ihrem Beitrag einen Überblick über diese Messverfahren und stellen die im Rahmen des Förderschwerpunktes betriebene Neuentwicklung eines deutschen Fragebogens zur Messung der Partizipativen Entscheidungsfindung vor.

## Ausblick und Danksagung

Das Thema der Patientenbeteiligung bei medizinischen Entscheidungen erfährt auch außerhalb des BMGS-Förderschwerpunktes in vielen Einrichtungen des Gesundheitswesens zunehmende Beachtung. 2004 wurden auf der zweiten Fachtagung des Förderschwerpunktes in Freiburg mit 200 Teilnehmern bereits über 60 Beiträge aus Patienteninitiativen und wissenschaftlichen Projekten präsentiert. Auf der Abschlusstagung des Förderschwerpunktes im Mai 2005 in Berlin wurde die Diskussion über die Patientenbeteiligung im Gesundheitswesen und die Partizipative Entscheidungsfindung mit Spitzenvertretern aus Gesundheitspolitik, Krankenkassen, Ärzteschaft, Patientenorganisationen, Selbsthilfe und Wissenschaft sowie einer breiten Öffentlichkeit intensiviert. Dabei stand der Transfer der in den Modellprojekten gefundenen Ergebnisse im Mittelpunkt der Diskussion. Die in den Modellprojekten erzielten Effekte der Partizipativen Entscheidungsfindung, beispielsweise in der Akzeptanz der Patienten gegenüber notwendigen Behandlungen, in der verbesserten Zuverlässigkeit bei der Umsetzung von Therapien, in der Patientenzufriedenheit oder auch in verbesserten klinischen Behandlungsergebnissen sollen Patientinnen und Patienten sowie dem Gesundheitswesen auf breiter Ebene zugute kommen. Um diesen Transfer in die Regelversorgung zu befördern, wurde eine zweite Förderphase mit einer begrenzten Fördersumme bewilligt, in der ausgewählte Projekte bis 2007 weitergefördert werden. Die weitere Entwicklung dieses Förderschwerpunktes und die Umsetzung wird auf der Internetseite www.patient-als-partner.de dokumentiert.

Ohne die Mithilfe, Unterstützung und auch Geduld der vielen engagierten Autorinnen und Autoren wäre dieses Buch nicht zustande gekommen. Wir bedanken uns herzlich bei allen für ihre wertvollen Beiträge. Alle Verfasser haben aufgrund der hohen Aktualität des Themas ihre Texte unter sehr hohem Zeitdruck ausgearbeitet. Dem Bundesministerium für Gesundheit und Soziale Sicherung, besonders Frau Dr. Kastenholz, und dem Projektträger der DLR Gesundheitsforschung, namentlich Frau Dr. Gehring, sind wir zu großem Dank für die kontinuierliche, aktive und konstruktive Unterstützung bei den vielen Aktivitäten des Förderschwerpunktes und der kurzfristigen Realisierung des Buches verpflichtet. Dem Freiburger Mitarbeiterteam gebührt herzlicher Dank für die sorgfältige Herstellung und Korrektur der Beiträge auch außerhalb sonst üblicher Arbeitszeiten. Schließlich bedanken wir uns bei den Mitarbeiterinnen des Deutschen Ärzte-Verlages für die gute Zusammenarbeit und die rasche Drucklegung.

Aus der Perspektive aller Beteiligten des Gesundheitswesens, die in diesem Buch zur Sprache kommen, wird die Patientenbeteiligung als begrüßenswert und notwendig eingeschätzt. Vielfältige Initiativen werden umgesetzt, um die Rolle von Patientinnen und Patienten zu stärken. Dadurch wird gefördert, dass Patienten und Patientenorganisationen, Ärzte, Pflegende, Krankenkassen, Gesundheitspolitiker, Wissenschaftler und andere Berufsgruppen das gemeinsame Ziel verfolgen, unser Gesundheitswesen durch eine aktive Einbeziehung von Patienten bei medizinischen Entscheidungen nachhaltig zu verbessern. In diesem Sinne wünschen wir diesem Buch und dem damit verbundenen Anliegen eine weite Verbreitung!

Freiburg und Berlin, im März 2005

Martin Härter    Andreas Loh    Claudia Spies

# Teil I  Grundlagen

# 1 Shared Decision Making: das Konzept und seine Anwendung in der klinischen Praxis

*Glyn Elwyn, Adrian Edwards und Melody Rhydderch*
*Übersetzung von Daniela Simon und Martin Härter*

## 1.1 Einleitung

Der Begriff Shared Decision Making (Partizipative Entscheidungsfindung) bezeichnet einen Prozess, bei dem Patienten an Entscheidungen hinsichtlich ihrer Gesundheit und der Gesundheitsversorgung teilhaben. Dies geschieht typischerweise im Arzt-Patienten-Gespräch, und zunehmend auch unter Verwendung anderer Medien, wie interaktiven, computergestützten Technologien. Ein naheliegender Ansatz, könnte man vermuten. Aber diese Vermutung vernachlässigt die grundlegende Auseinandersetzung zwischen dem auf wissenschaftlichen Methoden basierenden Glauben an Rationalität und dem relativistischen, post-modernen Ansatz, in dem unsere Welt als eine von vielen Sichtweisen und Werten gesehen wird. Es soll hier die Methode der Partizipativen Entscheidungsfindung in einen größeren Zusammenhang wechselnder Beziehungen zwischen Gesellschaft und Experten gestellt werden, die zum Teil durch das Informationszeitalter beeinflusst sind [Kendall 2001; Edwards et al. 2001a].

## 1.2 Der größere Zusammenhang

Der ethische Imperativ, Selbstbestimmung zu respektieren, ist eindeutig, aber ist nicht der einzige Faktor, der zum Interesse an Partizipativer Entscheidungsfindung geführt hat. Beim Betrachten der heutigen medizinischen Praxis sollte man sich die medizinischen Institutionen im späten 19. Jahrhundert vor Augen führen, eine Zeit, die Michael Foucault als „die Geburt der Klinik" beschrieb [Foucault 1973]. Bis zu dieser Zeit basierte die westliche Medizin größtenteils auf dem Patronat und nicht auf Institutionen und formalem Expertentum [Johnson 1972]. Es war auch eine Zeit, in der die Medizin eher auf Glauben statt auf physiologischen und biochemischen Vorgängen gründete. Erst mit der stärkeren Nutzung der Bio-Wissenschaften wurde der Stellenwert von medizinisch ausgebildeten Personen gestärkt [Johnson 1972]. Bis in die 60er Jahre konzentrierte sich die westliche Schulmedizin hauptsächlich auf unbestrittene professionelle Expertise [Greaves 1996]. Es war das Wissen der Ärzte, das den Diskurs bestimmte, die Entscheidungsfindung galt als professionelle Domäne. Neuere Entwicklungen markieren die Erosion dieser Annahmen aufgrund von drei Faktoren:

1. Der wachsende Einfluss ökonomischer und haftungsrechtlicher Rahmenbedingungen. Diese beziehen sich vor allem auf Kosten, Qualität und Wirksamkeit. Bei durch Steuern und Versicherungen finanzierten Leistungen wird die „Freiheit der Ärzte" durch eine Reihe von Maßnahmen eingeschränkt: Leitlinien, Steuerung klinischer Behandlungsabläufe und Budgets.
2. Besser informierte Bürger fordern präzisere Begründungen für Entscheidungen, sind wachsamer im Hinblick auf neuere Entwicklungen und stellen Restriktionen der Kostenträger in Frage. Zudem berichten die Massenmedien regelmäßig über neue medizinische Fortschritte.
3. Der medizinrechtliche und ethische Druck auf die Ärzte, Informationen und

letztendlich auch die Verantwortung für die Entscheidungsfindung mit Patienten zu teilen.

In diesem Zusammenhang wird erkennbar, dass die Partizipation von Patienten an Entscheidungen eine Notwendigkeit darstellt. In der Literatur werden Unterschiede zwischen den Konzepten der Partizipativen Entscheidungsfindung („shared decision making") und der Patientenzentriertheit („patient centredness") diskutiert. „Patientenzentriertheit" beschreibt dabei einen breiteren Ansatz, der ein vertieftes Verstehen der Patientenperspektive und der Bedürfnisse betont [Stewart et al. 1995], während sich „Partizipative Entscheidungsfindung" auf den Kernprozess der ärztlichen Praxis, die Entscheidungsfindung, bezieht. Durch die Formulierung von Prinzipien [Charles et al. 1997] und erforderlichen Kompetenzen der Ärzte [Elwyn et al. 2000] gewinnt Patientenbeteiligung eine neue Ebene der Verantwortung.

## 1.3 Ethische Perspektiven

Viele glauben, dass es problematisch ist, der Entscheidung des Individuums Priorität einzuräumen [Parker 2001]. Sie geben zu bedenken, dass wir durch die Betonung der individuellen Werte die „soziale Einbettung" [Etzioni 1993] und die wechselseitige Bezogenheit übersehen könnten. Andere weisen darauf hin, dass ein Gleichgewicht zwischen sozialen und individuellen Prioritäten notwendig ist.

Ob eine stärkere Patientenbeteiligung bei medizinischen Entscheidungen zu verbesserten Behandlungsergebnissen führt, ist eine bisher weitgehend unbeantwortete Frage. Diese Unsicherheit kommt zur schwierigen ethischen Debatte über die Rolle rationaler Methoden bei der Entscheidungsfindung hinzu. Kern des Problems ist die Spannung zwischen unterschiedlichen ethischen Prinzipien. Oder wie de Haes feststellte: „Das ethische Prinzip der Autonomie ist nicht notwendigerweise förderlich und kann mit dem Prinzip der Wohltätigkeit in Konflikt geraten" [de Haes et al. 1997]. Die Verfechter extremer Autonomie bestehen darauf, dass Patienten die volle Verantwortung für die Entscheidung tragen. Sie argumentieren, dass es nur sehr wenige Situationen gibt, bei denen Andere die Verantwortung übernehmen sollten. Schneider [1998] nennt dies *obligatorische Autonomie* („*mandatory autonomy*"), wenn Patienten auch gegen den eigenen Willen die Entscheidungsverantwortung übertragen bekommen. Ärzte wissen, dass diese Haltung nicht praktikabel ist [Quill et al. 1995]. Diese Form der Autonomie wird auch von Patienten abgelehnt, die in solchen Entscheidungssituationen über „allein gelassen werden" und „Angst" klagen. Wenn Patienten aufgefordert werden, sich soweit zu beteiligen, wie sie es selbst wünschen oder zu dem sie sich befähigt sehen, wird von *„wahlweiser Autonomie"* („*optional autonomy*") gesprochen: ein Modell, das die Verantwortung von professionellen Helfern betont, Patienten zu führen und Belastungen durch (schwierige) Entscheidung zu verringern.

Die Konzepte der Partizipativen Entscheidungsfindung und andere, wie die evidenzbasierte Wahl der Patienten [Edwards et al. 2001a], die Konkordanz [Marinker 1997, Britten 2002] und die teilnehmende Entscheidungsfindung [Guadagnoli et al. 1998], haben eine gemeinsame, aber nicht oft ausgesprochene Annahme: Patienten treffen Entscheidungen auf rationale Weise. Diese Annahme bezieht sich auf das ethische Prinzip der Wahrhaftigkeit und fordert, dass der Darstellung von Informationen besondere Aufmerksamkeit geschenkt wird. Aber wie viele Details sind notwendig? Viele effektive Interventionen haben eine Vielzahl gravierender, wenn auch selten auftretender Nebenwirkungen. Die Übersetzung populationsbezogener Ergebnisse in relevante

Information für den Einzelnen wird zu einer wichtigen kognitiven Wissenschaft [Edwards et al. 2001b, Edwards et al. 2002]. Noch wird in den Diskussionen angenommen, dass Entscheidungsfindung auf rationalem Wege stattfindet, wobei es aber so zu sein scheint, dass dies von Menschen nur in einem sehr begrenzten Ausmaß geleistet wird [Evans et al. 1993].

## 1.4 Prinzipien und Kompetenzen Partizipativer Entscheidungsfindung

Aus einer Vielzahl empirischer Arbeiten ist bekannt, dass Ärzte Patienten selten in Entscheidungen einbeziehen [Stevenson et al. 2000; Campion et al 2001]. Medizinsoziologen haben beschrieben, dass der Entscheidungsprozess zwischen Arzt und Patient mit hoher Wahrscheinlichkeit zu Konflikten führen kann, da verschiedene Ansichten im Gespräch und auch verschiedene Arten der Gesprächsführung aufeinander treffen [Mishler 1984; Waitzkin 1985]. Nach Gafni sind im Prozess der Entscheidungsfindung zwei Komponenten notwendig: (a) Technische Informationen über zur Verfügung stehende Behandlungsmöglichkeiten einschließlich ihrer Wirkungen und Risiken und (b) Informationen über Präferenzen und Werte des Patienten [Gafni et al. 1998]. Da Informationsvermittlung eine Domäne des Arztes ist und die persönlichen Aspekte beim Patienten verortet sind, muss ein Weg gefunden werden, beides zusammen zu führen. Das derzeit bekannteste Rahmenkonzept für das Treffen von Behandlungsentscheidungen wurde von Charles und Kollegen veröffentlicht [Charles 1999].

Auf der Basis dieser Analyse wurden vier Prinzipien der Partizipativen Entscheidungsfindung vorgeschlagen:
◢ Partizipative Entscheidungsfindung schließt mindestens zwei Teilnehmer ein – Arzt und Patient – und in vielen Fällen weitere Personen (ihre jeweiligen Netzwerke von Familie oder beruflichen Kollegen);
◢ beide Seiten (Ärzte und Patienten) ergreifen Maßnahmen, um am Prozess der Behandlungsentscheidung teilzuhaben;

**Tab. 1.1:** Rahmenkonzept zum Treffen von Behandlungsentscheidungen*

| Stufen der Analyse | Modelle | Paternalistisch | Partizipativ | Informiert |
|---|---|---|---|---|
| Informations-austausch | Ablauf | Einseitig (weitgehend) | Zweiseitig | Einseitig (weitgehend) |
| | Richtung | Arzt → Patient | Arzt ⇆ Patient | Arzt → Patient |
| | Art | Medizinisch | Medizinisch und persönlich | Medizinisch |
| | Umfang** | Rechtlich gefordertes Minimum | Alles Notwendige für die Entscheidungsfindung | Alles Notwendige für die Entscheidungsfindung |
| Beratung | | Arzt alleine oder gemeinsam mit anderen Ärzten | Arzt und Patient (ggf. unter Einbezug anderer) | Arzt und Patient (ggf. unter Einbezug anderer) |
| Entscheidung bzgl. Behandlung und Vorgehen | | Arzt | Arzt und Patient | Patient |

\* Illustration einer auf Behandlung ausgerichteten Arzt-Patienten-Begegnung
\*\*Erforderliches Minimum

- der Austausch von Informationen ist die Voraussetzung für eine Partizipative Entscheidungsfindung;
- eine Behandlungsentscheidung (die auch darin bestehen kann, nichts zu tun) wird getroffen, und beide Seiten sind mit der Entscheidung einverstanden.

Dieser Bezugsrahmen für Behandlungsentscheidungen kann ohne Schwierigkeiten für andere Arten von Entscheidungen angepasst werden, wie Entscheidungen bezüglich Screeningverfahren oder diagnostischer Maßnahmen. Es sind nicht etwa die Prinzipien, die sich als schwierig erweisen. Die Übertragung auf praktische Fertigkeiten stellt eine Herausforderung dar, und ist im Kontext der allgemeinen Debatte über die Entwicklung interpersoneller Kommunikationsfertigkeiten zu sehen.

## 1.5 Interpersonelle Kommunikationsfertigkeiten

Das Ausmaß, in dem interpersonelle Fertigkeiten analysiert und auch gelehrt werden können, wird kontrovers diskutiert. Hartley [1999] definiert als soziale Fertigkeit „einen Prozess, während dessen eine Person ein System aus zielgerichteten, aufeinander bezogenen und der Situation angemessenen sozialer Verhaltensweisen zeigt, die gelernt sind und unter eigener Kontrolle stehen". Nimmt man an, dass Ärzte diese Fertigkeiten entwickeln können, ist die Förderung der Patientenbeteiligung bei Behandlungsentscheidungen nur ein Aspekt des umfangreichen Kommunikationsprozesses in ärztlichen Konsultationen. Von einigen Experten wird jedoch argumentiert, dass es unangemessen ist, einzelne Komponenten zu isolieren, ja sie warnen davor, komplexe Handlungen auf eine Abfolge definierter Aufgaben zu reduzieren [Eraut 1993; Barnett 1994].

Befürworter der Entwicklung von Kommunikationsfertigkeiten argumentieren hingegen, es sei einfacher, einzelne Schritte abzugrenzen und zu bewältigen, bevor sie zu komplexeren Leistungen verbunden werden [Kurtz et al. 1998]. Unterscheidungen werden getroffen zwischen persönlichen Fähigkeiten („competencies") und Aufgabenbezogenen Fertigkeiten („competences"). Fähigkeiten beschreiben Merkmale einer Person, z.B. die Fähigkeit zu singen oder zu zeichnen [Boyatzis 1982; Barnett 1994]. Sie sind individuelle Charakteristiken und befähigen Menschen dazu, darauf aufbauend Situations- und Aufgabenbezogene Fertigkeiten zu entwickeln. Es ist relativ einfach, situationsspezifische Kompetenzen zu analysieren und viel schwieriger, Fähigkeiten zu erfassen. Programme zum Training von Kommunikation müssen sowohl Fähigkeiten, als auch erworbene Fertigkeiten beachten.

## 1.6 Identifizierung der Fertigkeiten für eine Partizipative Entscheidungsfindung

Sollten die Fertigkeiten für die Partizipative Entscheidungsfindung aus dem theoretisch-konzeptuellen Rahmen abgeleitet werden oder wäre es besser, unter Verwendung empirischer Methoden ein Rahmenkonzept der Kompetenzen zu erstellen? Unterschiedliche Techniken zur Identifizierung wurden entwickelt. Elwyn et al. [2000] wählten die Methode der Expertenbefragung bei Hausärzten, um eine Verbindung zwischen „theoretischen" Vorstellungen zum Prozess der Patientenbeteiligung und den in der ärztlichen Praxis anzutreffenden praktischen Problemen herzustellen. Die Methode wurde gewählt, um Einstellungen zu gewinnen, die aus spezifischen Kontexten stammen". Hierzu wurden sechs Focusgruppen durchgeführt, in denen über „Partizipative Entscheidungsfindung" („Shared Decision Making") diskutiert wurde, bis einer Abfolge von Fertigkeiten zugestimmt wurde (siehe Tabelle 1.2).

## 1.6.1 Problemdefinition

Empirische Untersuchungen der aktuellen Praxis machten deutlich, wie wichtig es ist, (Entscheidungs-)Probleme gut zu definieren [Elwyn et al. 2001]. Die Frage, ob es bei einigen Entscheidungen leichter (oder angemessener) ist, Patienten zu beteiligen, als bei anderen, bedarf noch weiterer Untersuchungen. Im Falle von a priori bestehenden Meinungen bezüglich des „besten" Ergebnisses ist es schwer, eine Entscheidung gemeinsam zu treffen, z.B. bei unterschiedlichen Einschätzungen über den Einsatz von Antibiotika bei Viruserkrankungen [Elwyn et al. 1999b; Gwyn et al. 1999]. Die Übereinkunft bei unterschiedlichen Sichtweisen ist ein wichtiges Thema in der Patientenzentrierten Medizin und wird in die Partizipative Entscheidungsfindung zunehmend integriert.

Medizinische Probleme haben spezifische Merkmale, die zunächst abgegrenzt und skizziert werden müssen. Es ist unmöglich, Informationen zu geben, ohne zunächst das Ziel und die Art des Problems genau definiert zu haben. Beispielsweise erfordert eine Hormonersatztherapie, dass Patienten den Unterschied zwischen kurz- und langfristigen Behandlungseffekten verstehen. Kurzfristig lindert eine Hormonersatztherapie Symptome der Menopause. Die langfristige Behandlung verfolgt dagegen präventive Ziele, wie z. B. die Reduktion des Osteoporoserisikos. Beide Ziele müssen unterschieden werden, denn nur die langfristige Behandlung führt zu einem höheren Brustkrebsrisiko. Die Entscheidung für eine Hormonersatztherapie ist daher abhängig vom Verständnis des Schadens und Nutzens von Östrogen, der sich nicht nur auf ein oder zwei Jahre, sondern kontinuierlich auf einen 10-Jahres-Zeitraum bezieht. Dies mag für Ärzte ziemlich offensichtlich sein, es ist jedoch unwahrscheinlich, dass Patienten die Auswirkungen dieser Unterscheidung ohne weiteres verstehen. Weitere Schritte der Partizipativen Entscheidungsfindung können daher erst folgen, wenn Patienten diese Entscheidungsprobleme verstanden haben.

Qualitative Studien haben gezeigt, dass Problemdefinitionen oft umgangen werden, obwohl sie im Zentrum der Partizipativen Entscheidungsfindung stehen. Viele Patienten haben keine Erfahrung mit partizipativen Entscheidungen und erleben es als schwierig, in dieser Form angesprochen zu werden. Ein Vorgehen, das Entscheidungsprobleme strukturiert, ist auch für viele Ärzte neu und erfordert eine Fertigkeit, die spezifisch entwickelt werden muss.

**Tab. 1.2:** Kompetenzen der Partizipativen Entscheidungsfindung

| Kompetenzen der Partizipativen Entscheidungsfindung |
|---|
| Problemdefinition |
| Darstellung der Gleichwertigkeit („equipoise") |
| Alternativen aufzeigen |
| Verständnis prüfen |
| Ideen, Bedenken und Erwartungen bezüglich der Intervention explorieren |
| Rollenpräferenz |
| Entscheidungsfindung |
| Aufschub, falls erforderlich |
| Vereinbarungen überprüfen |

## 1.6.2 Darstellung der Gleichwertigkeit

Bei Analysen von Konsultationen, die mit dem Ziel einer Partizipativen Entscheidungsfindung durchgeführt wurden, wurden Formulierungen gefunden, die als Äußerungen der „Gleichwertigkeit" („Equipoise") bezeichnet werden. Dieser Begriff beschreibt die Grundhaltung der Balance, des Gleichgewichtes. Diese Aussagen wurden in Gesprächen identifiziert, bei denen ein Arzt den Prozess für eine gemeinsame Entscheidung erläutert. Es wird betont, dass ausreichend Zeit für die Klärung von Bedürfnissen und Werten des Patienten zur Verfügung steht. Equipoise-Äußerungen erkennen an, dass Patientenfaktoren – außerhalb des Expertenbereiches – den Prozess der Entscheidungsfindung beeinflussen sollten.

Viele medizinische Situationen sind durch unsichere langfristige Ergebnisse und durch mehrere Behandlungsalternativen charakterisiert. Das Verfahren der Partizipativen Entscheidungsfindung erleichtert eine Diskussion darüber und unterstreicht die unsichere Beschaffenheit medizinischen Wissens und der Praxis. Patienten empfinden es in der Regel als neu, an solchen Diskussionen beteiligt zu werden. Werte von Patienten müssen ausdrücklich in diesen Prozess integriert werden. Zur Erleichterung dieses Schrittes sollten Ärzte ihren Patienten das Konzept des professionellen Gleichgewichtes zwischen unterschiedlichen Behandlungsmöglichkeiten erläutern. Dann können die Optionen angemessen beschrieben werden und das übergreifende Ziel des Kommunikationsprozesses wird vom Patienten verstanden.

Es wurde vorgeschlagen, Partizipative Entscheidungsfindung nur bei Situationen eindeutigen „Gleichgewichts" zu berücksichtigen, z. B. wenn die effektivste Behandlungsmaßnahme strittig ist. Obwohl dieser Position nachvollziehbar ist, scheint sie u. E. zu restriktiv zu sein. „Therapiestandards" oder „Behandlungsleitlinien" mögen zwar vorliegen, bei jeder Person ist aber ein individueller psychologischer und sozialer Kontext zu berücksichtigen, Faktoren, die bei den zur Verfügung stehenden Grundlagen der Evidenz häufig nicht in Erwägung gezogen werden. Folglich ist die Grundhaltung der Gleichwertigkeit („equipoise") in einem viel größeren Bereich von Situationen relevant.

## 1.6.3 Darstellung der Behandlungsmöglichkeiten

Eine Wahl kann nicht ohne das Vorliegen valider Behandlungsoptionen getroffen werden. Bekannt ist, dass die Anzahl der Behandlungsoptionen, die vom Arzt vorgestellt werden, den Rahmen einer Entscheidung bestimmen [Redelmeier 1995]. Zudem ist bekannt, dass Patienten die Alternative „Nichts zu tun" oft nur schwer akzeptieren können. Dieses Problem kann vermieden werden, indem ein positiverer Begriff – „Beobachtendes Abwarten" – verwendet wird. Außerdem ist es wichtig, die für den Patienten bedeutsamen Optionen zu besprechen. Wahlmöglichkeiten werden oft aus einer biomedizinischen Perspektive präsentiert. Wenig Zeit wird dafür aufgewendet, ob andere Strategien ebenfalls angemessen sind.

Studien regen an, vorzugsweise zunächst einen Überblick über mögliche Alternativen zu geben, bevor detaillierte Informationen dazu gegeben werden [Elwyn et al. 2000]. Ärzte schätzen es als effektiver ein zu erläutern: „Für dieses Problem kommen die Behandlungsmöglichkeiten A, B oder C in Frage". Dies wird als *Aufzählen von Alternativen (option listing)* bezeichnet. Der Einsatz von Entscheidungshilfen unterstützt Patienten zusätzlich bei der Aufnahme und beim Verständnis von Informationen [O'Connor et al. 1999]. Denn solange detaillierte Informationen nicht angemessen vermittelt werden, kann man von Patienten auch nicht erwarten, dass sie sich an Entscheidungen beteiligen. Es wäre so, als ob man von ihnen verlangen würde, Wetten abzuschließen, ohne die Gewinnchancen zu kennen. Es bietet sich an, dass Ärzte über einen „Korb" von Daten, Schaubildern und Tabellen verfügen, die benutzt werden können, um die Konzepte des relativen und absoluten Risikos zu veranschaulichen [Edwards et al. 1999]. Durch die wachsende Verfügbarkeit von Entscheidungshilfen im Internet wird diese Art von Informationsaustausch immer praktikabler.

### 1.6.4 Überprüfen des Verständnisses, Erfragen von Vorstellungen, Bedenken und Erwartungen

Das Überprüfen, ob Patienten Informationen verstanden haben, ist ein gut beschriebenes Element effektiver Kommunikation. Die Exploration von Verständnis, Vorstellungen, Bedenken und Erwartungen (vorgefasste Meinungen und Ängste über Behandlungen, nicht Diagnosen) sind ein geläufiger Teil der Patientenzentrierten Methode. Dieses Vorgehen gewährleistet, dass die Ärzte gut über die Vorstellungen ihrer Patienten Bescheid wissen, während diese in Entscheidungen einbezogen werden.

### 1.6.5 Rollenpräferenz

Es gibt eine Vielzahl von Studien, die Patienten hinsichtlich ihrer bevorzugten Rolle bei Entscheidungen befragt haben [Guadagnoli et al. 1998; Benbassat et al. 1998]. Bei der Mehrzahl der Studien wurde die „Präferenz" der Patienten in einer hypothetischen Situation vor Beginn eines Entscheidungsprozesses erfragt, was nicht optimal ist. Eine der größten Schwierigkeiten besteht darin, dass die vom Einzelnen bevorzugte Beteiligung bei Entscheidungen wahrscheinlich nicht stabil ist und sich im Laufe der Zeit und mit der Art und Ernsthaftigkeit der Probleme verändern wird. Dass Patienten erst dann Entscheidungen über ihre gewünschte Beteiligung treffen können, wenn Sie das Ausmaß und die Art ihrer Probleme verstanden haben, erschwert diese Einschätzung der Präferenzen zusätzlich [Elwyn et al. 2000]. Individuen entziehen sich möglicherweise der Verantwortung schwierige Entscheidungen zu treffen, wenn sie Reue- oder Schuldgefühle nach einer Entscheidung erleben [Schneider 1998]. Bei solchen Präferenzen wird zudem eine „Lern-" oder Erfahrungskomponente vermutet: eine positive Erfahrung im Entscheidungsprozess führt eher zu einer stärkeren Präferenz für Beteiligung in der Zukunft.

Es wurde argumentiert, Präferenzen des Patienten in Entscheidungsfindungsprozessen zu Beginn des Ärztebesuches unbedingt abzuschätzen [Towle et al. 1999]. Für Patienten kann es zu Beginn einer Behandlung allerdings schwierig sein, die Relevanz einer solchen Frage nach ihrer Präferenz einzuschätzen. Ärzte empfinden es aber oft als schwierig, die Rollenpräferenz von Patienten zu beurteilen [Elwyn et al. 2000]. Patienten nehmen an, dass sie durch die Kommunikation mit Ärzten *implizit* schon eine aktive Rolle in der Entscheidungsfindung einnehmen. Das Bestehen auf einer *expliziten* Rollenklarheit wird daher häufig als überflüssig betrachtet. Dieses Vorgehen wird auch als Meta-Kommunikation (Kommunikation über den Prozess der Kommunikation) bezeichnet und stellt einen schwierigen, aber sehr wichtigen Schritt dar, um die Akzeptanz der Patienten hinsichtlich einer Beteiligung zu überprüfen.

### 1.6.6 Entscheidungsfindung und möglicher Aufschub

Bei der Analyse ärztlicher Konsultationen wurde festgestellt, dass Ärzte mit der eigentlichen Entscheidungsfindung erst beginnen, wenn 80% der gesamten Konsultationszeit bereits verstrichen ist [Elwyn et al. 2001]. Das Ansprechen der Entscheidungsfindung wirkt für beide Seiten als Signal für die Beendigung des Gesprächs. Daher sollte der Prozessschritt „Entscheidung" sorgfältig geplant und erst begonnen werden, nachdem die vorhergehenden Schritte der Partizipativen Entscheidungsfindung abgeschlossen sind. Für den eher seltenen Fall, dass keine dringende Notwendigkeit zum sofortigen Treffen einer Entscheidung besteht, sollten Ärzte ihren Patienten raten, über die Alternativen nachzudenken und diese auch mit anderen Personen zu besprechen. Patienten sollten durchaus zum Aufschieben und Nachdenken über die Entscheidung sowie zum Beraten mit Angehörigen ermutigt werden.

### 1.6.7 Vereinbarungen überprüfen

Die Notwendigkeit, Patienten erneut zu sehen, ist für die Partizipative Entscheidungsfindung besonders wichtig. Der Prozess kann Unsicherheit oder eine nicht erwünschte Verantwortung für die Patienten mit sich bringen. Ärzte sollten sicherstellen, dass Patienten die erneute Konsultation nicht als eine versteckte Kritik, Überprüfung der Compliance oder als klinische Prüfung wahrnehmen, sondern als einen notwendigen Bestandteil des Prozessverlaufs bei der Entscheidungsfindung.

## 1.7 Zukünftige Herausforderungen

Partizipative Entscheidungsfindung sollte sich nicht auf einzelne Behandlungsepisoden beschränken. Das Verfahren beschreibt einen komplexen länger dauernden Prozess, der ein detailliertes Verständnis auf Seiten des Patienten hinsichtlich Risiken und Nutzen von Behandlungsmaßnahmen erfordert. Es ist offensichtlich, dass die aktuelle Struktur ärztlicher Praxis für dieses Vorgehen nicht besonders gut geeignet ist und dass Kommunikationsfertigkeiten alleine den Anforderungen an die notwendige Informationsvermittlung nicht genügen werden. Darüber hinaus ist Umsicht erforderlich, um Partizipative Entscheidungsfindung nicht bei Patienten durchzusetzen, die eine Beteiligung nicht wünschen oder nicht dazu in der Lage sind [McKinstry 2000]. Stattdessen sollte die Aufmerksamkeit auf die Vermittlung der notwendigen emotionalen Unterstützung gelenkt werden, wenn Patienten so krank oder ängstlich sind, oder ihnen aus einem anderen Grund die Bereitschaft fehlt, sich mit rationalen Modellen der Entscheidungsfindung auseinanderzusetzen [Charles et al. 2000].

Da in Zukunft verstärkt „vorausschauende Medizin" betrieben wird – Screening, Vorhersage und Prävention von Problemen *bevor* sie auftreten – werden Ärzte stärker mit *Kunden (consumer)* als mit *Patienten* zu tun haben. Zunehmend gut informierte Patienten werden mit paternalistischen Umgangsformen nicht mehr zufrieden sein. Ärzte werden schnelle und exakte Informationsportale benötigen, um nicht in Rückstand zu ihren Kollegen zu geraten. Die Fähigkeit, Daten zu bewerten und zu erklären, um anschließend gemeinsame Entscheidungen zu treffen, wird zur Grundlage der zukünftigen ärztlichen Praxis. Dieser Beitrag hat versucht, die für diese Entwicklung notwendigen Schritte aufzuzeigen.

### Literatur

Barnett R (1994) The limits of competence. Open University Press, Buckingham

Benbassat J, Pilpel D, Tidhar M., Patients' preferences for participation in clinical decision-making: a review of published surveys. Behav Med (1998), 24, 81–88

Boyatzis RE (1982) The competent manager. A model for effective performance. John Wiley and Sons, New York

Britten N (2002) Concordance and compliance. Oxford Textbook of Primary Medical Care. Oxford University Press, Oxford

Campion P, Tate P, Foulkes J et al., Patient-centredness is rare among candidates in the MRCGP video examination: an analysis of 2096 doctors and 14.852 consultations. BMJ (2001), submitted

Charles C, Gafni A, Whelan T, How to improve communication between doctors and patients. BMJ (2000), 320, 1220–1221

Charles C, Gafni A, Whelan T, Decision making in the physician-patient encounter: revisiting the shared treatment decision-making model. Soc Sci Med (1999), 49, 651–661

Charles C, Gafni A, Whelan T, Shared decision-making in the medical encounter: what does it mean? (or it takes at least two to tango). Soc Sci Med (1997), 44, 681–692

de Haes HC, Molenaar S, Patient participation and decision control: are patient autonomy and well-being associated? Med Decis Making. (1997), 17, 353–354

Edwards A, Elwyn G, Mulley A, Explaining risks: turning numerical data into meaningful pictures. BMJ (2002), 324 (7341), 827–30

Edwards A, Elwyn G (2001a) Evidence based patient choice: inevitable or impossible. Oxford University Press, Oxford

Edwards A, Elwyn G, Understanding risk, and lessons for clinical risk communication about treatment preferences. Quality Health Care (2001b), 10 (Suppl), i9–i13

Edwards A, Elwyn G, Gwyn R, General practice registrar responses to the use of different risk communication tools: problems and opportunities. BMJ (1999), 319, 749–752

Elwyn G, Edwards A, Wensing M et al., Shared decision-making observed: visual displays of communication sequence and patterns. J Eval Clin Pract (2001), 7, 211–221

Elwyn G, Edwards A, Kinnersley P, Grol R, Shared decision – making and the concept of equipoise: defining the competences of involving patients in health care choises. Brit J Gen Pract (2000), 50, 892–899

Elwyn G, Gwyn R, Edwards A et al., Is a 'shared decision' feasible in a consultation for a viral upper respiratory tract infection: assessing the influence of patient expectations for antibiotics using discourse analysis. Health Expect (1999b), 2, 105–117

Eraut M (1993) Developing professional knowledge and competence. Falmer Press, London

Etzioni A (1993) The spirit of community. Fontana, London

Evans J, Over DE, Manktelow KI (1993) Reasoning, Decison Making and Rationality. In: Johnson-Laird P N, Shafir E (eds.) Reasoning and Decision Making. Cambridge

Foucault M (1973) The Birth of the Clinic. Tavistock, London

Gafni A, Charles C, Whelan T, The physician-patient encounter: the physician as a perfect agent for the patient versus the informed decision-making model. Soc Sci Med (1998), 47, 347–354

Greaves D (1996) Mystery in Modern Medicine. Avebury, Aldershot

Guadagnoli E, Ward P, Patient participation in decision-making. Soc Sci Med (1998), 47, 329–339

Gwyn R, Elwyn G, When is a shared decision not (quite) a shared decision? Negotiating preferences in a general practice encounter. Soc Sci Med (1999), 49, 437–447

Hartley P (1999) Interpersonal communication. 2 ed. Routledge, London

Johnson TJ (1972) Professions and Power. Macmillan, London

Kendall L (2001) The Future Patient. Institute for Public Policy Research, London

Kurtz S, Silverman J, Draper J (1998) Teaching and Learning Communication Skills in Medicine. Radcliffe Medical Press, Abingdon

Marinker M, From compliance to concordance: achieving shared goals in medicine taking. BMJ (1997), 314, 747–748

McKinstry B, Do patients wish to be involved in decision making in the consultation? A cross sectional survey with video vignettes. BMJ (2000), 321, 867–871

Mishler E (1984) The discourse of Medicine: Dialectics of Medical Interviews. Ablex, Norwood NJ

O'Connor AM, Rostom A, Fiset V et al., Decision aids for patients facing health treatment or screening decisions: systematic review. BMJ (1999), 319, 731–734

Parker M, The ethics of evidence-based patient choice. Health Expect (2001), 4, 87–91

Quill TE, Cassel CK, Nonabandonment: a central obligation for physicians. Ann Int Med (1995), 122, 368–374

Redelmeier DA, Shafir E, Medical decision making in situations that offer multiple alternatives. JAMA (1995), 273, 302–305

Schneider CE (1998) The practice of autonomy: patients, doctors, and medical decisions. Oxford University Press, New York

Stevenson FA, Barry CA, Britten N et al., Doctor-patient communication about drugs: the evidence for shared decision making. Soc Sci Med (2000), 50, 829–840

Stewart M, Brown JB, Weston WW et al. (1995) Patient Centred Medicine: Transforming the Clinical Method. Sage Publications, Thousand Oaks, CA

Towle A, Godolphin W, Framework for teaching and learning informed shared decision making. BMJ (1999), 319, 766–769

Waitzkin H, Information giving in medical care. J Health Soc Behav (1985), 26, 81

# 2 Modellentwicklungen zur Partizipativen Entscheidungsfindung

*Andreas Loh, Martin Härter*

## 2.1 Einführung

Im Rahmen der Modernisierung des Gesundheitswesens erhält die stärkere Berücksichtigung der Interessen und Bedürfnisse von Patienten und die aktive Beteiligung von Patienten an der medizinischen Entscheidungsfindung eine zunehmende Bedeutung [Badura 2001]. Patienten bei medizinischen Entscheidungen zu beteiligen, wird aus vielen Gründen als sinnvoll bewertet [Coulter 1997], die Übertragung des Konzeptes in die medizinische Versorgung wird seit über 10 Jahren als notwendig angesehen [Kasper et al. 1992]. Zur Beteiligung von Patienten bei konkreten Behandlungsentscheidungen wurde in den neunziger Jahren das Konzept der Partizipativen Entscheidungsfindung (PEF, engl: Shared Decision Making) [Charles et al. 1997] entwickelt. Die erste relevante Publikation entstand 1984 [Strull et al. 1984], erst in den letzten vier Jahren wurde der Ansatz auch im deutschen Sprachraum weiterentwickelt, hinsichtlich der Definitionen präzisiert [Härter 2004] und in Forschungsprojekten im Rahmen des Förderschwerpunktes des Bundesministeriums für Gesundheit und soziale Sicherung überprüft [Scheibler et al. 2003, s. a. Beiträge zu den Modellprojekten in Teil III dieses Buches]. Gegenüber der stetig ansteigenden Anzahl empirischer Forschungsarbeiten bleibt die theoretische Fundierung der Partizipativen Entscheidungsfindung bisher unzureichend [Trevana et al. 2003].

In diesem Beitrag werden vorliegende Beschreibungen und Definitionen zur PEF erörtert und theoretische Modelle vorgestellt, die Teilschritte der Partizipativen Entscheidungsfindung zu erklären versuchen. Ausgehend von den bisher vorliegenden Theorieansätzen und Vorgehensweisen in empirischen Studien wird ein Modell vorgeschlagen, mit dessen Hilfe wesentliche Einflussfaktoren auf den PEF-Prozess dargestellt werden können.

## 2.2 Partizipative Entscheidungsfindung in der wissenschaftlichen Literatur

Die Partizipative Entscheidungsfindung findet in der Wissenschaft immer stärkere Beachtung. Eine aktuelle Recherche der wissenschaftlichen Literatur in der Literaturdatenbank Medline hat ergeben, dass im Zeitraum von 1984 bis 2003 insgesamt 352 Publikationen zu Shared Decision Making erschienen sind. Die Anzahl der Publikationen weist seit Mitte der neunziger Jahre einen stetigen Trend nach oben auf (siehe Abb. 2.1) und erreichte im Jahr 2003 eine Gesamtzahl von 79 Originalarbeiten.

Sichtet man den bisherigen Stand der wissenschaftlichen Literatur nach Theoriebeiträgen, verbleiben von den ursprünglichen 352 Arbeiten allerdings nur 19 theoretisch orientierte Publikationen. Charles und Kollegen [Charles et al. 1997, S. 681] bewerten die theoretische Konzeption der Partizipativen Entscheidungsfindung als „rather poorly and losely defined". Studien nicht theoriegeleitet durchzuführen birgt die Gefahr, dass Zusammenhänge zwischen Aspekten hergestellt werden, die wieder verworfen

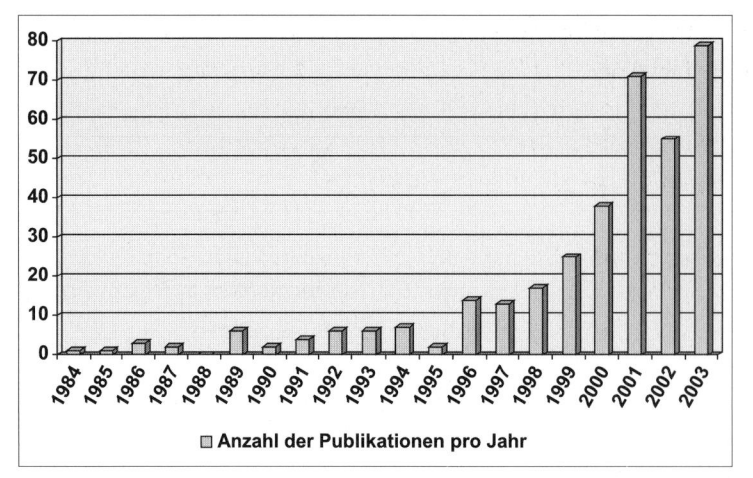

**Abb. 2.1:** Anzahl der Publikationen zur Partizipativen Entscheidungsfindung pro Jahr

werden müssen, wenn die Forschungsergebnisse auf der Grundlage einer präzisen Theorie erklärt werden können [Llewellyn-Thomas 1995].

## 2.3 Definitionen und Beschreibungen der Partizipativen Entscheidungsfindung

Zur Beschreibung des Modells der Partizipativen Entscheidungsfindung wird häufig auf die Abgrenzung des Ansatzes gegenüber dem paternalistischen Modell und dem Informationsmodell der medizinischen Entscheidungsfindung verwiesen [Charles et al. 1997]. Dabei spielt der Aspekt der Information eine entscheidende Rolle. Von Partizipativer Entscheidungsfindung kann nach Charles und Kollegen [1999] dann gesprochen werden:
- wenn Informationen sowohl vom Arzt zum Patienten als auch umgekehrt fließen,
- wenn sowohl medizinische als auch persönliche Informationen vom Patienten an den Arzt weitergegeben werden,
- und wenn nicht nur die Aufklärungspflicht befolgt wird, sondern alles für die Entscheidung Relevante besprochen wird.

Als bedeutsam für die Entscheidung werden neben den medizinischen Informationen insbesondere Erwartungen, Befürchtungen und Werthaltungen des Patienten angesehen [Elwyn et al. 1999]. Towle und Kollegen [1999] definierten Kompetenzen für die Partizipative Entscheidungsfindung auf Seiten der Ärzte und Patienten und erarbeiteten eine Präzisierung des Prozesses der gemeinsamen Entscheidungsfindung (siehe Tab. 2.1)

Ein wichtiges Merkmal der Partizipativen Entscheidungsfindung wurde von Elwyn [2003] mit dem Begriff „Equipoise" beschrieben (deutsch „Gleichgewicht oder Gleichwertigkeit"). Damit werden die Art der Zusammenarbeit von Arzt und Patient und die Rollenaufteilung bei der Entscheidungsfindung charakterisiert: „Einerseits bezieht sich Gleichwertigkeit auf die unterschiedlichen, aber dennoch gleichwertigen Behandlungsmöglichkeiten, die bei einer Erkrankung verfügbar sind und zwischen denen entschieden werden muss. Andererseits ist mit „Equipoise" auch das Gleichgewicht von Arzt und Patient im Einfluss auf die medizinische Entscheidungsfindung gemeint." [Loh et al. 2004b, S. 98]. Weitere Präzisierungen wurden durch die empirische Ermittlung von Handlungsschritten des Shared Decision Making vorgenommen [Elwyn et

**Tab. 2.1:** Kompetenzen der Partizipativen Entscheidungsfindung bei Arzt und Patient [Towle et al.

| Kompetenzen auf der Seite des Arztes | Kompetenzen auf der Seite des Patienten |
| --- | --- |
| – Eine vertrauensvolle Atmosphäre schaffen und eine gemeinsames Arbeitsbündnis herstellen | – Bereitschaft zeigen, sich am Entscheidungsfindungsprozess zu beteiligen |
| – Behandlungsoptionen und Risiken verständlich mitteilen | – Fragen stellen |
| – Die vom Patienten gewünschte Rolle bei der Entscheidungsfindung besprechen | – Informationen über die eigenen Person einbringen (Erfahrungen, Hoffnungen, Befürchtungen) |
| – Erwartungen, Präferenzen und Sorgen des Patienten erfragen | – Verantwortung übernehmen |
| – Die eigene Behandlungspräferenz mit derjenigen des Patienten in Beziehung setzen | – Eine Entscheidung gemeinsam treffen |
| – Eine Entscheidung gemeinsam treffen | |

**Tab. 2.2:** Prozessschritte der Partizipativen Entscheidungsfindung (erarbeitet in der Methoden-Arbeitsgruppe des BMGS-Förderschwerpunktes „Der Patient als Partner im medizinischen Entscheidungsprozess") [Giersdorf et al. 2004]

| Prozessschritte der Partizipativen Entscheidungsfindung |
| --- |
| 1. Mitteilung, dass eine Entscheidung ansteht |
| 2. Angebot der partizipativen Entscheidungsfindung/Rollen klären und Gleichberechtigung der Partner formulieren |
| 3. Aussage über das Vorliegen verschiedener Wahlmöglichkeiten |
| 4. Information über Optionen und ihre Vor- und Nachteile |
| 5. Rückmeldung über Verständnis der Optionen und Erfragen weiterer Optionen aus Sicht des Patienten |
| 6. Präferenzen ermitteln |
| 7. Aushandeln |
| 8. Gemeinsame Entscheidung |
| 9. Vertrag/Selbstverpflichtung (Plan zur Umsetzung der Entscheidung) |

al. 2001, s. a. Beitrag von Elwyn und Mitarbeitern in diesem Buch].

Auch in Deutschland wurde an der Präsisierung der Partizipativen Entscheidungsfindung gearbeitet. Im Rahmen des vom Bundesministerium für Gesundheit und Soziale Sicherung initiierten Förderschwerpunktes schlossen sich die zehn geförderten Projekte zu einer Methoden-Arbeitsgruppe zusammen, definierten PEF und entwickelten Prozessschritte: „Partizipative Entscheidungsfindung wird definiert als ein Interaktionsprozess mit dem Ziel, unter gleichberechtigter aktiver Beteiligung von Patient und Arzt auf Basis geteilter Information zu einer gemeinsam verantworteten Übereinkunft zu kommen" [Härter 2004, S. 90]. Die dazu gehörenden Prozessschritte sind in Tab. 2.2 dargestellt.

Der Arzt leitet den Entscheidungsprozess dadurch ein, dass er zunächst die Notwendigkeit einer Behandlungsentscheidung mitteilt. Anschließend wird das Angebot der Zusammenarbeit und die prinzipielle Gleichberechtigung beider Partner bei der Entscheidungsfindung („Equipoise") formuliert, worauf unterschiedliche Behandlungsmöglichkeiten nach den Standards der evidenzbasierten Medizin mit ihren jeweiligen Vor- und Nachteilen erläutert werden. Der Arzt erfragt danach, inwiefern das das Besprochene verstanden wurde und erfragt die Sicht des Patienten im Hinblick auf Erwartungen oder Befürchtungen zu den Behandlungsoptionen. Danach werden die unterschiedlichen Präferenzen des Patienten und des Arztes ermittelt, ein Abwägen der Behandlungsalternativen erfolgt und ein Plan zur Umsetzung der gewählten Behandlung wird beschlossen.

Mit der Definition der Partizipativen Entscheidungsfindung und einer Festlegung von aufeinander abgestimmten Handlungsschritten ist es zwar gelungen, das Konzept vom paternalistischen Modell oder dem Autonomiemodell der medizinischen Entscheidungsfindung abzugrenzen. Es ist jedoch nicht möglich, diejenigen Faktoren in eine Struktur zu bringen, die den Prozess der Partizipativen Entscheidungsfindung beeinflussen.

**Tab. 2.3:** In empirischen Studien zur Partizipativen Entscheidungsfindung gemessene Variablen (geordnet nach Häufigkeit)

| Variable | Anzahl Studien | Publikationen |
| --- | --- | --- |
| Patientenzufriedenheit | 9 | Gattelari et al. 2001, Tait et al 2001, Briggs et al. 2004, Blumenfeld et al. 2003, Ruland et al. 2003, Kim et al. 2001, Morgan et al. 2000, Protiere et al. 2000, Davis et al. 2003 |
| Wissen über die Behandlung | 6 | Elit et al. 2003, Morgan et al. 2000, Stalmeier et al. 1999, Volk et al. 1999, Onel et al. 1998, Whelan et al. 1995 |
| Art der gewählten Behandlung | 6 | Koedoot et al. 2003, Montgomery et al. 2001, Protheroe et al. 2001, Unic et al. 2000, Frosch et al. 2001, Maslin et al. 1998 |
| Arzt-Patienten-Kommunikation, Arzt-Patienten-Beziehung | 5 | Kjellgren et al. 2000, Yedidia et al. 2003, Briggs et al. 2004, Cohen et al. 2003, Joffe et al. 2003 |
| Gesundheitszustand | 5 | Van Roosmalen et al. 2004, Blumenfeld et al. 2003, Ludman et al. 2003, Van Korff et al. 2003, Morgan et al. 2000 |
| Informationsbedürfnis | 5 | Loh et al. 2004a, Lenert et al. 1999, Frosch et al. 2001, Kim et al. 2001, Crawford et al. 1997 |
| Beteiligungsinteresse | 4 | Loh et al. 2004a, Tait et al. 2001, Protheroe et al. 2001, Mazur et al. 1997 |
| Einstellung zu Medikamenten | 3 | Chambers et al. 1999, Liao et al. 1996, Heisler et al. 2003 |
| Lebensqualität | 3 | Blumenfeld et al. 2003, von Korff et al. 2003, Crawford et al. 1997 |
| Ungewissheit | 2 | Stalmeier et al. 1999, Braddokk et al. 1999 |
| Entscheidungskonflikt, Angst | 2 | Moumjid et al. 2003, Cohen et al. 2003 |
| Selbstwirksamkeitserwartung | 2 | Ludman et al. 2003, Heisler et al. 2003 |
| Adherence | 2 | Montgomery et al. 2001, Chambers |

Zur Präzisierung des PEF-Prozesses sind Aussagen dazu erforderlich, welche Einflussfaktoren auf die Partizipative Entscheidungsfindung einwirken. Wenn diese Faktoren in einem Modell dargestellt werden, können Annahmen über den Einfluss der Faktoren formuliert werden. Ein Modell ist ein symbolisches System, das auf der Grundlage einer Strukturanalogie zu einem Original, hier dem tatsächlich vorfindbaren Prozess der Partizipativen Entscheidungsfindung, eingesetzt wird, um den Ablauf eines Geschehens erklären oder vorhersagen zu können.

## 2.4 Der Beitrag der empirischen Forschung zur Modellbildung

Sichtet man die empirischen Originalarbeiten zur Partizipativen Entscheidungsfindung danach, welche Variablen erhoben worden sind, dann kann daraus abgeleitet werden, welche Annahmen von den Wissenschaftlern zu den Merkmalen, die mit dem Prozess der Partizipativen Entscheidungsfindung in Verbindung stehen, getroffen werden.

Im Rahmen einer systematischen Literaturrecherche wurde in der Datenbank Medline der Begriff „Shared Decision Making" mit den Begriffen „Outcome" oder „Effect" verknüpft, was als Suchergebnis 127 Publikationen erbrachte. Diese Arbeiten wurden danach gesichtet, ob tatsächlich empirische Untersuchungen zur Partizipativen Entscheidungsfindung durchgeführt wurden, was bei 42 Publikationen der Fall war. Diesen Studien wurde anschließend danach analysiert, welche Variablen gemessen worden sind. Bei der Durchsicht der Studien zeigte sich, dass wesentlich mehr Fragen an die Patienten als an die behandelnden Ärzte gestellt wurden und somit wesentlich mehr Aussagen zu Variablen auf Patienten- als auf Arztseite verfügbar sind. Bei Patienten wurden Daten zu den in Tabelle 2.3 aufgelisteten Variablen erhoben.

Bei den Ärzten wurden Daten erhoben zur Arzt-Patienten-Kommunikation, Arzt-Patienten-Beziehung [Braddock et al. 1999, Kjellgren et al. 2000, Yedidia et al. 2003, Briggs et al. 2004, Cohen et al. 2003, Joffe et al. 2003, Bultman et al. 2000] und zu Einstellungen von Ärzten hinsichtlich der Behandlungsmöglichkeiten sowie zu den Erwartungen der Ärzte hinsichtlich des Ergebnisses der Behandlung [Mandelblatt et al. 2001, Crawford et al. 1997]. Bisher liegt kein Modell vor, auf dessen Hintergrund die Einflüsse dieser Variablen auf den Prozess der Partizipativen Entscheidungsfindung angeordnet werden können, oder bei dem die Beziehung einzelner Variablen zueinander in einem Modell dargestellt ist.

## 2.5 Modelle zu Teilschritten der Partizipativen Entscheidungsfindung

Bisher sind einzelne Bausteine des Entscheidungsprozesses, wie der Informationsfluss, die Art der medizinischen Entscheidung oder die Entstehung von Erwartungen des Patienten in einzelnen theoretischen Arbeiten konzeptionalisiert, die nachfolgend dargestellt werden: Whitney [2003] legt ein Modell zur Charakterisierung von medizinischen Entscheidungen vor, mit dem in Abhängigkeit von zwei Variablen, der Entscheidungssicherheit und der Bedeutung der medizinischen Entscheidung für den Patienten, eine Struktur für Patientenpräferenzen vorgeschlagen wird. Eine medizinische Entscheidung wird als sicher bezeichnet, sofern gut begründete und unzweifelhafte Belege dafür vorliegen, dass es bei einer Erkrankung eine bestimmte zu bevorzugende Behandlung gibt. Entscheidungen von geringer Sicherheit sind zu treffen, wenn mehrere Behandlungen möglich sind und die Unterschiede zwischen den Behandlungen gering sind. Whitney schlägt vor, dass bei zunehmender Entscheidungssicherheit die Entscheidung eher vom Arzt getroffen werden kann, wohingegen Entscheidungen auf unsicherer Datenbasis eine größere Verantwortung des Patienten erfordern. Die zweite Variable im Modell von Whitney ist die Bedeutung der medizinischen Entscheidung, die dann als hoch einzuschätzen ist, wenn die Erkrankung und ihre Behandlung eine substanzielle Auswirkung auf das Leben des Patienten hat. Nach Whitney [2003] empfiehlt sich die Partizipation von Patienten bei medizinischen Entscheidungen umso mehr, je größer die Bedeutung der Entscheidung ist. Kombiniert man die beiden Variablen Sicherheit und Bedeutung, dann ergibt sich ein Feld unterschiedlicher Bereiche, in denen Partizipative Entscheidungsfindung mehr oder weniger sinnvoll ist (siehe Abb. 2.2).

Potenzielle Konflikte können sich dem Modell zufolge dann ergeben, wenn sowohl die Bedeutung für den Patienten groß ist als auch die medizinische Entscheidungssicherheit hoch ist, und wenn die Empfehlung des Arztes mit den Behandlungspräferenzen des Patienten nicht übereinstimmt. Hier gilt letztlich die Entscheidungshoheit des Patienten [Hart 2005]. In allen anderen Fällen, die den größten Anteil der medizinischen Entscheidungen ausmachen [Whitney 2003], ist eine Partizipative Entscheidungsfindung grundsätzlich sinnvoll.

Mit dem Ausmaß der Ungewissheit über das zu erwartende Behandlungsergebnis wird durch Braddock et al. [1999] eine weitere Variable zur Einteilung der medizinischen Entscheidungen eingeführt. Es wird differenziert zwischen Basisentscheidungen (z.B. Blutuntersuchung), Entscheidungen von mittlerer Komplexität (z.B. Beginn einer neuen medikamentösen Behandlung) und komplexen Entscheidungen (Test auf PSA, Prostata-spezifisches Antigen zur Krebsvorsorge). Nach dieser Einteilung können für jeden Komplexitätsgrad medizinischer Entscheidungen sowohl die Beteiligungspräferenzen bestimmt werden, sowie das Ausmaß, in dem die gewünschte Beteiligung tatsächlich in der ärztlichen Konsultation verwirklicht wurde. Braddock und Kollegen [1999] stellten bei 1057 auf Tonband protokollierten Beratungen fest, dass Basisentscheidungen nur in 0,5% der Fälle, Entscheidungen von

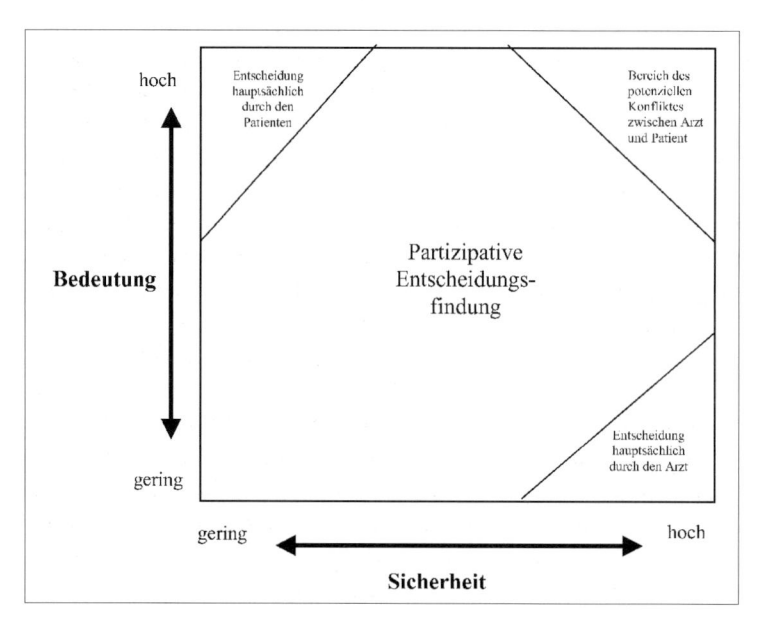

**Abb. 2.2:** Entscheidungsfindung in Abhängigkeit von der Bedeutung der Erkrankung für den Patienten und der Sicherheit der medizinischen Entscheidung [Whitney 2003]

mittlerer Komplexität in 4,6% und komplexe Entscheidungen in 15,2% der Fälle so besprochen wurden, dass eine informierte (Partizipative) Entscheidung mit Beteiligung des Patienten beobachtet werden konnte.

Llewellyn-Thomas [1995] stellt ein Modell vor, auf dessen Grundlage die Erwartungen und Präferenzen von Patienten strukturiert werden können. In einem dreidimensionalen Würfelmodell werden Patientenbezogene Variablen in eine Beziehung zueinander gebracht [Llewellyn-Thomas 1995]. Damit kann in einem Modell dargestellt werden, welche Prozesse beim Patienten stattfinden, wenn eine medizinische Entscheidungsfindung durchgeführt wird (siehe Abb. 2.3).

In der ersten Dimension sind die Beschwerden eines Patienten genannt, weiterhin der bevorstehende Behandlungsprozess, der hierfür erforderliche zeitliche Ablauf und das Ausmaß der Beteiligung an der medizinischen Entscheidungsfindung. Die zweite Dimension umfasst die Information des Patienten über die Erkrankung und den zu erwartenden Verlauf, die Erwartungen des Patienten bezüglich der Wirkungen und Risiken einer Behandlung sowie die Patientenpräferenzen. Die dritte Dimension wird bestimmt von individuellen Patientenfaktoren im Sinne klinischer und soziodemographischer Merkmale.

Durch das Würfelmodell wird verdeutlicht, dass jede Variable einer Dimension mit Variablen anderer Dimensionen in Verbindung steht und das Denken und Handeln des Patienten beeinflusst. Beispielsweise werden auf der Grundlage der klinischen Situation (3. Dimension), entsprechender Behandlungsprozesse und Zeitabläufe der Behandlung (2. Dimension) spezifische Erwartungen des Patienten (1. Dimension) in Gang gesetzt. In der konkreten Situation einer Partizipativen Behandlungsentscheidung während des ärztlichen Gespräches sind zusätzlich zu den Patientenvariablen des Würfelmodells die Arztvariablen einzu-

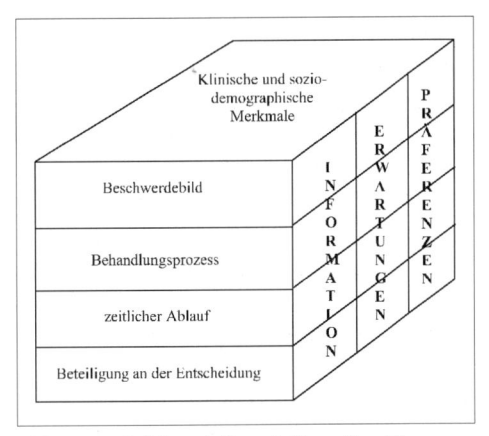

**Abb. 2.3:** Würfelmodell nach Llewellyn-Thomas [1995]

beziehen, was die Komplexität des Vorgangs der Partizipativen Entscheidungsfindung verdeutlicht [Llewellyn-Thomas 1995].

## 2.6 Ein Modell zur Beschreibung des Entscheidungsprozesses

Um den Prozess der Entscheidungsfindung in der klinischen Praxis auf dem Hintergrund psychologischer Entscheidungstheorien [Jungermann et al. 1998] zu fundieren, wurde das Konzept des Analytischen Hierarchie-Entscheidungsprozesses entwickelt [Dolan 2000]. Dies ist eine Methode zur Unterstützung der Entscheidung bei Vorliegen unterschiedlicher Entscheidungskriterien. Bei medizinischen Entscheidungen handelt es sich in den meisten Fällen um komplexe Entscheidungen, bei denen mehrere Kriterien herangezogen werden müssen. Neben den Bewertungskriterien der Wirksamkeit und der Zeit bis zum Wirkungseintritt haben beispielsweise zu erwartende Nebenwirkungen, Einnahmeanforderungen einer medikamentösen Therapie oder der zeitliche oder finanzielle Aufwand eine Bedeutung im Abwägen bei der Behandlungsentscheidung. Mit der Methode des analytischen Entscheidungsprozesses werden die Behandlungsoptionen und die bei jedem Patienten individuellen Kriterien zu deren Bewertung in ein System gebracht. In mehreren aufeinander folgenden Schritten werden Vergleiche durchgeführt, eine gemeinsame Entscheidung unter Berücksichtigung der individuellen Werthaltungen und Präferenzen des Patienten wird ermöglicht.

Die Durchführung des analytischen Entscheidungsprozesses besteht aus vier Schritten. Im ersten Schritt wird gemeinsam mit dem Arzt ein Entscheidungsmodell erstellt. Dabei wird in einem Diagramm an oberster Stelle das angestrebte Ziel notiert, darunter individuell erarbeitete Kriterien, die zur Beurteilung von Behandlungsmöglichkeiten durch den Patienten herangezogen werden. Darunter werden die verfügbaren unterschiedlichen Behandlungsoptionen notiert. In der Abb. 2.4 ist ein solches Entscheidungsdiagramm am Beispiel der ambulanten Depressionsbehandlung mit individuellen Bewertungskriterien dargestellt.

Im zweiten Schritt werden relevante Informationen zusammengetragen, inwiefern die einzelnen Behandlungsoptionen dazu in der Lage sind, die Anforderungen der Bewertungskriterien zu erfüllen. Am Beispiel der Kriterien der Depressionsbehandlung wäre zu besprechen, wie erfolgreich Antidepressiva oder Psychotherapie sind, wie häufig es zu welchen Nebenwirkungen kommt, oder bei welchen Therapien mit der Wiederherstellung der Leistungs- und Arbeitsfähigkeit zu rechnen ist. Im dritten Schritt werden im Gespräch die einzelnen Kriterien miteinander verglichen und in eine Rangordnung gebracht, die erkennen hilft, was dem Patienten am wichtigsten ist und deshalb bevorzugt berücksichtigt wird. Der vierte Schritt besteht aus der eigentlichen Entscheidung auf der Grundlage der individuell gewichteten Entscheidungskriterien. Nach Dolan [2000] besteht der Vorteil der analytischen Entscheidungsanalyse vor allem darin, die komplexen kommunikativen und kogni-

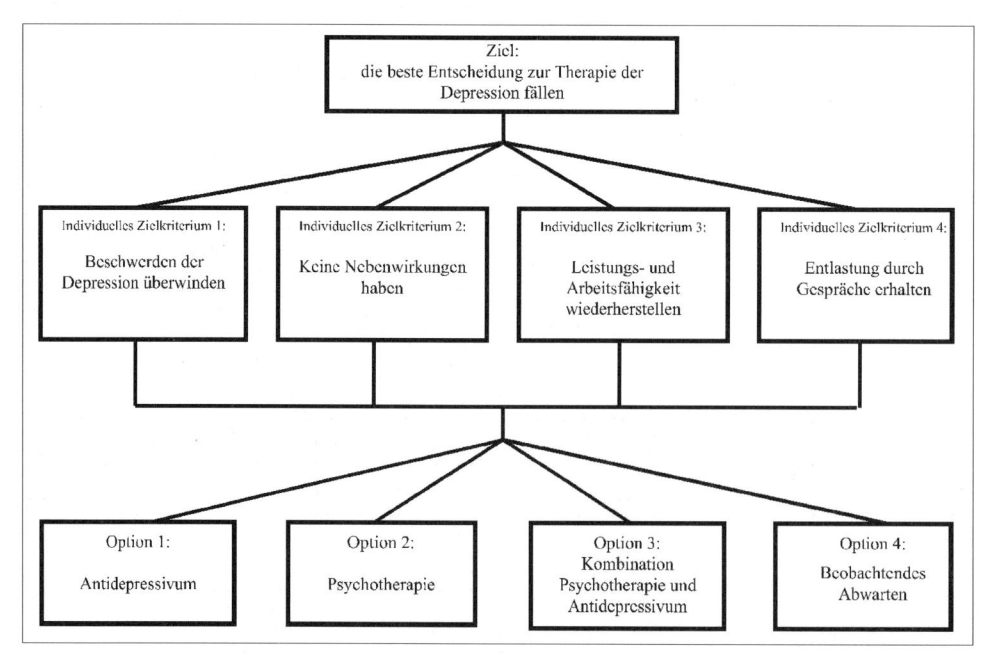

**Abb. 2.4:** Analytischer Hierarchie-Entscheidungsprozess nach Dolan [2000] am Beispiel der ambulanten Depressionsbehandlung

tiven Prozesse bei der Partizipativen Entscheidungsfindung zu strukturieren und dabei alle zu berücksichtigenden Überlegungen des Patienten einbeziehen zu können. Bei der Anwendung in der klinischen Praxis hat sich das Modell beispielsweise in der Behandlung gastrointestinaler Beschwerden als anwendbar erwiesen [Dolan et al. 1993].

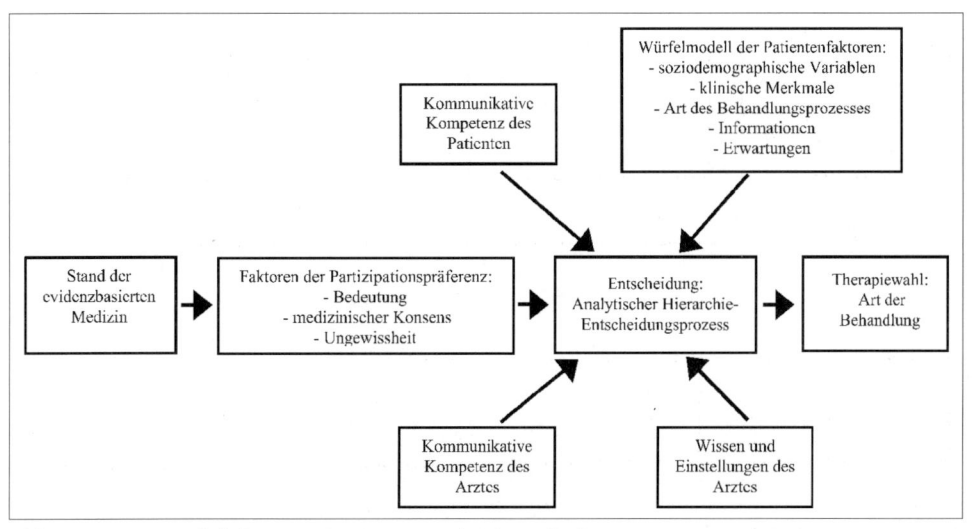

## 2.7 Ein Prozessmodell der Partizipativen Entscheidungsfindung

Berücksichtigt man die bisher vorliegenden Modelle und die Erkenntnisse über die Einflussfaktoren aus den empirischen Studien, dann lässt sich daraus ein Prozessmodell ableiten, das sowohl die Einflussvariablen auf die Partizipative Entscheidungsfindung als auch den Prozess der Entscheidungsfindung unter Berücksichtigung individueller Entscheidungskriterien beinhaltet.

Als Ausgangspunkt werden der Stand der evidenzbasierten Medizin zur Behandlung einer Erkrankung und damit die zur Verfügung stehenden Behandlungsmöglichkeiten gesehen. In Abhängigkeit von der persönlichen Bedeutung der Erkrankung [Whitney 2003] und der wahrgenommenen Ungewissheit des Behandlungsergebnisses [Braddock et al. 1999] wird der Patient ein spezifisches Bedürfnis nach Beteiligung (Partizipationspräferenz) entwickeln. Die Partizipationspräferenz hat ebenso Einfluss auf die Entscheidungsfindung wie die kommunikativen Kompetenzen von Arzt und Patient. Weitere Patientenvariablen mit Einfluss auf die Entscheidungsfindung sind klinische und soziodemographische Variablen, die Art der Behandlung und damit in Verbindung stehende Informationen und Erwartungen des Patienten, wie sie im Würfelmodell von Llewellyn-Thomas [1995] beschrieben wurden. Auf der Seite des Arztes sind zusätzlich dessen Wissen und Einstellungen zu den Behandlungsmöglichkeiten einzubeziehen. In Abb. 2.5 sind die auf den Entscheidungsprozess einwirkenden Variablen in einem Gesamtmodell dargestellt. Mit dem Konzept des Analytischen Hierarchie-Entscheidungsprozesses [Dolan 2000] kann das Abwägen der Entscheidungsalternativen unter Berücksichtigung individuell unterschiedlich gewichteter Kriterien beschrieben werden.

Mit diesem Modell wird ausdrücklich nicht der Anspruch erhoben, eine Theorie

**Abb. 2.5:** Prozessmodell der Partizipativen Entscheidungsfindung

der Partizipativen Entscheidungsfindung zu begründen. Vielmehr kann dieses Modell eine Grundlage bieten zur Einordnung von empirischen Studienergebnissen. Es wird ein Bezugsrahmen zur Verfügung gestellt, auf dessen Grundlage Hypothesen für zukünftige Studien entwickelt und Befunde eingeordnet werden können, so dass langfristig ein empirisch begründetes theoretisches Modell der Partizipativen Entscheidungsfindung entwickelt werden kann.

## Literatur

Badura, B (2001) Reform des Gesundheitswesens durch Aktivierung der Bürger, Versicherten und Patienten – eine Einführung. In: Bundeszentrale für gesundheitliche Aufklärung (Hrsg.) Bürgerbeteiligung im Gesundheitswesen – eine Länderübergreifende Herausforderung – Forschung und Praxis der Gesundheitsförderung, Band 10: 34–40. Köln, Bundeszentrale für gesundheitliche Aufklärung

Blumenfeld A, Tischio M, Center of excellence for headache care: group model at Kaiser Permanente. Headache (2003), 43, 431–440

Braddock CH, Edwards K A, Hasenberg NM, Informed decision making in outpatient practice. JAMA (1999), 282, 2313–2320

Briggs LA, Kirchhoff KT, Hammes BJ et al., Patient-centered advance care planning in special patient populations: a pilot study. J Prof Nurs (2004), 20, 47–58

Bultman DC, Svarstad BL, Effects of physician communication style on client medication beliefs and adherence with antidepressant treatment. Patient Educ Couns (2000), 40, 173–185

Chambers CV, Markson L, Diamond JJ et al., Health beliefs and compliance with inhaled corticosteroids by asthmatic patients in primary care practices. Resp Med (1999), 93, 88–94

Charles C, Gafni A, Whelan T, Shared-decision making in the medical encounter: what does it mean? (or it takes at least two to tango). Soc Sci Med (1997), 44, 681–692

Charles C, Gafni A, Whelan T, Decision-making in the physician-patient encounter: revisiting the shared treatment decision making model. Soc Sci Med (1999), 49, 651–661

Cohen H, Britten N, Who decides about prostate cancer treatment? A qualitative study. Fam Pract (2003), 20, 724–729

Coulter A, Partnerships with patients: the pros and cons of shared clinical decision making. J Health Serv Policy (1997), 2, 112–121

Crawford ED, Bennett CL, Stone NN et al., Comparison of perspectives on prostate cancer: analyses of survey data. Urology (1997), 50, 366–372

Davis RE, Dolan G, Thomas S et al., Exploring doctor and patient views about risk communication and shared decision-making in the consultation. Health Expect (2003), 6, 198–207

Dolan JG, Bordley DR, Miller H, Diagnostic strategies in the management of acute upper gastrointestinal bleeding: patient and physicians preferences, J Gen Int Med (1993), 9, 40–50

Dolan JG, Involving patients in decisions regarding preventive health interventions using the analytic hierarchy process. Health Expectat (2000), 3, 37–45

Elit L, Charles C, Gold I et al., Women's perceptions about treatment decision making for ovarian cancer. Gynecol Oncol (2003), 88, 89–95

Elwyn G, Edwards A, Kinnersley P, Shared decision making in primary care: the neglected second half of the consultation, Brit J Gen Pract (1999), 49, 477–482

Elwyn G, Edwards A, Wensing M et al., Shared decision making observed in clinical practice: visual displays of communication sequence and patterns. J Eval Clin Pract (2001), 7, 211–221

Elwyn G, Edwards A, Britten N, "Doing prescribing": how doctors can be more effective. BMJ (2003), 327, 864–867

Epstein RM, Alper BS, Quill TE, Communicating evidence for participatory decision making. JAMA (2004), 291, 2359–2366

Frosch DL, Kaplan RM, Felitti V, The evaluation of two methods to facilitate shared decision making for men considering the prostate-specific antigen test. J Gen Intern Med (2001), 16, 391–398

Gattellari M, Butow PN, Tattersall MH, Sharing decisions in cancer care. Soc Sci Med (2001), 52, 1865–1878

Härter M, Editorial: Partizipative Entscheidungsfindung (Shared Decision Making) – ein von Patienten, Ärzten und der Gesundheitspolitik geforderter Ansatz setzt sich durch. Z ärztl Fortbild Qual Gesundh wes (2004), 98, 89–92

Hart D, Patientenrechte und Bürgerbeteiligung. Gesundheit und Gesellschaft-Wissenschaft (2005), 5, 7–13

Heisler M, Vijan S, Anderson RM et al., When do patients and their physicians agree on diabetes treatment goals and strategies, and what difference does it make? J Gen Intern Med (2003), 18, 893–902

Joffe S, Manocchia M, Weeks JC et al., What do patients value in their hospital care? An empirical perspective on autonomy centred bioethics. J Med Ethics (2003), 29, 103–108

Jungermann H, Pfister HR, Fischer K (1998) Die Psychologie der Entscheidung. Spektrum Akademischer Verlag, Heidelberg, Berlin

Kasper JF, Mulley AG, Wennberg JE, Developing shared decision-making programs to improve the quality of health care. QRB (1992), 6, 183–190

Kim SP, Knight SJ, Tomori C et al., Health literacy and shared decision making for prostate cancer patients with low socioeconomic status. Cancer Invest (2001), 19, 684–691

Kjellgren KI, Svensson S, Ahlner J et al., Antihypertensive treatment and patient autonomy – the follow-up appointment as a resource for care. Patient Educ Couns (2000), 40, 39–49

Koedoot CG, De Haan RJ, Stiggelbout AM et al., Palliative chemotherapy or best supportive care? A prospective study explaining patients' treatment preference and choice. Brit J Cancer (JAHR), 89, 2219–2226

Lenert LA, Cher DJ, Use of meta-analytic results to facilitate shared decision making. J Am Med Inform Assn (1999), 6, 412–419

Liao L, Jollis JG, De Long ER et al., Impact of an interactive video on decision making of patients with ischemic heart disease. J Gen Intern Med (1996), 11, 373–376

Llewellyn-Thomas HA, Patients' health-care decision making: a framework for descriptive and experimental investigations. Med Decis Making (1995), 15, 101–106

Loh A, Kremer N, Giersdorf N et al., Informations- und Partizipationsinteressen depressiver Patienten bei der medizinischen Entscheidungsfindung in der hausärztlichen Versorgung. Z ärztl Fortbild Qual Gesundh wes (2004a), 98, 101–107

Loh A, Meier K, Simon D et al., Entwicklung und Evaluation eines Fortbildungsprogramms zur partizipativen Entscheidungsfindung für die hausärztliche Versorgung depressiver Erkrankungen. Bundesgesundheitsblatt – Gesundheitsforsch – Gesundheitsschutz (2004b), 47, 977–948

Ludman E, Katon W, Bush T et al., Behavioural factors associated with symptom outcomes in a primary care-based depression prevention intervention trial. Psych Med (2003), 33, 1061–1070

Mandelblatt JS, Berg CD, Meropol NJ et al., Measuring and predicting surgeons' practice styles for breast cancer treatment in older women. Med Care (2001), 39, 228–242

Maslin AM, Baum M, Walker JS et al., Using an interactive video disk in breast cancer patient support. Nurs Times (1998), 94, 52–55

Mazur DJ, Hickam DH, Patients' preferences for risk disclosure and role in decision making for invasive medical procedures. J Gen Intern Med (1997), 12, 114–117

Montgomery AA, Harding J, Fahey T, Shared decision making in hypertension: the impact of patient preferences on treatment choice. Fam Pract (2001), 18, 309–313

Morgan MW, Deber RB, Llewellyn-Thomas HA et al., Randomized, controlled trial of an interactive videodisc decision aid for patients with ischemic heart disease. J Gen Intern Med (2000), 15, 685–693

Moumjid N, Carrere MO, Charavel M et al., Clinical issues in shared decision-making applied to breast cancer. Health Expect (2003), 6, 222–227

Onel E, Hamond C, Wasson JH et al., Assessment of the feasibility and impact of shared decision making in prostate cancer. Urology (1998), 51, 63–66.

Protheroe J, Fahey T, Montgomery AA et al., Effects of patients' preferences on the treatment of atrial fibrillation: observational study of patient-based decision analysis. West J Med (2001), 174, 311–315

Protiere C, Viens P, Genre D et al., Patient participation in medical decision-making: a French study in adjuvant radio-chemotherapy for early breast cancer. Ann Oncol (2000), 11, 39–45

Ruland CM, White T, Stevens M et al., Effects of a computerized system to support shared decision making in symptom management of cancer patients: preliminary results. J Am Med Inf Assn (2003), 10, 573–579

Scheibler F, Janssen C, Pfaff H, Shared Decision Making: Ein Überblick über die internationale Forschungsliteratur. Soz Praeventivmed (2003), 48, 11–24

Stalmeier PF, Unic IJ, Verhoef LC et al., Evaluation of a shared decision making program for women suspected to have a genetic predisposition to breast cancer: preliminary results. Med Decis Making (1999), 19, 230–241

Strull WM, Lo B, Charles G, Do patients want to participate in medical decision making? JAMA (1984), 252, 2990–2994

Tait AR, Voepel-Lewis T, Munro HM et al., Parents' preferences for participation in decisions made regarding their child's anaesthetic care. Paediatr Anaesth (2001), 11, 283–290

Towle A, Godolphin W, Framework for teaching and learning informed shared decision making. BMJ (1999), 31, 766–771

Trevana L, Barratt A, Integrated decision making: definitions for a new discipline. Patient Educ Couns (2003), 50, 265–268

Unic I, Verhoef LC, Stalmeier PF et al., Prophylactic mastectomy or screening in women suspected to have the BRCA1/2 mutation: a prospective pilot study of women's treatment choices and medical and decision-analytic recommendations. Med Decis Making (2000), 20, 251–262

Van Roosmalen MS, Stalmeier PF, Verhoef LC et al., Randomized trial of a shared decision-making intervention consisting of trade-offs and individualized treatment information for BRCA1/2 mutation carriers. J Clin Oncol (2004), 22, 3293–3301

Volk RJ, Cass AR, Spann SJ, A randomized controlled trial of shared decision making for prostate cancer screening. Arch Fam Med (1999), 8, 333–340

Von Korff M, Katon W, Rutter C et al., Effect on disability outcomes of a depression relapse prevention program. Psychosom Med (2003), 65, 938–943

Whelan TJ, Levine MN, Gafni A et al., Breast irradiation postlumpectomy: development and evaluation of a decision instrument. J Clin Oncol (1995), 13, 847–853

Whitney SN, A new model of medical decisions: exploring the limits of shared decision making. Med Decis Making (2003), 23, 275–280

Yedidia MJ, Gillespie CC, Kachur E et al., Effect of communications training on medical student performance. JAMA (2003) 290, 1157–1165

# 3 Partizipative Entscheidungsfindung in Deutschland – Handlungsfelder zur Verbesserung der Entscheidungsqualität

*David Klemperer*

## 3.1 Einleitung

Die Beteiligung von Patienten an medizinischen Entscheidungen, die ihre Gesundheit betreffen, scheint notwendig, plausibel und unausweichlich zu sein, insbesondere weil Patientenbeteiligung zu besseren Behandlungsergebnissen führen kann. Trotzdem ist die Partizipative Entscheidungsfindung noch nicht in der Praxis angekommen. Dies hat nicht nur damit zu tun, dass Ärzte noch nicht in ausreichendem Maße über die Kompetenzen verfügen, wie sie Elwyn und Kollegen in diesem Buch beschreiben. Vielmehr ist Partizipative Entscheidungsfindung in mehrfacher Hinsicht kein „unschuldiges Konzept". Die konsequente Umsetzung lässt eine Reihe von Qualitätsproblemen ins Blickfeld rücken, die in Deutschland bislang allenfalls punktuell thematisiert wurden. Dazu zählen

- die Variabilität in der Erbringung medizinischer Leistungen,
- Über-, Unter- und Fehlversorgung,
- das Teilen von Unsicherheit mit dem Patienten durch eine realistische Risikokommunikation,
- die Gefährdung der Wissensgrundlage der Medizin durch eine Forschung, die von finanziellen Interessen geleitet wird,
- die zeitliche Verzögerung beim Transfer von neuen Erkenntnissen in die Praxis,
- Defizite in der Versorgungsforschung, daraus folgend fehlendes Wissen über die Effektivität vieler medizinischer Maßnahmen,
- die fehlende Transparenz bezüglich der Qualität der Leistungserbringer.

All dies sind Punkte, die sich auf die Entscheidungsqualität auswirken.

Wenn die Patienten in den Genuss einer bestmöglichen Medizin kommen sollen, sind grundlegende Veränderungen der Qualitätskultur im deutschen Gesundheitswesen erforderlich. Erst dann kann die Patientenbeteiligung ihre volle Wirksamkeit entfalten.

Lohr et al. [1990] definierten als Qualität der Behandlung das Maß, in dem die gesundheitliche Versorgung von Individuen oder Gruppen die Wahrscheinlichkeit erhöht, dass vom Patienten erwünschte auf die Gesundheit bezogene Ergebnisse erzielt werden und zwar in Übereinstimmung mit dem aktuellen Wissen des Berufsstandes. Drei Aspekte heben diese Definition aus der Flut von Qualitätsdefinitionen hervor:

Erstens: die Behandlungsergebnisse müssen vom Patienten erwünscht sein – Arzt und Patient müssen sich über das Behandlungsziel verständigen und einigen; ohne eine angemessene Beteiligung des Patienten ist Qualität also von vornherein ausgeschlossen.

Zweitens: Behandlungsergebnisse lassen sich nur mit einer jeweiligen Wahrscheinlichkeit vorhersagen – in der Information des Patienten kann dies z.B. als Anzahl der Patienten ausgedrückt werden, die behandelt werden müssen, damit bei einem das gewünschte Ergebnis eintritt.

Drittens: Die Behandlung muss auf Grundlage des Wissens des Berufsstandes erfolgen – dies bedeutet die Anwendung des Konzeptes der Evidenzbasierten Medizin.

Im Folgenden werden vier Handlungsfelder mit hohem Potential zur Verbesserung der Entscheidungsqualität beschrieben.

## 3.2 Patienten wünschen Beteiligung

Die Frage, ob und in welchem Ausmaß sich Patienten an Entscheidungen über ihre Gesundheit beteiligen möchten, wird in anderen Beiträgen in diesem Buch ausführlicher behandelt. An dieser Stelle soll lediglich auf den Gesundheitsmonitor 2004 der Bertelsmann-Stiftung und die Studie „The European Patient of the Future" hingewiesen werden. Der Gesundheitsmonitor belegt für Deutschland eine seit dem Jahr 2001 (in dem die erste Befragung durchgeführt wurde) stabile, eher noch im Anwachsen begriffene Bereitschaft der Patienten für einen gemeinsamen Entscheidungsprozess. Die Zustimmungsrate für eine gemeinsame Entscheidung unterscheidet sich zwar in Abhängigkeit vom Gesundheitszustand, liegt aber stets über 50 Prozent [Böcken et al. 2004]. Anzumerken ist, dass die direkte Frage nach dem Beteiligungswunsch im klinischen Alltag auf die Patienten verunsichernd wirken kann. In einem Setting, das die Kommunikations- und Informationsbedürfnisse der Patienten berücksichtigt, dürfte der Grad der Zustimmung noch höher sein. Wenn Patienten verstehen, was zu entscheiden ist, erhöht dies den Wunsch nach Beteiligung.

Eine Befragung von Bürgern und Patienten in acht europäischen Ländern zeigte, dass die Mehrheit der Patienten in Deutschland wie auch in den anderen Ländern großen Wert darauf legt, Informationen zu erhalten, Fragen stellen zu können und sich an den Entscheidungen zu beteiligen; häufig vermissen die Patienten jedoch die Unterstützung durch ihre Ärzte. Nur eine kleine Minderzahl möchte den Arzt allein entscheiden lassen bzw. allein ohne den Arzt entscheiden. Patienten wünschen sich auch mehr Informationen über die Ärzte, um sich für oder gegen einen Arzt als Behandler entscheiden zu können [Coulter et al. 2003].

Die Ärzte reagieren auf den informierten Patienten ambivalent. Einerseits sieht die Mehrheit der Ärzte im informierten Patienten positive Ansatzpunkte für die Kommunikation, andererseits befürchtet knapp die Hälfte unangemessene Erwartungen und Ansprüche und auch Fehlinformation auf Seiten der Patienten. Schriftliche Patienteninformationen setzen die Ärzte gerne ein, weil sie die Zusammenarbeit mit dem Patienten erleichtern und die Patientenzufriedenheit erhöhen. Die Qualität der Broschüren wird von den Ärzten für gut erachtet. Dabei dürfte es sich um eine Fehleinschätzung handeln: die meisten Patientenbroschüren lassen die Informationsbedürfnisse der Patienten weitgehend unberücksichtigt, überhöhen die positiven Aspekte von Untersuchungen, beschönigen die negativen Aspekte oder lassen sie unerwähnt.

## 3.3 Variabilität in der Behandlung

Wennberg hat mit seinen wegweisenden Untersuchungen ab Anfang der 1970er Jahre das Phänomen der geographischen Variabilität für diverse medizinische Interventionen dokumentiert. Aus Sicht der Patienten bzw. Patientinnen bedeutet dies beispielsweise, dass die Wahrscheinlichkeit, den Blinddarm, die Rachenmandeln oder die Gebärmutter entfernt zu bekommen, vom Wohnort abhängig ist und sich um den Faktor 3 und mehr unterscheiden kann, ohne dass es Hinweise für bessere Ergebnisse in den Regionen mit hohen Operationsraten gibt. Im Schulbezirk seiner Kinder betrug der Anteil der Kinder, deren Rachenmandeln bis zum 15. Lebensjahr entfernt worden waren, 20 Prozent, im benachbarten Schulbezirk hingegen 70 Prozent. Als einer der Hauptgründe für die Variabilitäten erwies sich die Beeinflussbarkeit der Indikationsstellung im Sinne der Anbieter-induzierten Nachfrage. Hinzu kam der breite Ermessensspielraum in der Indikationsstellung durch die Unwissenheit über die Ergebnisse von Interventionen. Anfang der 1980er Jahre war in einigen Regionen von Maine bei 60 Prozent der 80-Jährigen Männer die Prostata entfernt worden, in anderen Regionen bei 20 Prozent. Eine Befragung der Urologen zeigte, dass es zwei Denkrichtungen gab: Die meisten Urologen meinten, das eine frühe operative Entfernung die Lebenserwartung verbessere, weil dadurch Harnaufstau, Niereninsuffizienz und früher Tod verhindert würden. Andere Urologen meinten, die Lebensqualität durch Minderung der Symptome beim Wasserlassen verbessern zu können. Eine daraufhin durchgeführte Untersuchung widerlegte die Lebensverlängerungshypothese und zeigte, dass durch die Operation zwar die Beschwerden beim Wasserlassen beseitigt waren, jedoch bei einem Teil der Patienten sexuelle Funktionsstörungen auftraten. Die Frage nach der Lebensqualität lief somit auf ein Abwägen zwischen Linderung der Probleme beim Wasserlassen und Impotenz hinaus. Wennberg bezeichnete diese Entscheidungssituation als „Präferenz-sensitiv": für eine Präferenz-sensitive Behandlung gibt es keine per se richtige oder bessere Entscheidung, weil bei der Abwägung persönliche Werte ausschlaggebend sind und somit ein Wissen erforderlich ist, über das nur der Patient verfügt. Als Gegenmittel gegen die ungerechtfertigte Variabilität bei „Präferenz-sensitiven Behandlungen" entstand das Konzept des Shared Decision Making. Der Einsatz von Decision Aids (Entscheidungshilfen, hier interaktive Videos) zur Ergänzung des Beratungsgesprächs führte zu einer Senkung der Prostatektomierate um 40 Prozent auf das niedrigste Niveau aller amerikanischen Bundesstaaten. Decision Aids sind evidenzbasierte Interventionen, die dafür entwickelt werden, Menschen zu helfen, eine spezifische und abwägende Entscheidung zwischen Optionen zu treffen, indem sie über die Optionen und Ergebnisse informieren, die für den Gesundheitszustand der Person relevant sind. Nach heutigem Kenntnisstand verbessern Decision Aids den Informationsstand und das Verständnis des Patienten, verhelfen ihm zu realistischeren Erwartungen bezüglich der Auswirkungen auf die Lebenserwartung und die Lebensqualität und führen zu einer niedrigeren Inanspruchnahme invasiver Prozeduren [O'Connor et al. 2003]. Das Problem fehlenden Wissens und falscher Vorstellungen über die entscheidenden Ergebnisse medizinischer Maßnahmen stellt sich heute nicht anders als vor 30 Jahren dar – die diesbezügliche Wissensbasis ist infolge der insbesondere in Deutschland wenig entwickelten Versorgungsforschung weiterhin schmal. In Deutschland fand die Frage der Variabilität trotz ihrer gravierenden Implikationen für die Entscheidungsqualität kaum Resonanz [Klemperer 1996] und hat erst unter dem Blickwinkel der Über-, Unter- und Fehlversorgung eine – wenn auch beschränkte – Wirkung auf die Gesundheitspolitik entwickelt.

## 3.4 Über-, Unter- und Fehlversorgung

In der bislang gründlichsten Bestandsaufnahme des deutschen Gesundheitswesens, dem Gutachten 2000/2001 des Sachverständigenrates für die Konzertierte Aktion im Gesundheitswesen [2002], beschrieb dieser das Ausmaß an Über-, Unter- und Fehlversorgung in allen Bereichen des deutschen Gesundheitswesens, soweit es die Datenlage zuließ. Dieses Gutachten knüpft an amerikanische Untersuchungen an, die wegen der immer noch gegebenen Aktualität und der Übertragbarkeit vieler ihrer Ergebnisse auf deutsche Verhältnisse eine kurze Erwähnung verdient haben.

Im September 1998 veröffentlichte der „National Roundtable on Health Care Quality" der amerikanischen Akademie der Wissenschaften eine Konsensusstellungnahme über gravierende Qualitätsprobleme in der gesamtem amerikanischen Medizin [Chassin et al. 1998]. Über-, Unter- und Fehlversorgung seien weit verbreitet. Behandlungen von erwiesenem Nutzen würden den Patienten in großem Maßstab vorenthalten (z.B. ß-Blockertherapie nach Herzinfarkt), nutzlose oder schädliche Behandlungen hingegen durchgeführt (z.B. Operationen, die eindeutig nicht indiziert sind), vermeidbare Komplikationen von medizinischen Interventionen zählten zum medizinischen Alltag. Eine umfassende Erneuerung des Systems sei erforderlich. Die gegenwärtigen Vorgehensweisen zur Qualitätsverbesserung seien inadäquat, sie glichen dem Versuch, die Schallgrenze mit einem Ford T-Modell zu durchbrechen.

Der Bericht „To err is human – building a safer health system" des National Institute of Health fokussierte auf den Aspekt der Patientensicherheit und entdeckte hier erheblichen Handlungsbedarf [Kohn et al. 1999]. Zwischen 44.000 und 98.000 Amerikaner würden allein im stationären Bereich infolge von Irrtümern jedes Jahr sterben. Empfohlen wurde eine systemische Herangehensweise zur Fehlervermeidung; die Bedeutung von gut informierten, an Entscheidungen beteiligten Patienten, z.B. zur Vermeidung von Medikationsirrtümern, wurde hervorgehoben.

Die Kluft zwischen der möglichen und tatsächlichen Qualität im amerikanischen Gesundheitswesen thematisierte der Bericht „Crossing the Quality Chasm" des National Institute of Health [Institute of Medicine 2001]. Einige der Empfehlungen zur Qualitätsverbesserung beziehen sich auf eine aktivere Rolle der Patienten. Dem Patienten seien die notwendigen Informationen zur Verfügung zu stellen, damit er das von ihm gewünschte Ausmaß an Beteiligung über die Entscheidungen ausüben kann. Die Bedeutung von Evidence-based Medicine und Shared Decision Making wird ebenso hervorgehoben wie Qualitätsinformationen über die Einrichtungen, in denen sich die Patienten behandeln lassen.

Trotz der Systemunterschiede finden sich viele der genannten Qualitätsprobleme auch im deutschen Gesundheitssystem. Der Sachverständigenrat für die Konzertierte Aktion im Gesundheitswesen weist auf Über-, Unter- und Fehlversorgung bei zahlreichen Krankheits- und Beschwerdebildern hin, wie koronare Herzkrankheit, Schlaganfall, Krebserkrankungen, Rückenschmerzen und Depression. Beispielsweise ist Deutschland nach den USA das Land mit der höchsten Rate an interventionellen Maßnahmen bei stabiler koronarer Herzkrankheit. Im internationalen Vergleich hat sich jedoch gezeigt, dass hohe Raten an Herzkatheteruntersuchungen, Dehnungsbehandlungen verengter Herzkranzgefäße (PTCA), Implantation von Stents (Gefäßprothesen) und Bypassoperationen weder zu besserem Überleben noch zu besserer subjektiv empfundener Gesundheit führen [Tu 1997]. Die hier offensichtliche Überversorgung kann durch Beteiligung

---

**Überversorgung**
Es werden Leistungen erbracht, deren Potential für einen Schaden größer ist als für den möglichen Nutzen.

**Unterversorgung**
Es werden Leistungen nicht erbracht, die ein günstiges Ergebnis für den Patienten bewirken würden.

**Fehlversorgung**
Es werden geeignete Leistungen erbracht, aber vermeidbare Komplikationen treten auf.

**Abb. 3.1:** Definition von Über-, Unter- und Fehlversorgung [Chassin und Galvin 1998]

der Patienten gesenkt werden: der Einsatz von Entscheidungshilfen führt dazu, dass sich weniger Patienten für interventionelle Maßnahmen entscheiden [O'Connor et al. 2003].

## 3.5 Patienten benötigen präzise Informationen über Behandlungseffekte

Ziel der Behandlung eines Patienten ist ein günstigerer Verlauf der Erkrankung im Vergleich zur Nichtbehandlung bezüglich der Kriterien Lebensqualität und/oder Lebenserwartung. Der natürliche Verlauf einer Krankheit ist in aller Regel für den individuellen Patienten nicht präzise vorhersehbar, auch nicht für Spezialisten eines Fachgebietes – viele Krankheiten heilen von selbst aus, häufig sind Krankheitsverläufe fluktuierend und die Ausschlagsrichtung der Schwankung nicht vorhersagbar. Am Einzelfall lassen sich daher in der Regel keine verallgemeinerbaren Erkenntnisse über die Wirksamkeit von medizinischen Interventionen erfassen. Vielmehr ist der Vergleich von homogenen, also bezüglich der Störfaktoren gleichartiger Gruppen erforderlich. Abb. 3.2 zeigt die Entscheidungssituation bei der Behandlung des Bluthochdrucks, hier am Beispiel eines 45-jährigen Mannes.

Sowohl in der Gruppe mit als auch ohne Behandlung erleiden Patienten einen Herzinfarkt oder einen Schlaganfall. In der Bilanz bleibt in 20 Jahren acht Patienten durch die Behandlung ein solches Ereignis erspart. Die große Mehrheit der Behandelten erleidet sowieso keinen Herzinfarkt oder Schlaganfall; und nur einer Minderheit derjenigen, die ohne Behandlung ein Gefäßereignis erleiden würden, bleibt es durch die Behandlung erspart – eine Konstellation, die auf die meisten Entscheidungssituationen übertragbar ist. Der Ausgang fast jeder medizinischen Behandlung ist in diesem Sinne unsicher. Der Behandlungserfolg lässt sich für den individuellen Patienten nicht dichotom mit ja oder nein vorhersagen, sondern nur in Form einer Wahrscheinlichkeit. Diese Unsicherheit mit dem Patienten zu teilen ist eine der wichtigsten Herausforderungen einer Partizipativen Entscheidungsfindung. Eine hohe Entscheidungsqualität setzt eine adäquate Risikokommunikation voraus. Richard Smith, bis 2004 Herausgeber des British Medical Journal, vertritt den pointierten Standpunkt, dass die Vermittlung einer falschen Sicherheit als Lüge, Betrug und Täuschung bezeichnet werden könne [Smith 2004]. Abb. 3.3 zeigt, dass unterschiedliche Formen der Risikodarstellung möglich sind.

Die Senkung der Gefäßereignisse von 30 auf 22 entspricht einer relativen Risikoreduk-

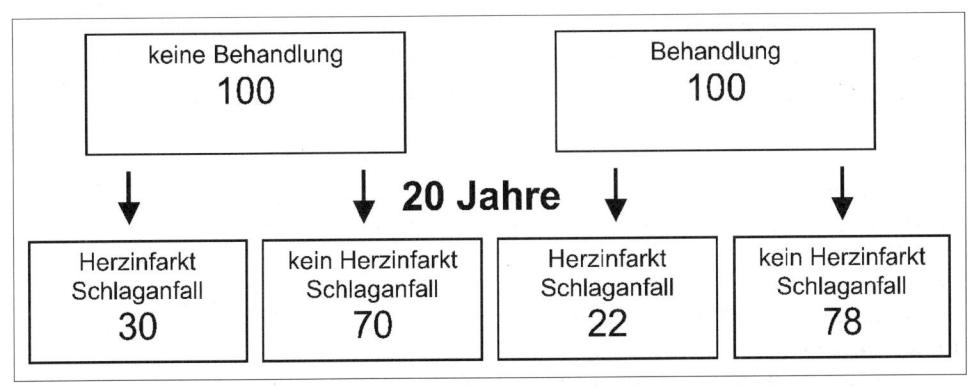

Abb. 3.2: Behandlung des Bluthochdrucks bei 45-jährigen Männern mit einem Blutdruck von 160/95 mmHg [McAlister et al. 2000, eigene Darstellung]

| Behandlungsgruppe | | Plazebogruppe | | relative Risikoreduktion (%) | absolute Risikoreduktion (%) |
|---|---|---|---|---|---|
| Überlebende | Verstorbene | Überlebende | Verstorbene | | |
| 9.000 | 1000 | 8.000 | 2.000 | 50 | 10 |
| 9.900 | 100 | 9.800 | 200 | 50 | 1 |
| 9.990 | 10 | 9.980 | 20 | 50 | 0,1 |
| 9.999 | 1 | 9.998 | 2 | 50 | 0,01 |

**Abb. 3.3:** Einige einfache Beispiele der Kombination von relativen und absoluten Risiken [Skolbekken 1998]

tion von 25 Prozent und einer absoluten Risikoreduktion von 8 Prozent. 13 Patienten müssen behandelt werden, damit einem Patienten ein Herzinfarkt oder Schlaganfall erspart bleibt – entsprechend einer Number needed to treat (NNT) von 13.

Inhaltlich identische Informationen lassen sich auf unterschiedliche Weise und in unterschiedlichen Formaten ausdrücken („framing of information"). Unterschiedliches „Framing" führt zu unterschiedlicher Wahrnehmung, unterschiedlichem Verständnis und unterschiedlichen Entscheidungen sowohl auf Seiten des Arztes als auch auf Seiten des Patienten. Daraus folgt, welch hohes Maß an Verantwortung auf Seiten der Ärzteschaft bezüglich der Risikokommunikation besteht.

Wie die Abb. 3.3 zeigt, ist die alleinige Mitteilung der relativen Risikoreduktion wenig informativ, denn hinter einer 50-prozentigen relativen Risikoreduktion kann eine absolute Risikoreduktion von 10 Prozent oder auch 0,01 Prozent stehen; mit anderen Worten tritt im ersten Fall bei einem von 10 Patienten der erwünschte Effekt ein (NNT 10), im zweiten Fall bei einem von 10.000 Patienten (NNT 10.000).

Die Auswertung der Literatur zur Risikokommunikation [z.B. Gigerenzer et al. 2003] legt folgende Empfehlungen nahe:

- Besser verständlich ist die Darstellung von Wahrscheinlichkeiten als Häufigkeiten, wie z.B. „8 von 1.000 Patienten"; erschwert ist hingegen das Verständnis, wenn die Angabe in Prozent erfolgt, z.B. „0,8 Prozent";
- der Nenner sollte für unterschiedliche Angaben stets einheitlich sein;
- verbale Formulierungen wie „hohe, mittlere, geringe Wahrscheinlichkeit" werden sehr unterschiedlich interpretiert und sollten stets mit numerischen Angaben ergänzt werden;
- Effekte von Interventionen sollten positiv und negativ dargestellt werden, weil die alleinige positive bzw. negative Darstellung desselben Sachverhalts zu einer unterschiedlichen Bewertung bei den Patienten führt.

Letzteres zeigten Gurm et al. [2000] am Beispiel der Angioplastie (Aufdehnung von Herzkranzgefäßen) zur Beschwerdelinderung bei Patienten mit anhaltender Angina pectoris. Bei positiver Darstellung („99 Prozent der Patienten haben keine Komplikationen") gaben 16 Prozent an, sich definitiv und 36 Prozent vielleicht behandeln zu lassen, bei negativer Formulierung („Komplikationen treten bei einem von 100 Patienten auf") nur 4 Prozent definitiv und 23 Prozent vielleicht.

Voraussetzung für eine hohe Entscheidungsqualität sind somit evidenzbasierte, verständliche, personalisierte und auch numerische Informationen über die Wahrscheinlichkeiten von Wirkungen, die für den Patienten relevant sind.

## 3.6 Kontaminierte Informationen gefährden die Gesundheit

Ziel der Patientenbeteiligung ist die Verbesserung der Entscheidungsqualität. Teil der Entscheidungsgrundlage sind zuverlässige, valide Informationen über den möglichen Nutzen und Schaden medizinischer Maßnahmen. Sind die Informationen verzerrt oder falsch, ist nicht nur die Patientenbeteiligung sondern das gesamte Medizinsystem in Frage gestellt. Das 1999 auf den Markt gebrachte Rheumamittel Vioxx wurde in großem Maßstab von der herstellenden Firma beworben, von Ärzten verschrieben und von Millionen von Patienten genommen. Die Zweifel an der Sicherheit, die im September 2004 zur Marktrücknahme führten, kamen bereits im Jahr 2000 auf und wurden anscheinend weder von der Firma, noch von den Zulassungsbehörden, noch von der medizinischen Fachöffentlichkeit ausreichend unter dem Gesichtspunkt der Patientensicherheit gewürdigt. Dieselbe Sequenz von Zulassung, aggressivem Marketing, unkritischer Übernahme durch die Ärzteschaft und Rücknahme bzw. Einschränkung der Indikationen kennzeichnet auch die Hormonersatztherapie, die noch dazu erfolgreich mit der Umdefinition einer natürlichen Lebensphase der Frau zu einem behandlungsbedürftigen Zustand einhergeht. Besonders bedenklich erscheint der Sachverhalt, dass die Frauenärzte den Frauen die neuen Erkenntnisse über die negative Nutzen-Schadens-Bilanz für bisherige Indikationen bis heute systematisch vorenthalten.

Die Beispiele sind symptomatisch für den umfassenden Einfluss, den die Pharmazeutische Industrie auf das Medizinsystem ausübt. Der Einfluss wird ausgeübt über das Sponsoring von Fortbildung und Kongressen, über Pharmavertreter, über das Vergeben von Anzeigen an medizinische Fachzeitschriften, über hohe Vortragshonorare und direkte Geldzuwendungen an medizinische Meinungsführer, über die Finanzierung von Forschung und zahlreiche weitere Kanäle. All diese Mittel der Einflussnahme und ihre Effektivität auf das Verhalten der Ärzte sind bestens dokumentiert [Moynihan 2003]. Besonders besorgniserregend sind die Nähe von medizinischer Forschung und Industrie und die damit einhergehende Kommerzialisierung des Wissenschaftsbetriebes. Auf unterschiedliche, teils subtile, für die Öffentlichkeit nicht nachvollziehbare Weise (z.B. Design des Studienprotokolls, Änderung des Protokolls im Laufe der Studie) entstehen verzerrte, schöngefärbte Ergebnisse, die für die Zulassung von Medikamenten ausschlaggebend sein können. Weniger subtil ist die Nichtveröffentlichung von Studien, die den Marketinginteressen der Industrie entgegenlaufen.

Im Ergebnis produziert der medizinische Wissenschaftsbetrieb in erheblichem Umfang fragwürdige, verzerrte, falsche und somit kontaminierte Informationen, welche die Sinnhaftigkeit der Patientenbeteiligung von Vornherein in Frage stellen.

Wenig wäre erforderlich, um dies zu ändern. Ärzte dürften keinerlei Geschenke mehr von der Industrie annehmen, nicht einmal Kugelschreiber, und medizinische Wissenschaftler müssten nur noch selbstlos für das Wohl der Patienten forschen, Scheininnovationen dürften keine Zulassung mehr erhalten. In Anbetracht des Umstandes, dass im Jahr 2002 zehn pharmazeutische Firmen Umsätze von mehr als 10 Milliarden Dollar erzielten, erscheint diese Forderung genauso unrealistisch wie notwendig.

## 3.7 Ausblick

Partizipative Entscheidungsfindung ist ein Konzept, das den Prozess der medizinischen Entscheidungsfindung leiten soll, um Entscheidungen herbeizuführen, die den objektiven und subjektiven Interessen der Patienten entsprechen. Die notwendigen Voraussetzungen für PEF gehen weit über die von Elwyn in diesem Buch beschriebenen Kompetenzen auf Seiten des Arztes hinaus. Eine unabdingbare Voraussetzung sind Informationen, die unverzerrt und richtig sind. Diese müssen personalisiert und dem Patienten in einer Form angeboten werden, die es ihm ermöglicht, den potentiellen Nutzen und Schaden zu erkennen. Von der Erfüllung dieser Voraussetzung ist das deutsche Gesundheitssystem wie auch andere noch weit entfernt.

Partizipative Entscheidungsfindung bedeutet, die Interessen der Patienten vor alle anderen Interessen zu stellen. Dies ist solange unrealistisch, wie die Verstrickungen von Pharmazeutischer Industrie und Ärzteschaft nicht gelöst und ein angemessener Abstand hergestellt ist. Dafür sind neben der Politik auch die Ärztekammern, die Kassenärztlichen Vereinigungen und die medizinischen Fachverbände verantwortlich. Die Aktivitäten zweier Fachverbände verdienen Erwähnung. Die Deutsche Gesellschaft für Chirurgie will mit dem im Jahr 2003 gegründeten Studienzentrum die Wissensbasis der Chirurgie durch die Förderung und Unterstützung von kontrollierten Studien für neue Therapieverfahren verbessern. Die Deutsche Gesellschaft für Allgemeinmedizin stellt mit alltagsnahen, an Patientenproblemen orientierten Leitlinien Informationen und Strategien bereit (z.B. Brennen beim Wasserlassen, Müdigkeit, Kreuzschmerzen), die einen Beitrag zur Minderung der bei diesen Problemen verbreiteten Über- und Unterversorgung leisten sollen.

Bislang ist Gesundheitspolitik nicht der gesetzgeberische Akt eines rational handelnden autonomen Souveräns. Patienten- und bevölkerungsorientierte Ziele sind in der Regel der Übermacht des ökonomischen Imperativs und konfligierender Interessen ausgesetzt. Der Prozess der Umsetzung gestaltet sich daher weit häufiger als Krisenmanagement und „muddling through"' (Durchwursteln) denn als geplante Reformpolitik [Schwartz et al. 2003]. Die Politik sollte sich explizit an einer Qualitätsdefinition wie der eingangs genannten orientieren und alle Voraussetzungen für eine hohe Entscheidungsqualität schaffen.

Viel wäre bereits gewonnen, wenn es gelänge, den Einfluss der Anbieterinteressen auf die Entscheidungen zu eliminieren. Dies gilt in besonderem Maße für Präferenz-sensitive Maßnahmen. Hier gilt es, einen neutralen Raum für den Entscheidungsprozess zu schaffen. Vielleicht ließen sich beispielsweise überhöhte Raten von Koronarangiographien dadurch senken, dass die Verantwortung für den Prozess der Entscheidungsfindung nicht beim angiographisch tätigen Kardiologen liegt, sondern bei einem speziell geschulten Allgemeinarzt unter Zuhilfenahme von noch zu entwickelnden Decision Aids. Vielleicht sollte die Durchführung Präferenz-sensitiver Maßnahmen solange verboten sein, bis sicher gestellt ist, dass der Patient die für eine abwägende Entscheidung erforderlichen Informationen erhalten und verstanden hat.

## Literatur

Böcken J, Braun B, Schnee M (Hrsg.) (2004) Gesundheitsmonitor 2004. Die ambulante Versorgung aus Sicht von Bevölkerung und Ärzteschaft. Verlag Bertelsmann Stiftung, Gütersloh

Chassin MR, Galvin RW, The urgent need to improve health care quality. Institute of Medicine National Roundtable on Health Care Quality. JAMA (1998), 280, 1000–1005

Coulter A, Magee H (Hrsg.) (2003) The European Patient of the Future. Open University Press, Maidenhead, Philadelphia

Gigerenzer G, Edwards A, Simple tools for understanding risks: from innumeracy to insight. BMJ (2003), 327, 741–744

Gurm HS, Litaker DG, Framing procedural risks to patients: Is 99% safe the same as a risk of 1 in 100? Acad Med (2000), 75, 840–842

Institute of Medicine Committee on Quality of Health Care in America (2001) Crossing the quality chasm: A new health system for the 21st century. National Academies Press, Washington

Klemperer D, Qualität in der Medizin. Der patientenzentrierte Qualitätsbegriff und seine Implikationen. Dr. med. Mabuse (1996), 1–2, 22–27

Kohn LT, Corrigan JM, Donalson MS. (1999) To Err Is Human. Institute of Medicine. National Academy Press, Washington

Lohr K N, Schroeder S A, A strategy for quality assurance in medicare. N Engl J Med (1990), 322, 707–712

McAlister FA, O'Connor AM, Wells G et al., When should hypertension be treated? The different perspectives of Canadian family physicians and patients. CMAJ (2000), 163, 403–408

Moynihan R, Who pays for the pizza? Redefining the relationships between doctors and drug companies. BMJ (2003), 326, 1189–1192

O'Connor AM, Stacey D, Entwistle V et al. (2003) Decision aids for people facing health treatment or screening decisions. The Cochrane Database of Systematic Reviews 2003

Sachverständigenrat für die Konzertierte Aktion im Gesundheitswesen (2002) Bedarfsgerechtigkeit und Wirtschaftlichkeit. Gutachten 2000/2001. Bd. III: Über-, Unter- und Fehlversorgung. Band III.1: Grundlagen, Übersichten, Versorgung chronisch Kranker. Nomos, Baden-Baden

Schwartz FW (Hrsg.) (2003) Das Public Health Buch. Urban und Fischer, München

Skolbekken JA, Communicating the risk reduction achieved by cholesterol lowering drugs. BMJ (1998), 316, 1956–1958

Smith R. Is transparency is fundamental to quality in health care? BMJ-Talks. http://bmj.bmjjournals.com/talks/transparency (4.2.2004)

Tu JV, Naylor CD, Kumar D et al., Coronary artery bypass graft surgery in Ontario and New York State. Which rate is right? Ann Int Med (1997), 126, 13–19

# 4 Gleichberechtigte Beziehungsgestaltung zwischen Ärzten und Patienten – wollen Patienten wirklich Partner sein?

*Marie-Luise Dierks, Gabriele Seidel*

## 4.1 Einleitung

Die Beziehung zwischen Professionellen und Nutzern im deutschen Gesundheitswesen ist geprägt durch unterschiedliche Rollenmodelle. Menschen werden als passive Kranke, als Koproduzenten von Gesundheit, als Partner im ärztlichen Entscheidungsprozess, als Kunden und nicht zuletzt als Bewerter von Gesundheitsdienstleistungen betrachtet [Dierks 2001]. Dabei stehen „neue" Rollen und das damit verbundene Selbstverständnis neben dem traditionellen Bild vom Patienten als passivem Kranken, der unhinterfragt die Entscheidungsmacht der Ärzte bzw. anderer Professioneller im Gesundheitswesen über Indikation und Intervention akzeptiert.

Die konkrete Aushandlung der Beziehung zwischen Arzt und Patient ist abhängig von systembezogenen Aspekten (z.B. verlangt die Einführung von Marktmechanismen im Gesundheitswesen von den Nutzern ein Verhalten, das sich dem Kundenmodell annähert), und sie wird von Merkmalen der Patienten und der Ärzte bestimmt. Hier geht es um die Fähigkeit und Bereitschaft auf beiden Seiten, den Behandlungsprozess in einer bestimmten Art und Weise – eher partnerschaftlich oder eben eher hierarchisch – zu gestalten.

Generell lässt sich die Entwicklung der vergangenen 20 Jahre dahingehend zusammenfassen, dass die Beziehung zwischen Patienten und Ärzten zunehmend als gleichberechtigt betrachtet wird und beide Partner zumindest theoretisch darin übereinstimmen, das zwischen ihnen liegende Problem – nämlich die Krankheit – gemeinsam zu bewältigen [Dörner 2003]. In der Öffentlichkeit gilt diese partnerschaftliche Beziehung, als „... das Ideal gerade auch im Umgang mit ernsteren und längerfristigen Erkrankungen, zumal sie die besserwisserischen Gefahren der paternalistischen Haltung kritisiert und kontrolliert sowie das Selbstbestimmungsrecht des mündigen Patienten akzeptiert und geradezu vorausgesetzt; ..." [ebd. S. 74].

Die neue Ausgestaltung der Arzt-Patient-Beziehung gründet sich auf Forderungen der Betroffenen nach Autonomie und Mitsprache. Sie erscheint darüber hinaus eine angemessene Option vor dem Hintergrund des veränderten Krankheitsspektrums in einer Gesellschaft, in der immer mehr chronische Krankheiten das Bild bestimmen [Schwartz 1999]. Dies verändert die Beziehung zwischen Arzt und Patient von der singulären Konsultation zu einer unter Umständen lebenslangen Begleitung, für die ein partnerschaftliches Kommunikationsmodell eine tragfähige Grundlage darstellt. Zudem kann die Abwägung zwischen Behandlungsalternativen, die weitreichende Konsequenzen für die individuelle Lebensqualität, aber auch die Lebenserwartung der Betroffenen haben, nicht ohne angemessene Berücksichtigung der Werte und Präferenzen der Patienten erfolgen [Brock 1991]. Als theoretisches Konzept einer partnerschaftlichen Beziehungsgestaltung zwischen Patienten und Professionellen wird seit einigen Jahren auch in Deutschland das Konzept des Shared Decision Making (SDM) bzw. der Partizipativen Entscheidungsfindung (PEF) eingesetzt [Scheibler et al. 2003] (vgl. dazu diverse Beiträge in diesem Band).

Heute wissen wir, dass viele Patienten in Entscheidungen um Diagnostik und Therapie eingebunden werden wollen. Ausmaß und Intensität hängen dabei von patientenbezogenen Merkmalen wie Alter und Schulbildung, aber auch vom Gesundheitszustand und von individuellen Präferenzen ab [Johnson et al. 1996, Miller 1995]. Im Vergleich reklamieren relativ gesunde Nutzer des Gesundheitswesen eine aktivere Rolle als Erkrankte [Stiggelbout et al. 1997]. Patienten mit einfachen physischen Erkrankungen sind mit einer paternalistischen Beziehungsgestaltung des Arztes deutlich zufriedener, während Patienten mit chronischen Erkrankungen oder psychischen Erkrankungen partnerschaftliche Beziehungen wünschen [Savage et al. 1990, Mansell et al. 2000].

Unstrittig ist, dass bei Patienten, die nach ihren Präferenzen in Bezug auf die Aktivität bei Entscheidungen behandelt werden, die Zufriedenheit mit der Behandlung steigt, die Compliance verbessert ist und somit auch verbesserte gesundheitliche Ergebnisse bis hin zu Kostensenkungen erzielt werden können [Seeger 1999, Teutsch 2003].

Über eine Neudefinition der Patientenrolle soll auch das Gesundheitssystem insgesamt beeinflusst werden. Alle potenziell und aktuell das Gesundheitswesen in Anspruch nehmenden Personen werden als wichtige Ressource im Kampf gegen Unwissenheit, Qualitätsmängel und Verschwendung im Gesundheitswesen betrachtet. Patienten sollen demnach Therapieentscheidungen kritisch hinterfragen, die Evidenz eines Verfahrens in Betracht ziehen und sich gegen inadäquate diagnostische oder therapeutische Verfahren entscheiden. Diese Rollenzuschreibung macht einen Kompetenzzuwachs notwendig, der unter anderem durch entsprechende informierende, unterstützende und edukative Angebote gefördert werden soll [Sachverständigenrat für die konzertierte Aktion im Gesundheitswesen 2002]. Auch auf politischer Ebene wird inzwischen die Integration von Patientenvertretern in Entscheidungsgremien des Gesundheitswesens realisiert.

## 4.2 Beteiligung an Entscheidungen zu Diagnostik und Therapie – die Perspektive der Betroffenen

Einleitend wurden die Ergebnisse ausgewählter nationaler und internationaler Untersuchungen zum Thema „Beteiligung an Entscheidungen in der Arzt-Patient-Beziehung" skizziert. Im Folgenden sollen aktuelle Daten, vorwiegend aus dem deutschen Teil der europäischen Vergleichsstudie „The Future Patient" dargestellt werden. In dieser Untersuchung war neben zahlreichen Fragen zur aktuellen Bewertung und zukünftigen Gestaltung des Gesundheitswesens auch die Präferenz zur Beteiligung an Entscheidungen Gegenstand des Interesses. Das Forschungsdesign basierte auf einem Methoden-Mix aus quantitativen und qualitativen Verfahren. Die Studie wurde unter Federführung des Picker-Institutes in Oxford in folgenden europäischen Ländern durchgeführt: Deutschland, Großbritannien, Italien, Polen, Schweden, Schweiz, Slowenien. Im qualitativen Teil erfolgten Gruppendiskussionen mit ausgewählten Nutzern des Gesundheitswesens in allen beteiligten Ländern, im quantitativen Teil wurde eine telefonische Repräsentativbefragung ebenfalls in allen beteiligten Ländern im Sommer 2002 durchgeführt [Coulter et al. 2003, Dierks, Seidel 2001]. In Deutschland waren in die Repräsentativbefragung 1026 Personen im Alter zwischen 16 und 95 Jahren einbezogen, die Ergebnisse wurden nach Regionen, Alter und Geschlecht gewichtet. An den Gruppendiskussionen nahmen 59 Personen beiderlei Geschlechts zwischen 20 und 70 Jahren teil, 50% von ihnen waren chronisch krank.

## 4.2.1 Beteiligung an Entscheidungen – Ergebnisse einer Repräsentativbefragung in Deutschland im Rahmen der Studie „The Future Patient"

In der repräsentativen Untersuchung wurde unter anderem auf der Basis der „Control Preference Scale" [Degner et al. 1997] erfasst, wer aus Sicht der Befragten Behandlungsentscheidungen treffen sollte, sofern mehr als eine Behandlungsmöglichkeit bestünde (siehe Abb. 4.1) [Dierks et al. 2005]. Eine deutliche Mehrheit der Bevölkerung in Deutschland wünscht das partnerschaftliche Entscheidungsmodell (partnerschaftlicher Stil), an zweiter Stelle stehen Entscheidungspräferenzen, die die Sicht des Patienten in den Mittelpunkt stellen (autonomer Stil), nur sehr wenige Befragte (12,7%) wollen Entscheidungen zu Diagnostik und Therapie lediglich den Behandlern überlassen (paternalistischer Stil).

Männer und Frauen unterscheiden sich bei diesen Präferenzen nicht signifikant, allerdings wünschen 14,2% der Männer, dass der Arzt überwiegend die Entscheidung treffen solle, bei den Frauen sind dies nur 10,2%.

Alter und Schulbildung korrelieren statistisch signifikant ($p<0,05$) mit dem Wunsch nach einer partnerschaftlichen Entscheidungsfindung (Abb. 4.2).

Niedrige Schulbildung korreliert mit tendenziell eher arztbezogenen Entscheidungspräferenzen, hohe Schulbildung mit autonomen Entscheidungsansprüchen. Allerdings ist für alle Bildungsgruppen gleichermaßen die Aussage „mein Arzt und ich sollten zusammen entscheiden", das Konsultationsmodell der Wahl (Abb. 4.3).

Die Befragten unterscheiden sich nicht nur durch Geschlecht, Alter und Bildung, sondern ebenso hinsichtlich ihres Gesundheitszustandes und ihrer aktuellen Kontakte zu Professionellen im Gesundheitswesen. In der Untersuchung wurde der Gesundheitszustand nicht explizit erhoben, allerdings wurde erfasst, wann der letzte Kontakt zu einer Behandlungseinrichtung war. Die Kontrolle der Entscheidungspräferenzen vor dem Hintergrund zeitlich eher naher (in den letzten 4 Wochen) bzw. weiterer Kontakte (vor mehr

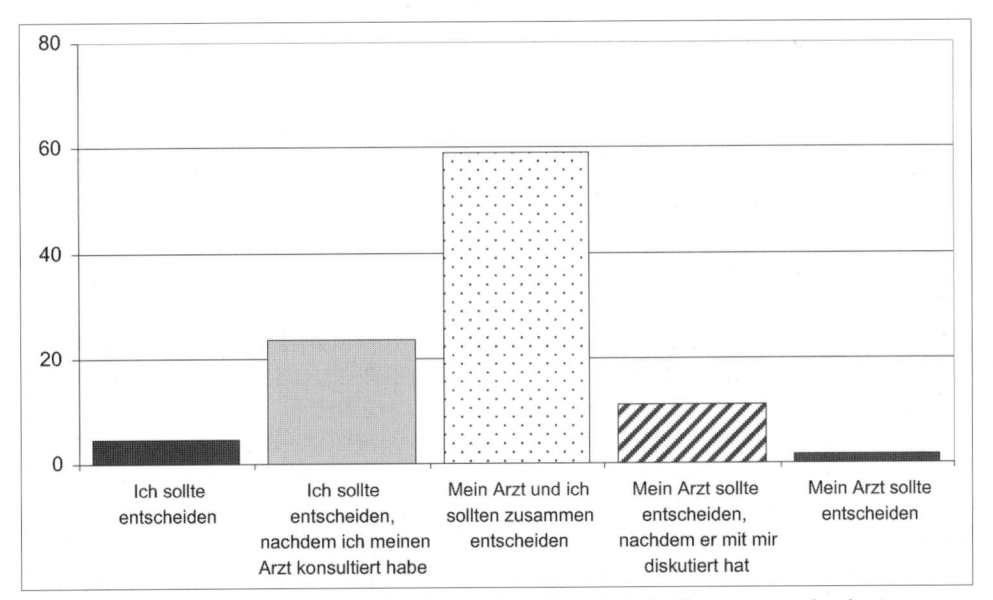

**Abb. 4.1:** Wer sollte die Entscheidung über die Art der Behandlung treffen, wenn mehr als eine Behandlungsmöglichkeit besteht (N=1021; Angaben in Prozent)

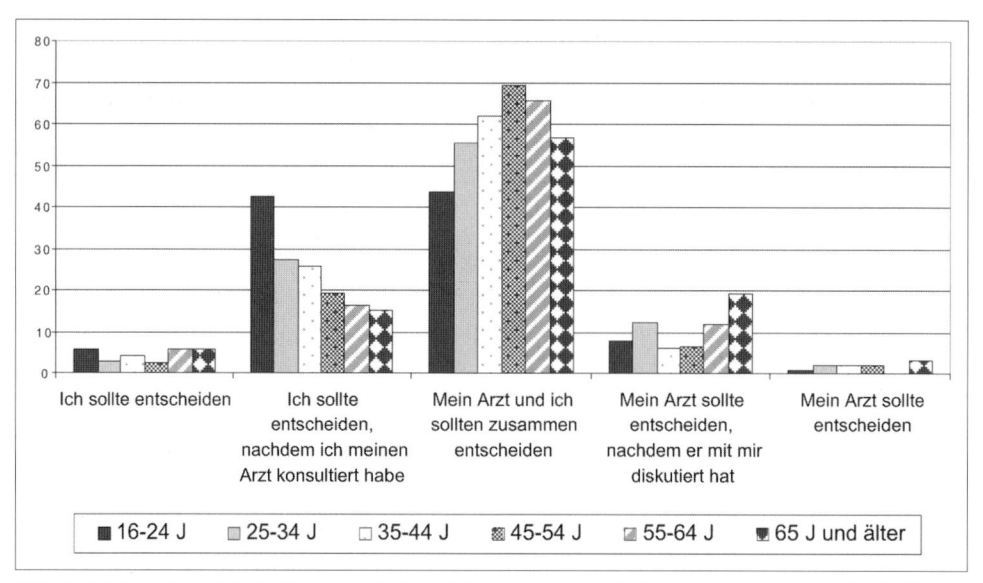

**Abb. 4.2:** Wunsch nach Beteiligung an Entscheidungen in verschiedenen Altersgruppen (N=1021; Angaben in Prozent)

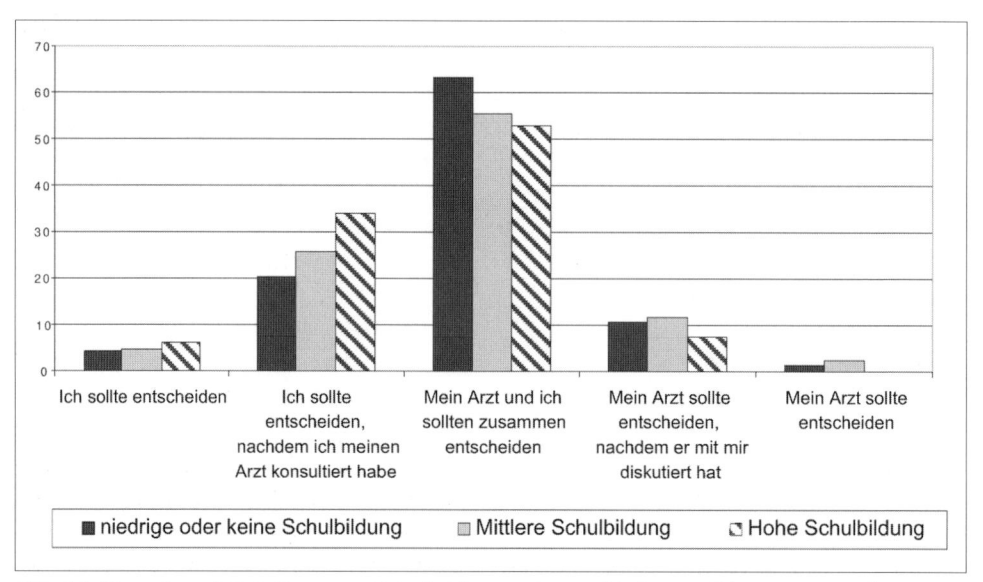

**Abb. 4.3:** Wunsch nach Beteiligung an Entscheidungen in verschiedenen Bildungsgruppen (N=1011; Angaben in Prozent)

als 12 Monaten) ergab keine statistisch signifikanten Unterschiede in den generellen Aussagen zur Entscheidungsbeteiligung.

Bemerkenswert ist die Beobachtung, wie häufig die Befragten tatsächlich die gewünschte Art der Partizipation erfahren. Berücksichtigt werden in der folgenden Darstellung nur die Patienten, die sich nach eigenen Aussagen in den letzten 12 Monaten in einer Entscheidungssituation befanden (N=549) (Tab. 4.1).

Am besten scheinen sich Erwartungen und Realität bei den Patienten zu entsprechen, die eine partnerschaftliche Entschei-

## 4.2 Beteiligung an Entscheidungen zu Diagnostik und Therapie

**Tab. 4.1:** Entscheidungspräferenzen und tatsächliche Berücksichtigung dieser Präferenzen in aktuellen Entscheidungssituationen in den letzten 12 Monaten (N=549)

| Entscheidungspräferenz | Entscheidungsprozess immer entsprechend der Präferenzen realisiert | Nie so, wie erwünscht, in Entscheidungen einbezogen, Entscheidungsprozess nie entsprechend der Präferenzen realisiert |
|---|---|---|
| Autonome Entscheidung | 37,6% | 5,5% |
| Partnerschaftliche Entscheidung | 44,2% | 5,0% |
| Paternalistische Entscheidung | 40,0% | 3,1% |

Unterschiede zwischen autonomen und paternalistischen Entscheidungspräferenzen statistisch signifikant (p<0,05)

**Tab. 4.2:** Nutzung diverser Medien zur Informationsgewinnung vor dem Hintergrund unterschiedlicher Entscheidungspräferenzen

| | Information durch Arzt | Information durch Apotheken | Information durch soziales Umfeld | Information durch Internet | Information durch öffentliche Bibliotheken | Information durch Fernsehen |
|---|---|---|---|---|---|---|
| Autonome Entscheidung (Patient entscheidet) | 74,6% | 11,5% | 8,7% | 15,3% | 5,9% | 22,4% |
| Partnerschaftliche Entscheidung (Arzt und Patient entscheiden gemeinsam) | 73,6% | 10,6% | 6,0% | 9,4% | 2,8% | 14,9% |
| Paternalistische Entscheidung (Arzt entscheidet) | 73,8% | 3,9% | 2,3% | 3,8% | 1,6% | 11,5% |

dung wünschen, allerdings sehen in allen Fällen weniger als die Hälfte der Befragten ihre Präferenzen uneingeschränkt realisiert.

Offensichtlich beeinflusst die Art der Beziehungsgestaltung die Wahrnehmung des Gesprächsverhaltens und der Gesprächsangebote durch Ärzte und andere Professionelle. Je stärker der Wunsch nach autonomer Entscheidung, desto höher die Einschätzung, immer genügend Zeit für Fragen über Gesundheitsprobleme erhalten zu haben (57,2% bei den „autonomen Patienten", 46,0% bei den „partnerschaftlichen Patienten" bis hin zu 45,5% bei den Patienten, die Arztentscheidungen präferieren). Die Unterschiede zwischen den autonomen Patienten und den beiden anderen Gruppen sind statistisch signifikant (p<0,05). Entweder fordern die Patienten, die aktiv an der Entscheidungsfindung teilhaben wollen, Zeit für Fragen deutlich ein oder sie haben sich für Ärzte und Versorgungseinrichtungen entschieden, die einen entsprechenden Kommunikationsstil pflegen.

Nach wie vor sind die Ärzte, hier insbesondere die Allgemeinärzte, die Anlaufstellen bei Fragen zu Gesundheit und Krankheit. Dagegen nutzen die „autonomen Patienten" signifikant häufiger als die anderen beiden Gruppen öffentliche Bibliotheken, Fernsehprogramme oder das Internet zur Gewinnung von zusätzlichen Informationen (Tab. 4.2).

**Wunsch nach Beteiligung an Entscheidungen im europäischen Vergleich**

Interessant ist in diesem Zusammenhang ein Blick in andere europäische Länder. Im Vergleich ist der Wunsch nach partnerschaftlicher Beziehung bei deutschen Patienten besonders stark ausgeprägt, dagegen ist für Befragte in Polen oder Spanien ein arztzentriertes Entscheidungsmodell weitgehend akzeptiert (Abb. 4.4).

Wie schon detailliert ausgeführt, werden die Bedürfnisse der Patienten in Deutschland hinsichtlich ihrer Entscheidungspräferenzen offensichtlich nicht ausreichend wahrgenommen. Betrachtet man in diesem Zusammenhang alle Befragten, unabhängig davon, ob sie autonome, partnerschaftliche oder arztbezogene Entscheidungen präferieren, zeigt sich, dass beispielsweise Patienten in England zu 71% ihre Präferenzen immer realisiert sehen, in Polen sind es dagegen nur knapp 20% [Coulter et al. 2003]. Welche Rolle bei diesen Einschätzungen unterschiedliche Erwartungen der Betroffenen, ein unterschiedliches Anspruchsniveau, andere Kommunikationsstrukturen, differierende Gesundheitssysteme, die Erfahrungen der Nutzer in diesen Systemen und schließlich kulturelle Einflussfaktoren spielen, kann aufgrund der vorliegenden Daten ebenso wenig schlüssig beantwortet werden wie die Frage nach der wechselseitigen Bedingung der genannten bzw. noch zu identifizierenden Einflussfaktoren. Die Zahlen liefern Denkanstöße und sollten dazu anregen, über die Versorgung und die Rahmenbedingungen für erfolgreiche Kommunikation und Entscheidungsbeteiligung zu reflektieren. Bei der Interpretation der Daten ist zu bedenken, dass Menschen jenseits einer tatsächlichen Entscheidungssituation nach ihren Präferenzen befragt wurden. Die Angaben sind geeignet, ein generelles Einstellungsmuster in der Bevölkerung zu zeigen, können allerdings nur bedingt Rückschlüsse auf das tatsächliche Verhalten der Menschen in einer konkreten Situation liefern. Dabei muss berück-

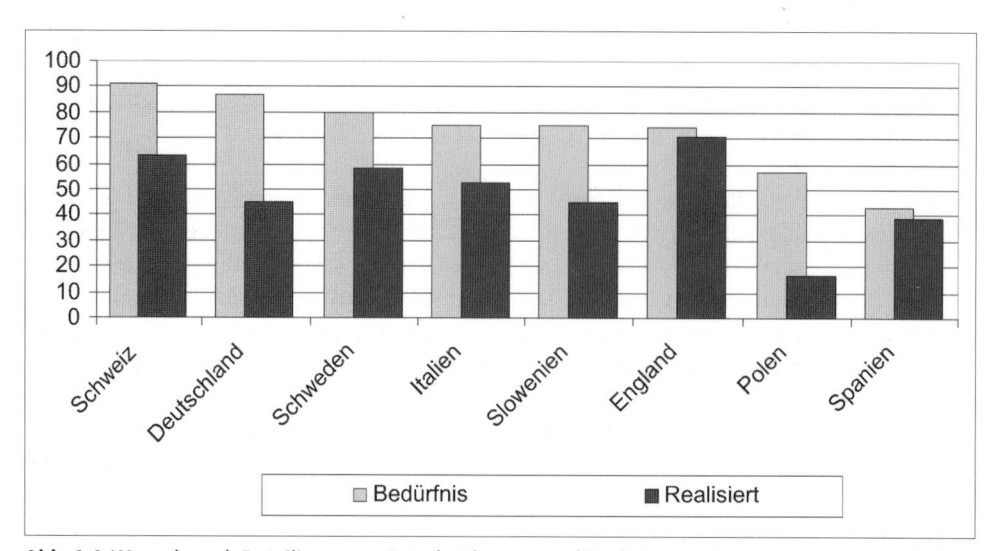

**Abb. 4.4:** Wunsch nach Beteiligung an Entscheidungen und Realisierung dieses Wunsches im System – Patienten im europäischen Vergleich, Angaben in % (Zusammengefasste Zustimmung zu den Items der Degner-Skala: „Ich sollte entscheiden"; „ich sollte entscheiden, nachdem ich meinen Arzt konsultiert habe"; „mein Arzt und ich sollten zusammen entscheiden")

sichtigt werden, dass gesundheitsbezogene Entscheidungen selten rein rationale Prozesse darstellen. Sie werden – abhängig vom Schweregrad der Erkrankung – begleitet von Schmerzen, Unsicherheit und Angst. Die grundsätzliche Präferenz für ein Entscheidungsmodell kann deshalb vor dem Hintergrund unterschiedlicher Situationen, zum Beispiel auch im Zeitverlauf einer Erkrankung, in beide Richtungen – mehr Autonomie bzw. mehr Abgabe von Verantwortung – tendieren.

### 4.2.2 Beteiligung an Entscheidungen – Ambivalenz und situative Bedingungen – Ergebnisse aus dem qualitativen Forschungsteil der deutschen Teilstudie „The Future Patient"

Ein differenziertes und letztlich auch ambivalentes Bild zur Beteiligung an Entscheidungen in Diagnostik und Therapie zeichnet sich dann ab, wenn mithilfe kommunikativer und verstehender Verfahren im unmittelbaren Gespräch mit Menschen das Thema erörtert wird [Flick 2002].

Zunächst zeigt der qualitative Forschungsteil der Studie „The Future Patient" – analog zu den Ergebnissen von Repräsentativbefragungen – dass sich nach Einschätzung der Befragten die Rolle der Patienten in Deutschland in den letzten Jahren deutlich verändert hat. Patienten finden es richtig und notwendig, selbst aufmerksam für alle Aspekte der Behandlung zu sein: Sie stellen Fragen, wollen über Behandlungsmethoden mitentscheiden, bereiten sich auf Gespräche mit dem Arzt vor, wollen Verantwortung für ihre Gesundheit übernehmen und als mündige Patienten ernst genommen werden. Diese Idealvorstellung einer partnerschaftlichen Arzt-Patienten-Beziehung entwickeln fast alle Befragten, sie sehen jedoch auch, dass diesem Bild innere und äußere Grenzen gesetzt sind. Dabei werden die Grenzen sowohl von älteren als auch jüngeren Gesprächspartnern formuliert, gesunde Probanden weisen ebenso wie chronisch Kranke auf die Relevanz der jeweiligen Situation und der aktuellen psychischen und physischen Belastbarkeit hin. Nach den Erfahrungen aller Befragten in der qualitativen Studie muss die Anerkennung als Partner und autonomer Patient in der Beziehung zu den Professionellen immer wieder neu errungen werden, Patienten müssen Eigeninitiative und Energie aufbringen, um sich zu behaupten. *„Mir ist auch aufgefallen, dass man sich schon selber sehr viel informieren muss, dass man sich nicht darauf verlassen kann, dass der Arzt einem über alle möglichen Alternativen Auskunft geben kann mit irgendwelchen Behandlungen, sondern dass man sich selbst informieren muss, um was zu erfahren." (TN aus Gruppendiskussion 3).* Dies erfordert Anstrengung, einen bewussten Umgang mit der Erkrankung und ein hohes Maß an Eigenverantwortung, das Patienten nicht in jeder Situation aufbringen können und wollen.

Hinzu kommt, dass das Einfordern einer partnerschaftlichen Beziehungsgestaltung in einer Situation stattfindet, in der sich Patienten aufgrund ihrer gesundheitlichen Lage eben nicht als gleichberechtigt definieren – sie suchen Hilfe und Beratung und erwarten verständnisvolles Eingehen auf ihre Bedürfnisse. In einer solchen Lage können und wollen sie deshalb eine Auseinandersetzung um Partizipation nur bedingt führen. Selbst Menschen, die sich aktiv in Selbsthilfegruppen engagieren und von denen zu vermuten ist, dass sie Erfahrung im Umgang mit Ärzten haben, Rückhalt durch ihre Gruppenmitglieder erfahren und zudem zu den eher kritischen Patienten gehören, geben zu bedenken, dass ihnen in Konfliktsituationen das Beharrungsvermögen fehlt *„... dann knickt man irgendwie ein, weil man es so gewohnt war oder nicht mehr kann." (TN aus Gruppendiskussion 3).*

Aus den Gruppendiskussionen ist der Eindruck entstanden, dass das Vertrauen in den Arzt und der Wunsch nach Autonomie sehr eng zusammenhängen. So wollen Personen, die eher negative Erfahrungen gemacht haben oder insgesamt das Vertrauen in das Gesundheitswesen verloren haben, besonders häufig Kontrolle über das Behandlungsgeschehen übernehmen und autonome Entscheidungen treffen, gestützt auf Zweitmeinungen von anderen Ärzten, aber auch von professionellen Beratungseinrichtungen [Dierks et al. 2005].

Deutlich wird allerdings auch, dass autonome oder partnerschaftliche Beziehungsgestaltung für den Patienten bedeutet, Verantwortung zu übernehmen. Dies wird nicht nur als Chance, sondern in zahlreichen Situationen auch als Last empfunden. Gerade in kritischen Phasen eines Krankheitsprozesses entsteht der Wunsch, Verantwortung abzugeben und in der Regression in die gewohnte Krankenrolle auch Schutz und Entlastung zu finden. *„Da will ich mich einfach mal um gar nichts kümmern, das sollen mal 'ne Zeitlang andere für mich tun"* (TN aus Gruppendiskussion 3).

Interessant dabei ist das soziale Phänomen, dass dieser Wunsch, Verantwortung abzugeben, eher „den anderen" zugeschrieben wird, zudem ist die Zuschreibung immer verbunden mit dem dringenden Appell, dass es für „diese anderen" nicht nur Hilfestellung durch die behandelnden Ärzte, sondern auch unterstützende Einrichtungen, Hilfe bei der Formulierung und Durchsetzung ihrer Ansprüche sowie Instanzen geben muss, die außerhalb der Arzt-Patienten-Interaktion ausreichende und verständliche Information vermitteln. Es ist anzunehmen, dass in der Zuschreibung auch Elemente der eigenen Bedürftigkeit und Ambivalenz mitschwingen.

Die Analyse der Gespräche zeigt, dass der Wunsch nach der partnerschaftlichen Entscheidung vor allem den Wunsch beinhaltet, als Mensch und als Kranker wahrgenommen zu werden, der in einer speziellen Situation unter Berücksichtigung seiner aktuellen Befindlichkeit und der aktuellen Bewältigungsmechanismen erkannt und behandelt werden möchte. Das schließt ein, dass sich der einzelne Patient im Laufe der Behandlung auf einem Kontinuum zwischen dem Bedürfnis nach einer paternalistischen Beziehungsgestaltung einerseits und einer völlig autonomen Beziehungsgestaltung andererseits bewegen kann. Diese Wünsche wahrzunehmen und entsprechend darauf zu reagieren, ist eine Herausforderung an die Professionellen im Gesundheitswesen.

## 4.3 Ausblick

Die Nutzer des Gesundheitswesens, aber auch die Professionellen, befinden sich in einer Situation, in der „alte" und „neue" Rollen nebeneinander existieren und in der die Beteiligten – mehr oder weniger enthusiastisch – neue Formen des Umgangs, neue Beteiligungen und neue Formen der Unterstützung entwickeln und erproben.

Die Nutzer verstehen sich zunehmend als Partner im Gesundheitswesen, sie wollen als Menschen und als Gesprächspartner in Entscheidungsprozessen anerkannt werden, auch wenn nicht alle Nutzer in allen Situationen dieses Bedürfnis äußern bzw. insistieren, wenn Professionelle diesem Bedürfnis nicht nachkommen. Der Wunsch der Patienten, als gleichberechtigte Partner an Entscheidungen beteiligt zu sein, ist abhängig von einer Vielzahl von Aspekten, die sich zudem im Verlauf einer Erkrankung verändern können. Richtig verstandene Partnerschaft und die Betonung der Orientierung an den Bedürfnissen der Patienten muss dieser Tatsache Rechnung tragen und berücksichtigen, dass es Situationen und persönliche Präferenzen gibt, in denen das Partnermodell die angemessene Beziehungsgestaltung ist,

in anderen muss dieses Modell möglicherweise zugunsten eines „benevolenten Paternalismus oder Maternalismus" aufgehoben werden [Dörner 2003]. Ein Eingehen auf die individuellen Präferenzen der Patienten bedeutet für Professionelle im Gesundheitswesen, die explizit und implizit geäußerten Wünsche und Erwartungen wahrzunehmen und entsprechend zu handeln. Das heißt auch, die Entscheidungskompetenzen von Patienten nicht nur theoretisch zu akzeptieren, sondern sie praktisch zu forcieren und die legitimen Erwartungen der Patienten nicht als Störung der Routine zu begreifen.
*„Wichtig ist mir auch ein partnerschaftliches Verhältnis zu dem Arzt, dass ich mich nicht fühle wie ein kleines Kind, egal wie alt oder wie jung er ist. Dass man da hingeht und sagt, er hat seine Arbeit, der stellt etwa fest, und dann wird gemeinsam beraten, das kann ich anbieten oder das sollten Sie tun, die Medikamente dürfen Sie nehmen. Schaffen Sie das, oder warum gibt es da Schwierigkeiten? Dass man sich einfach damit auseinandersetzt, dass man gemeinsam versucht, einen Weg der Gesundung zu finden."(Teilnehmer aus Gruppendiskussion 1).*

Gleichzeitig sind die Rahmenbedingungen der Versorgung so zu gestalten, dass die Kommunikation zwischen den Beteiligten in einer Weise möglich wird, die der Individualität und den speziellen Erwartungen und Kompetenzen der Patientinnen und Patienten Raum lässt.

Schließlich sollten Ärzte und andere Professionen im Rahmen von Aus-, Fort- und Weiterbildung mit den neuen Rollen und den verschiedenen Erwartungen der Patienten vertraut gemacht werden und ihre kommunikativen Kompetenzen incl. der Fähigkeit, die spezifische Situation der Betroffenen zu erkennen und angemessen darauf zu reagieren, trainieren und verbessern. In diesem Zusammenhang kommt der Weiterentwicklung und Implementation von neuen Kommunikations- und Konsultationsmodellen (wie dem der Partizipativen Entscheidungsfindung) eine entscheidende Rolle zu. Sie sollten dazu beitragen, jenseits einer „naturwüchsig" gestalteten Interaktion in strukturierter Weise die Perspektive der Patienten systematisch zu erfassen. Denkbar ist hier die Entwicklung von Leitfäden, Leitlinien oder Standards, die sich speziell auf die Kommunikation und Entscheidungsbeteiligung beziehen und die die theoretischen und praktischen Aspekte der Partnerschaftlichen Entscheidungsfindung noch weiter systematisieren.

**Literatur**

Brock D, The ideal of shared decision making between physicians and patients. Kennedy Inst Ethics J (1991), 1, 8–47

Coulter A, Magee H (2003) The European Patient of the Future. Open University Press, Philadelphia

Degner L, Sloan J, Venkatesh P, The Control Preferences Scale. Can J Nurs Res (1997), 29, 21–43

Dierks ML, Seidel G (2005) Surveys im Gesundheitswesen – wie ergänzen sich quantitative und qualitative Befragungsmethoden? Erfahrungen aus dem deutschen Teil der Studie „The Future Patient". In: Streich W, Braun B, Helmert U (Hrsg.), Surveys im Gesundheitswesen. Entwicklung und Perspektiven der Versorgungsforschung und Politikberatung, 97–106. Asgard Verlag, Sankt Augustin

Dierks ML (2001) Empowerment und die Nutzer im deutschen Gesundheitswesen. Habilitationsschrift. Medizinische Hochschule Hannover

Dierks ML, Seidel G (2001) The Future Patient. Abschlußbericht des nationalen Teil des Projektes „The European Patient of the Future". Medizinische Hochschule, Hannover

Dörner K (2003) Der gute Arzt. Lehrbuch der ärztlichen Grundhaltung. Schattauer, Stuttgart, New York

Flick U (2002) Qualitative Sozialforschung – Eine Einführung. Rowohlt Verlag, Hamburg

Johnson J, Roberts C, Cox R, et al., Breast cancer patients' personality style, age, and treatment decision making. J Surg Oncol (1996), 63, 183–186

Mansell D, Poses R, Kazis L et al., Clinical factors that influence patients' desire for participation in decisions about illness. Arch Intern Med (2000), 160, 2991–2996

Miller S, Monitoring versus blunting styles of coping with cancer influence the information patients want and need about their disease. Implications for cancer screening and management. Cancer (1995), 76, 167–177

Sachverständigenrat für die konzertierte Aktion im Gesundheitswesen (2002) Bedarfsgerechtigkeit und Wirtschaftlichkeit. Bd. 1 Zielbildung, Prävention, Nutzerorientierung und Partizipation. Gutachten 2000/2001. Nomos Verlag, Baden-Baden

Savage R, Armstrong D, Effect of a general practitioner's consulting style on patient's satisfaction: a controlled study. BMJ (1990), 301, 968–971

Scheibler F, Janssen C, Pfaff H, Shared decision making: ein Übersichtsartikel über die internationale Forschungsliteratur. Soz Praeventivmed (2003), 48, 11–23

Schwartz FW, Mehr Patientenorientierung durch die Gesundheitsreform 2000?! Public Health Forum (1999), 26, 9–11

Seeger W, Die Stärkung der Selbstverantwortung als Gesundheitsziel. Gesundheitswes (1999), 61, 214–217

Stiggelbout A, Kiebert G, A role for the sick role. Patient preferences regarding information and participation in clinical decision-making. CMAJ (1997), 157, 383–389

Teutsch C, Patient doctor communication. Med Clin North Am (2003), 87, 1115–1145

# 5 Patientenempowerment – eine wirksame Strategie zur Förderung der Patientenbeteiligung bei medizinischen Entscheidungen

*Johannes Hamann, Joachim Hein, Werner Kissling*

## 5.1 Hintergrund

Dass eine vermehrte Einbeziehung von Patienten bei medizinischen Entscheidungen wünschenswert ist, darüber herrscht zumindest in der öffentlichen Diskussion weitgehend Einigkeit. Begründet wird dieser Wunsch häufig mit Erwartungen an bessere Therapieentscheidungen, die von den Patienten entsprechend konsequenter mitgetragen werden. Davon werden bessere Behandlungsergebnisse erwartet.

Ziel der vermehrten Einbeziehung soll also sein, medizinische Entscheidungen besser auf die Bedürfnisse des einzelnen Patienten abzustimmen, bzw. ihm bei der Entscheidung zwischen verschiedenen Therapien die Wahl zu überlassen. Zentrale Voraussetzung hierfür ist, dass Patienten informiert entscheiden können. Dies beinhaltet neben reiner Information über Erkrankung oder Behandlungsmöglichkeiten vor allem auch, dass sich die Patienten ihrer eigenen Präferenzen, Wünsche und Vorstellungen bezüglich der Therapie und der erhofften Ergebnisse klar werden. Hierzu bedarf es in aller Regel einer Hilfestellung von Seiten Dritter, da Betroffene häufig mit dieser für sie neuen Aufgabenstellung überfordert sind.

Ansätze, Partizipative Entscheidungsfindung (PEF) oder Shared Decision Making (SDM) in der Arzt-Patient-Beziehung zu fördern, können grundsätzlich an beiden Seiten der Patient-Arzt-Dyade ansetzen: Schulungsprogramme für Ärzte beinhalten die Vermittlung von kommunikativen Fertigkeiten, die Ärzte befähigen sollen, mehr als bisher auf die Bedürfnisse der Patienten einzugehen, die Präferenzen der Patienten gemeinsam mit diesen zu ermitteln und ihnen durch ausführliche und doch verständliche Informationsvermittlung die Möglichkeit zu geben, sich an den Entscheidungen zu beteiligen. Interventionen auf Patientenseite haben sich bis heute vornehmlich auf den Einsatz sogenannter Entscheidungshilfen konzentriert. Dabei handelt es sich um Medien (Broschüren, Videos, Internet, etc.), die Patienten, die vor einer bestimmten, relativ klar umrissenen medizinischen Entscheidung stehen (z.B. Screening für Prostatakarzinom oder nicht, Gerinnungshemmung bei Vorhofflimmern oder nicht), über die zur Auswahl stehenden Therapieoptionen informieren und die Patienten zu einer Präferenzbildung anleiten.

Beide Ansätze – Kommunikationstraining für Ärzte und Entscheidungshilfen – haben positive Effekte auf die empfundene Einbeziehung und die Zufriedenheit der Patienten, sie reduzieren Entscheidungskonflikte und führen nicht zu einer erhöhten Angst auf Seiten der Patienten (z.B. für Entscheidungshilfen: O'Connor et al. [2003]). Der Nachweis, dass sich durch diese Interventionen auch Verbesserungen der Therapietreue (Compliance) oder von Behandlungsergebnissen erreichen lassen, steht allerdings noch aus.

Verbesserungen der ärztlichen Kommunikationsfähigkeiten sind sicher ein wesentlicher Bestandteil einer zukunftsfähigen „sprechenden" Medizin. Die wesentliche zweite Hälfte der Arzt-Patient-Dyade – der Patient – wird jedoch dabei vernachlässigt. So bleibt es bei alleinigem Training der Ärzte immer noch in deren Ermessen, den einzelnen Patienten tatsächlich zu beteiligen, oder zu entscheiden, bei wem eine stärkere Einbeziehung „sinnvoll" und „möglich" ist. Diese Einschränkungen werden auch durch die Existenz von Entscheidungshilfen nicht behoben, da ihr Einsatz häufig auch vom Willen der Ärzte abhängig ist bzw. ihr Einsatzbereich auf jeweils sehr klar umgrenzte Bereiche beschränkt ist (z.B. Entscheidungshilfe für Frauen mit einem Brusttumor <1cm).

Eine viel versprechende Alternative bieten patientenzentrierte Interventionen, die im Gegensatz zu Entscheidungshilfen nicht auf Information zu Erkrankung und Therapieoptionen setzen, sondern vielmehr eine Stärkung der Patienten (Empowerment) und eine Vermittlung kommunikativer Fertigkeiten zum Ziel haben. Grundgedanke ist, dass derart gestärkte Patienten in der Lage sind, sich alle notwendigen Informationen selbst zu erfragen und ihre Interessen in der Konsultation durchzusetzen.

Derartige Interventionen haben allerdings im Bereich von SDM oder PEF nur marginal Beachtung gefunden, obwohl unter anderen Bezeichnungen eine Fülle positiver Ergebnisse zahlreicher Studien vorliegt (siehe Kap. 5.3). Zentraler Ansatz derartiger Interventionen ist eine Stärkung der Kommunikationsfähigkeiten von Patienten mit dem langfristigen Ziel:

- Patientenrechte zu stärken,
- Arztbesuche effektiver zu gestalten,
- Konsultationsergebnisse patientenzentrierter zu machen,
- Compliance („Adherence") zu verbessern,
- Behandlungsergebnisse zu verbessern.

Diese Ziele sollen vor allem dadurch erreicht werden, dass

- Patienten sich ihrer Rechte und Pflichten während des Arztbesuchs bewusst werden,
- sie sich Fragen und Wünsche für die Konsultation überlegen und sich diese auch merken,
- sie diese Fragen und Wünsche klar gegenüber dem Arzt äußern und
- sie Fragen stellen und nachhaken, wenn sie etwas nicht verstanden haben oder mit etwas nicht einverstanden sind.

Die folgende Übersicht soll einerseits einen Überblick über Interventionen zum Patientenempowerment geben. Zum anderen soll exemplarisch gezeigt werden, wie die Interventionen im Einzelnen aussehen, wo sie ansetzen und was erreicht werden kann. Abschließend werden die Ergebnisse hinsichtlich ihres Beitrages zur Implementierung von PEF in die Routineversorgung diskutiert.

## 5.2 Methode

Die Datenbank Medline (1960 – 2004) wurde nach den Begriffen „empowerment", „patient communication", „patient education", „patient participation", „shared decision making" und „patient communication skills" durchsucht (limitiert auf klinische Studien und Reviews/Metaanalysen).

Aus den etwa 2000 Suchergebnissen wurden die Untersuchungen ausgewählt, die – unabhängig von einer Schulung der beteiligten Ärzte – Patienten dabei unterstützen, ihre Informations- und Partizipationsbedürfnisse im Patienten-Arzt-Kontakt wahrzunehmen. Aufgrund der Ausrichtung auf zumeist enge Indikationen und der Fokussierung auf Anleitung zur Entscheidung, aber nicht zur Durchsetzung der Entscheidung, wurden Forschungsarbeiten zu sogenannten Entscheidungshilfen (Decision Aids) ausgeschlossen (zu diesem Thema siehe u.a. O'Connor et al. [2003]). Ebenfalls ausgeschlossen wurden Untersuchungen, deren Interventionen sich gleichzeitig an mehrere Gruppen wandten (z.B. Ärzte *und* Patienten).

## 5.3 Ergebnisse

### 5.3.1 Überblick über die Studienlage

Insgesamt 25 Studien erfüllten die Einschlusskriterien. 22 Studien fanden im ambulanten Bereich, zwei im stationären Bereich und eine in beiden Bereichen statt. Ein Großteil der Untersuchungen fand mit Allgemeinarztpatienten statt (13 Untersuchungen) und hatte keine bestimmte Diagnose als Auswahlkriterium. Ausgewählte Kollektive umfassen Patienten onkologischer, gynäkologischer, kardiologischer, urologischer oder sonstiger Sprechstunden, Patienten in psychiatrischer Behandlung und Patienten vor operativen Eingriffen.

15 Mal wurde mittels Materialien interveniert (Merkblätter für Patienten, vorformulierte Fragen, Videos, Anleitungen zu erfolgreicher Kommunikation etc.), in fünf Studien fand eine persönliche Vorbereitung der Patienten auf ein Arztgespräch („chart review", gemeinsames Erstellen einer Fragenliste etc.) und in fünf Fällen fand ein Kommunikationstraining (z.T. in mehrstündigen Gruppensitzungen) statt.

In 14 Studien wurde der Einfluss der Intervention auf die von den Patienten an den Arzt gestellten Fragen untersucht. Dabei zeigten sich in fünf Untersuchungen keine Unterschiede zwischen vorbereiteten und nicht vorbereiteten Patienten, in den anderen neun Studien stellten die vorbereiteten Patienten deutlich (signifikant) mehr Fragen an ihre Ärzte. Die Zufriedenheit der Patienten mit der Arztkonsultation wurde in drei Studien durch die Vorbereitung verbessert, in fünf Studien zeigten sich keine Unterschiede, und in einer Untersuchung waren die vorbereiteten Patienten unzufriedener als die Patienten der Kontrollgruppe. Fünf Untersuchungen hatten die Compliance der Patienten bzw. Behandlungsergebnisse als Zielvariablen. Dabei zeigten die vorbereiteten Patienten in drei Untersuchungen bessere Behandlungsergebnisse (z.B. niedrigere Blutzuckerwerte in der Diabetestherapie) bzw. Compliance. In zwei Untersuchungen zeigten sich keine Unterschiede.

Insgesamt ergab sich ein Trend, wonach aufwändigere Interventionen (Schulungen, persönliche Vorbereitung) effektiver waren als alleinige schriftliche Materialien. In neun Studien wurde zusätzlich der Effekt der Intervention auf die Dauer der Konsultation gemessen. Die Konsultationsdauer wurde demnach in drei Studien durch die Vorbereitung der Patienten verlängert, in sechs Untersuchungen ergaben sich keine Unterschiede.

### 5.3.2 Beispiele zu den verschiedenen Interventionsmöglichkeiten

**Schriftliche Materialien und Videos**

Bei schriftlichen Materialien handelt es sich zumeist um kurze (eine Seite) Checklisten oder Vorbereitungsblätter für die Arztkonsultation („question prompt sheets"). Dabei werden häufig vorformulierte Fragen angeboten, aus denen die Patienten, je nach Situation, auswählen können. Ziel ist es, die Patienten darin zu unterstützen, ihre Fragen an den Arzt nicht zu vergessen bzw. sich ausführlicher als sonst vorzubereiten.

So untersuchten beispielsweise Brown et al. [1999] den Einsatz eines solchen Vorbereitungsblattes in einem onkologischem Setting. Patienten einer Interventionsgruppe erhielten vor der Arztkonsultation (erster Termin bei einem Onkologen) ein Blatt mit 15 häufigen Patientenfragen als Checkliste für den Arztbesuch. Ihnen wurde nahegelegt, dieses Blatt auch in die Konsultation selbst mitzubringen. Im Vergleich zu Patienten einer Kontrollgruppe, die keine derartige Checkliste erhalten hatten, stellten die Patienten mit Checkliste häufiger Fragen zur Prognose ihrer Erkrankung und erhielten auch häufiger Informationen dazu von ihrem Arzt. Es zeigte sich allerdings, dass durch die Checkliste allein die Konsultationszeit anstieg und die Patienten verunsichert wurden. Dieser Nachteil war jedoch nicht mehr feststellbar, wenn die Ärzte von sich aus direkt auf die Fragen der Checkliste Bezug nahmen.

Ausführlichere Materialien evaluierten Cegala und Kollegen [2001]. In ihrer Broschüre wurden ältere Allgemeinarztpatienten in drei Bereichen angeleitet, ihre Interessen gegenüber ihrem Arzt besser zu vertreten. Zunächst wurden die Patienten gebeten, ihre Probleme und Beschwerden aufzulisten und dazu Fragen zu beantworten (Information des Arztes). Dann wurden ihnen – ähnlich der Checklisten – Beispielfragen an ihren Arzt vorgestellt (Informationssuche durch den Patienten). In einem dritten Bereich wurde schließlich die Fähigkeit, vom Arzt erhaltene Information zu verifizieren, trainiert. Hierbei geht es vor allem darum, dass Patienten sich vergewissern, ob sie alle Informationen richtig verstanden haben (Wiederholung/Zusammenfassung der Information). In dieser Studie waren trainierte Patienten deutlich aktiver in der Konsultation, als Patienten, die keine Broschüre erhalten hatten. Sie gaben deutlich mehr Information an den Arzt weiter, stellten präzisere Fragen und wurden besser informiert.

Das Prinzip des „Lernen am Modell" liegt Interventionen auf Videobasis zugrunde. Anderson und Kollegen [1987] zeigten Patienten drei verschiedene Videos zum Thema Bluthochdruck. Im ersten Video wurden Charakteristika und Behandlungsmöglichkeiten von Bluthochdruck von einem Fachmann vorgestellt. In einem zweiten Video ist zusätzlich ein Patient zu sehen, der immer dann, wenn ihm etwas unklar ist, den Fachmann unterbricht und Fragen stellt („question asking model"). Im dritten Video sind wiederum Fachmann und Patient zu sehen und der Patient unterbricht den Vortrag ab und an, um seine eigenen Erfahrungen mit Bluthochdruck zu erwähnen. Es zeigte sich, dass Patienten, denen das „question asking model" gezeigt wurde, hinsichtlich ihrer kommunikativen Fähigkeiten am meisten gefördert wurden (Fragen stellen, Klarstellungen verlangen etc.).

**Persönliche Vorbereitung auf die Konsultation oder Kommunikationstraining**
Persönliche Vorbereitung auf den Arztbesuch bedeutet, dass die Patienten von einer geschulten Person (Krankenschwester, Medizinstudent) gezielt auf das Gespräch mit ihrem Arzt vorbereitet werden. Ähnlich den Checklisten können dabei Fragen gesammelt, aber auch eingeübt werden. Zudem besteht bei vielen persönlichen Vorbereitungen auch Zugriff auf die Krankengeschichte oder aktuelle Laborwerte.

Greenfield und Kollegen [1988] konnten in einer randomisierten und kontrollierten Studie zeigen, dass durch eine derartige persönliche Vorbereitung und ein gemeinsames Besprechen der Krankengeschichte mit den Patienten eine nach drei Monaten nachweisbare Verbesserung von Blutzuckerwerten bei Diabetikern erreicht werden kann. Die Autoren gehen davon aus, dass eine höhere Therapietreue für diesen Effekt verantwortlich ist.

Eine Gruppenschulung für stationär behandelte psychiatrische Patienten untersuchten Dow und Kollegen [1991]. Inhalt der insgesamt fünf Schulungsmodule war:
▲ Verbales/nonverbales Verhalten/Rollenspiel und Feedback,
▲ Weitere Rollenspiele und Einüben von verbaler/nonverbaler Kommunikation,
▲ Übungen zu Listenschreiben, Nebenwirkungen notieren. Rollenspiel,
▲ Identifizieren von schwierigen Gesprächssituationen und Rollenspiel,
▲ Rollenspiele zu vom Patienten vorgeschlagenen Änderungswünschen.

Patienten, die diese Schulung durchlaufen hatten, waren in einem anschließenden Rollenspiel hartnäckiger im Nachfragen, bewiesen mehr Kompetenz im Umgang mit dem Arzt und wurden hinsichtlich ihrer Compliance als positiver beurteilt, als Patienten einer Kontrollgruppe, die nur über ihre Medikation informiert worden waren.

## 5.4 Diskussion

Interventionen auf Patientenseite zur Verbesserung der Kommunikationsfähigkeit sind – wie oben dargestellt – machbar, mit verschiedensten Indikationsbereichen kompatibel und in den meisten Fällen effektiv.

Bemerkenswert sind hierbei vor allem folgende Befunde:
- Auch unaufwändige Interventionen (Merkzettel etc.) können zu deutlichen Effekten führen.
- Ein Teil der Studien konnte Verbesserungen im Bereich der Compliance und der Behandlungsergebnisse nachweisen.
- Die Dauer der Konsultation wird in vielen Fällen nicht erhöht.
- Die Inhalte der Interventionen sind zwischen verschiedenen Indikationsbereichen sehr ähnlich bzw. werden indikationsübergreifend (Allgemeinarztpatienten) eingesetzt.

Es ist somit möglich, mit relativ geringem Aufwand deutlich nachweisbare Effekte zu erzielen. Im Gegensatz zu Interventionen mittels Entscheidungshilfen, bei denen krankheitsbezogene Informationen im Vordergrund stehen, waren bei den dargestellten Interventionen zur Verbesserung der kommunikativen Fähigkeiten der Patienten auch Verbesserungen der Behandlungsergebnisse und der Compliance nachweisbar. Dies war vor allem bei aufwendigeren Interventionen, wie etwa einer Broschüre zu kommunikativen Fähigkeiten oder bei persönlicher Vorbereitung auf die Arztkonsultation der Fall. Gesundheitspolitisch relevant ist die Tatsache, dass die Dauer der Konsultationen nicht regelhaft verlängert wird, sondern die zur Verfügung stehende Zeit ggf. nur effektiver genutzt wird. Argumente, dass eine vermehrte Beteiligung der Patienten zwangsläufig zu längeren Konsultationen und damit zu einer Kostensteigerung führt, beruhen somit auf widerlegbaren Annahmen.

Die hohe Übereinstimmung der Interventionen bzw. der breite Indikationsbereich innerhalb einzelner Studien zeigen, dass der Einsatz von Instrumenten, die die kommunikativen Fähigkeiten der Patienten trainieren oder schulen, – ggf. mit kleinen Modifikationen – indikationsübergreifend möglich ist.

Diese Ergebnisse werden von einer Fülle von Untersuchungen untermauert, die aber nur teilweise hohen methodischen Ansprüchen gerecht werden (Kontrollgruppe, prospektives Design, Randomisierung, Vorher-Nachher-Vergleiche) [z.B. Greenfield et al. 1988]. Viele Untersuchungen, vor allem solche mit nicht-signifikanten Ergebnissen, untersuchten zu geringe Fallzahlen und lassen keine Vorher-Nachher-Vergleiche zu, sondern berichten nur Post-Interventionsergebnisse. Es bedarf daher sicher weiterer Forschung auf diesem Gebiet, auch um die Frage zu klären, welche Patienten von derartigen Interventionen besonders profitieren würden.

### 5.4.1 Beitrag von Empowerment-Interventionen zur Umsetzung Partizipativer Entscheidungsfindung

Die Umsetzung von PEF in die Routineversorgung wird kein Selbstläufer sein, sondern in vielen Bereichen (Ärzte, Kostenträger etc.) auf Vorbehalte stoßen. Untersuchungen haben gezeigt, dass z.B. trotz vorhandener Entscheidungshilfen, die noch dazu von Ärzten und Patienten als hilfreich beurteilt wurden, eine tatsächliche Verwendung dieser Entscheidungshilfen nicht von selbst stattfindet [Holmes-Rovner 2000]. Die Autoren halten sogar finanzielle Anreize oder eine Verpflichtung der Ärzte für erforderlich, um die Implementierungshindernisse zu überwinden.

Aus unserer Sicht kann also das Problem der bisher mangelhaften Implementierung von PEF nicht allein dadurch gelöst werden, dass möglichst viele Ärzte speziell für PEF geschult werden. Denn gerade diejenigen Ärzte, die einer Partizipativen Entscheidungsfindung skeptisch gegenüberstehen, werden mit solchen Angeboten nicht erreicht. D.h. trotz eindeutiger Bekenntnisse von Politik und Standesorganisationen erscheint es nicht realistisch, dass nach Abschluss der Modellprojekte im BMGS-Förderschwerpunkt „Der Patient als Partner im medizinischen Entscheidungsprozess" die Mehrheit der Ärzte von sich aus mit ihren Patienten PEF praktizieren werden.

Strategien, die Patienten unabhängig von ihren Therapeuten motivieren und befähigen, sich das Maß an Information und Entscheidungsbeteiligung zu holen, das sie wünschen, sollten deshalb weiter untersucht und vorangetrieben werden. Eine flächendeckende Implementierung von PEF im Rahmen der Routineversorgung wird nur dann stattfinden, wenn es gelingt, die Patienten und ihre Selbsthilfeorganisationen zum Träger und Motor dieses Prozesses zu machen. Nur durch ein solches Empowerment („die Befähigung zu selbst bestimmtem Handeln für eigene Gesundheit") kann erreicht werden, PEF rasch und nachhaltig in der Routineversorgung zu etablieren. Und im Zusammenhang mit PEF bedeutet Empowerment nicht nur die allgemeine Stärkung des Einzelnen, Entscheidungen zu treffen und Kontrolle über sein Leben zu haben [Israel et al. 1994]. Es bedarf darüber hinaus einer spezifischen Stärkung der dafür erforderlichen Patientenkompetenzen [Towle et al. 1999]. Diese wiederum sind Inhalt der im vorliegenden Beitrag vorgestellten Empowerment-Programme und es konnte gezeigt werden, dass diese Kompetenzen erlernbar sind und Patienten nach Erlernen dieser Fertigkeiten besser in der Lage sind, aktiv an medizinischen Entscheidungen teilzuhaben.

Die Implementierung von Empowerment-Programmen wiederum kann sinnvoll nur über die Patienten selbst, über Patientenorganisationen oder evtl. auch durch die Kostenträger erfolgen. Erste Ansätze zu einer derartigen Implementierung sind auch in Deutschland bereits erkennbar (z.B. Arztbesuch-Vorbereitungsbroschüren einiger Krankenkassen, die bisher v.a. via Internet erhältlich sind), eine großflächige Verbreitung oder Anwendung ist bisher jedoch ausgeblieben. Sinnvoll wäre eine Erweiterung der Verteiler über Selbsthilfegruppen, Patientenvertreter, Patientenbeauftragte, Patientenfürsprecher, Volkshochschulen, Verbraucherzentralen und auch über die Disease Management Programme der Krankenkassen. Grundsätzlich sollte bei Interventionen, die Personaleinsatz erfordern (z.B. persönliche Vorbereitung auf die Arztkonsultation), wann immer möglich auf Train-the-Trainer-Ansätze gesetzt werden, um eine Multiplikation der Methoden auch ohne allzu große Ressourcen zu ermöglichen. Als Multiplikatoren wären u.a. Patientenfürsprecher in Krankenhäusern, Patientenberater, Personen aus der Selbsthilfe und Berater der Verbraucherzentralen geeignet. Elemente der Kommunikations- und Schulungskonzepte für Patienten sollten darüber hinaus im Internet zur Verfügung gestellt werden, wobei dies als alleinige Verteilerquelle sicher nicht ausreichend sein wird.

### 5.4.2 Ausblick

Interventionen zum Empowerment der Patientenseite stellen eine effektive Möglichkeit dar, PEF in die Routineversorgung zu implementieren. Dass dies bisher nur in unzureichendem Maße geschehen ist, ist ggf. Ausdruck von Vorbehalten (von Seiten der Ärzte bzw. Kostenträgern) gegenüber mündigen Patienten, die nicht nur gut informiert sind, sondern sich ihrer Rechte auch bewusst sind und diese vertreten können. Sollte in der Öffentlichkeit bzw. von politischer Seite der Wunsch nach einer stärkeren Beteiligung von Patienten an medizinischen Entscheidungen tatsächlich ernst gemeint sein, kann auf den Einsatz von Interventionen zum Empowerment der Betroffenen, ggf. auch gegen den Widerstand einiger Interessensgruppen, nicht verzichtet werden.

## Literatur

Anderson LA, DeVellis BM, DeVellis RF, Effects of modelling on patient communication, satisfaction, and knowledge. Med Care (1987), 25, 1044–56

Brown R, Butow PN, Boyer MJ et al., Promoting patient participation in the cancer consultation: evaluation of a prompt sheet and coaching in question-asking. Br J Cancer (1999), 80, 242-48

Cegala DJ, Post DM, McClure L, The effects of patient communication skills training on the discourse of older patients during a primary care interview. J Am Geriatr Soc (2001), 49, 1505–11

Dow MG, Verdi MB, Sacco WP, Training psychiatric patients to discuss medication issues. Effects on patient communication and knowledge of medications. Behav Modif (1991), 15, 3–21

Greenfield S, Kaplan SH, Ware JE Jr et al., Patients' participation in medical care: effects on blood sugar control and quality of life in diabetes. J Gen Intern Med (1988), 3, 448–57

Holmes-Rovner M, Valade D, Orlowski C et al., Implementing shared decision-making in routine practice: barriers and opportunities. Health Expect (2000), 3, 182–91

Israel B A, Checkoway B, Schulz A et al., Health education and community empowerment: conceptualizing and measuring perceptions of individual, organizational, and community control. Health Educ Q (1994), 21, 149–70

O'Connor AM, Stacey D, Entwistle V et al., Decision aids for people facing health treatment or screening decisions. Cochrane Database Syst Rev (2003)

Towle A, Godolphin W, Greenhalgh T et al., Framework for teaching and learning informed shared decision making: Competencies for informed shared decision making. BMJ (1999), 319, 766–71

# Teil II  Perspektiven der Patientenbeteiligung im Gesundheitswesen

# 6 Patientenorientierung im Gesundheitswesen

*Helga Kühn-Mengel, Bernd Kronauer, Wilhelm Walzik*

## 6.1 Problemstellung

„Es ist Tradition in Deutschland, Grundlagenforschung zu betreiben und sich mit Zahlen und Zellen zu beschäftigen – mit den Menschen, den Patientinnen und Patienten, beschäftigt sich aber kaum eine Forschungsarbeit". So äußerte sich Prof. Dr. Sawicki, Leiter des neu gegründeten Instituts für Qualität und Wirtschaftlichkeit im Gesundheitswesen (IQWiG) anlässlich einer von der Beauftragten der Bundesregierung für die Belange der Patientinnen und Patienten durchgeführten Veranstaltung zu Patientenrechten im Oktober 2004. Das Institut für Qualität und Wirtschaftlichkeit im Gesundheitswesen wurde mit dem GKV-Modernisierungsgesetz zum 1. Januar 2004 errichtet.

Die dahinter stehende Problematik ist seit langem bekannt. In Deutschland wird viel über Patienten gesprochen, aber zu wenig mit ihnen. Patienten und Versicherte benötigen Informationen über evidenzbasierte und qualitativ hochwertige Behandlungen, über die für sie geeigneten Ärzte und Einrichtungen.

Seit Jahren wird von Verbraucherverbänden, Selbsthilfegruppen und -organisationen gefordert, die Patientensouveränität zu stärken [z.B. Kranich et al. 2003]. Dahinter steht der Gedanke, den medizinischen Entscheidungs- und Behandlungsprozess so transparent wie möglich zu gestalten und freien Zugang zu möglichst objektiven Informationen zu gewährleisten. Zu einem in dieser Weise ausgerichteten Gesundheitswesen gehört folgerichtig, dass Beschwerden und Rückmeldungen zu Problemen in der Versorgung systematisch aufgearbeitet und ausgewertet werden (Beschwerdemanagement). Schließlich ist auch die Aufklärung von Bürgern über Rechte und Pflichten im Arzt-Patientenverhältnis von Bedeutung.

## 6.2 Entstehungsgeschichte von verbesserten Patientenrechten

In diesem Kapitel sind jene Bausteine dargestellt, die in den letzten acht Jahren für die Stärkung der Patientenrechte stehen.

### 6.2.1 Koalitionsvertrag SPD und Bündnis 90/Die Grünen 1998

Vor dem eingangs geschilderten Hintergrund hat die Regierungskoalition von SPD und Bündnis 90/Die Grünen in ihrem Koalitionsvertrag [1998] festgelegt, dass eine Strukturreform des Gesundheitssystems notwendig sei. Als wesentliche Strukturelemente wurden die Stärkung der Patientenrechte und des Patientenschutzes explizit genannt. Damit wurde erstmalig ein Umsteuern in der Gesundheitspolitik hin zu mehr Patientenrechten manifestiert.

### 6.2.2 Förderung von Einrichtungen zur Verbraucher- und Patientenberatung

Ein weiterer wichtiger Schritt zur Verbesserung der Patientenrechte wurde bereits durch das GKV-Gesundheitsreformgesetz

2000 (GRG) umgesetzt. Nach § 65b Sozialgesetzbuch V (SGB V) fördern die Spitzenverbände der Krankenkassen gemeinsam und einheitlich jährlich mit etwa 5 Mio. Euro Einrichtungen der Verbraucher- und Patientenberatung, „die sich die gesundheitliche Information, Beratung und Aufklärung von Versicherten zum Ziel gesetzt haben und die von den Spitzenverbänden als förderungswürdig anerkannt werden"( Vgl. § 65b, Abs. 1, Satz 1 SGB V). Insgesamt wurden 30 Projekte gefördert.

Ein besonderer Schwerpunkt dieser Projekte liegt dabei auf qualitätsgesicherten Informationen über Leistungsanbieter, Versorgungswege, Krankheitsbilder sowie Behandlungsmethoden und Therapieformen. Der Einsatz moderner Medien spielt hier ebenso eine Rolle wie die telefonische oder persönliche Beratung.

Ziel der Beratungsmodelle ist es herauszufinden, welcher Beratungsbedarf besteht und wie Beratungsstrukturen gestaltet werden können, die die Erfordernisse von Transparenz und Niederschwelligkeit erfüllen können.

Die Beratungseinrichtungen haben sich zwischenzeitlich etabliert und bieten Beratung auf Bundes- sowie regionaler Ebene an. Sie lotsen Verbraucher und Patienten durch die Versorgungsstrukturen des Gesundheitswesens und beraten zu spezifischen Krankheitsbildern. Die Projekte wurden jetzt evaluiert. Von diesem Ergebnis hängt ab, welche Projekte weiter gefördert werden und welche Anforderungen an Beratungseinrichtungen neu zu definieren sind.

Die vom Gesetzgeber vorgeschriebene gemeinsame und einheitliche Förderung der Projekte steht dabei nicht unbedingt im Einklang mit den grundlegenden Interessen der gesetzlichen Krankenkassen. Krankenkassen sehen gesundheitliche Aufklärung und Beratung als ihre eigene Aufgabe an. Dies wird letztlich auch im Wettbewerb der Krankenkassen untereinander genutzt.

Auf der anderen Seite stehen Verbraucher- und Patientenorganisationen, die der Förderung dringend bedürfen. Hier wird genau zu prüfen sein, wie die neuen Strukturen sich bewährt haben und wie die Fördergelder zielgerichtet, im Sinne von Optimierung, zukünftig eingesetzt werden können.

Der Vollständigkeit halber sei noch der Förderschwerpunkt des Bundesministeriums für Gesundheit und Soziale Sicherung „Der Patient als Partner im medizinischen Entscheidungsprozess" erwähnt; dazu findet eine vertiefende Darstellung an anderer Stelle dieser Veröffentlichung statt.

## 6.3 Aktueller Stand der Patientenrechte

Mit dem Inkrafttreten des GMG wurden die bisher weitreichendsten Schritte zur Stärkung der Patientensouveränität eingeleitet. Die Patientenorientierung des Gesundheitswesens wurde als zukunftsorientierter und zukunftsweisender Ansatz akzeptiert. Mit dem Koalitionsvertrag 2002 von SPD und Bündnis 90/Die Grünen betont die Bundesregierung die Partizipation der Bürger, Versicherten, der Patientinnen und Patienten auf allen Ebenen des Gesundheitswesens und beschreibt sie als wesentlichen Bestandteil der Weiterentwicklung des Versorgungssystems.

### 6.3.1 Leitfaden für Patienten und Ärzte

Vor dem Hintergrund des Koalitionsvertrages wurde aufgrund einer Initiative des Bundesministeriums der Justiz und des Bundesministeriums für Gesundheit und Soziale Sicherung im Februar 2003 ein Leitfaden für Patienten und Ärzte zu Patientenrechten in Deutschland erarbeitet (Leitung: Herrn Dr. h.c. Karlhermann Geiß, Präsident des Bundesgerichtshofes a. D., unter der Mitwirkung von Vertretern der Patienten- und Ärzteverbände, der gesetzlichen Krankenkassen und privaten Krankenversicherer, der freien Wohlfahrtsverbände sowie der Gesundheitsminister- und der Justizministerkonferenz).

In diesem Dokument sind Informationen zusammengestellt, die Patientinnen und Patienten bei der Durchsetzung ihrer Rechte unterstützen. Die Ausführungen beziehen sich auf das Behandlungsverhältnis Arzt-Patient. Dabei stehen Fragen zur Qualität der medizinischen Behandlung, zu Informations- und Aufklärungspflichten und zur Dokumentation von medizinischen Maßnahmen im Vordergrund. Beim Schadensfall geht es um Beratung zu eventuellen Ersatzansprüchen und deren Geltendmachung.

## 6.3.2 GKV-Modernisierungsgesetz (GMG)

Die verschiedenen Elemente des Koalitionsvertrages zur Stärkung der Patientensouveränität, wie die Einführung einer Gesundheitskarte ab dem Jahr 2006 zur Erhöhung der Transparenz, die Einführung einer Patientenquittung zur Nachvollziehbarkeit der Behandlungen, wurden mit der Gesundheitsreform 2004 umgesetzt. Ein weiteres Reformelement, das Institut für Qualität und Wirtschaftlichkeit im Gesundheitswesen, bietet Patientinnen und Patienten die Möglichkeit, durch Information mehr Mitbestimmung bei der Behandlung zu erreichen. Damit wird für das deutsche Gesundheitswesen zum ersten Mal Patientenpartizipation festgeschrieben und in gesetzlichen Regelungen verankert.

Dazu gehört sowohl die individuelle Mitbestimmung von Patientinnen und Patienten in Fragen ihrer eigenen medizinischen Behandlung (individuelles Patientenrecht) als auch ihre Interessenvertretung auf der politischen Ebene (kollektives Patientenrecht). Zugleich werden Patientenvertretern vielfältige Beteiligungsrechte und Mitgestaltungsmöglichkeiten bei den Entscheidungen im Gesundheitswesen eingeräumt, welche die medizinische Versorgung betreffen.

Zwei wesentliche Neuerungen sind von zentraler Bedeutung und sollen hier näher beleuchtet werden: Die erstmalige Vertretung für Patienten- und Verbraucherorganisationen in Entscheidungsgremien des Gesundheitswesens sowie die Etablierung einer Patientenbeauftragten.

## 6.3.3 Patienten- und Verbraucherbeteiligung in Entscheidungsgremien des Gesundheitswesens

Viele Patientinnen und Patienten sind in einem der über 100.000 Patientenverbände, Selbsthilfegruppen oder Behindertenverbände in Deutschland organisiert. Auch die Beratungsstellen, an die sich Patientinnen und Patienten wenden können, haben sich zu Verbänden zusammengeschlossen. Die Beratungen und Informationen, die dort jeweils bereitgestellt werden, sollten qualitativ gestützt und unabhängig sein.

Gerade für chronisch kranke Menschen sind solche Zusammenschlüsse von besonderer Bedeutung. Patienten- und Betroffenenorganisationen, etwa von Diabetikern, Asthmatikern, Krebspatienten oder psychisch kranken Menschen stellen nicht nur wichtige Kompetenznetzwerke dar. Sie bieten ihren Mitgliedern auch konkrete Informationen und Hilfestellungen im Umgang mit ihrer Krankheit.

In der jüngeren gesundheitspolitischen Diskussion hat es intensive Diskussionen über die Wege gegeben, wie eine stärkere Einbindung dieser Patienteninteressen in die Entscheidungsprozesse des Gesundheitswesens organisiert werden soll.

Durch das GKV-Modernisierungsgesetzes wurden den „für die Wahrnehmung der Interessen der Patientinnen und Patienten und der Selbsthilfe chronisch kranker und behinderter Menschen maßgeblichen Organisationen" auf Bundesebene Beteiligungsrechte in jenen Gremien der gesetzlichen Krankenversicherung eingeräumt, in denen über wichtige Anliegen mit Bedeutung für die Patienten entschieden wird (vgl. § 140f SGB V).

Kern der Beteiligung ist ein Mitberatungsrecht im neu eingerichteten Gemeinsamen Bundesausschuss, in dem Vertreterinnen und Vertreter der Ärzteschaft, Krankenkassen und Krankenhäuser u.a über Leistungen der gesetzlichen Krankenversicherung beschließen. Hier werden wichtige Weichenstellungen im Bereich der gesetzlichen Krankenversicherung vorgenommen.

Insgesamt haben neun Vertreterinnen und Vertreter des Deutschen Behindertenrates, der Bundesarbeitsgemeinschaft der PatientInnenstellen, der Deutschen Arbeitsgemeinschaft Selbsthilfegruppen und des Bundesverbandes der Verbraucherzentralen einen Sitz im Gemeinsamen Bundesausschuss der Ärzte, Krankenkassen und Krankenhäuser und bringen ihren Sachverstand ein.

Gemäß der Geschäftsordnung trifft der Gemeinsame Bundesausschuss seine Entscheidungen als Plenum und in den besonderen Besetzungen u.a. für ärztliche Angelegenheiten, für die vertragsärztliche Versorgung, für die vertragszahnärztliche Versorgung und für die Krankenhausbehandlung.

Jede dieser Kammern ist inhaltlich-fachlich vorbereitenden Unterausschüssen zugeordnet. Diese derzeit 25 Unterausschüsse (z.B. DMP, Heil- und Hilfsmittel, häusliche Krankenpflege, Arzneimittel, Prävention, Kriterien zur Qualitätsbeurteilung) können bis auf den Unterausschuss Finanzen mit jeweils bis zu 5 einvernehmlich zu benennenden Patientenvertretern besetzt werden. Dabei ist von neuer und gewinnbringender Qualität, dass jetzt in den Unterausschüssen Betroffenenkompetenz und Expertenwissen über die Situation chronisch kranker und behinderter Menschen eingebracht wird.

Der Gemeinsame Bundesausschuss tagt in der Regel monatlich in unterschiedlicher Zusammensetzung seiner Kammern. Die Unterausschüsse tagen in unterschiedlicher Frequenz, auch zeitweise wöchentlich, je nach Themenstellung.

Angesichts dieser Anforderungen an die oft ehrenamtlich Tätigen stellt sich die Frage, ob die Rahmenbedingungen so ausgerichtet sind, dass Patientenvertreter und -vertreterinnen die neu erworbenen Anhörungs- und Informationsrechte auch tatsächlich wahrnehmen können. Die Arbeit im Gemeinsamen Bundesausschuss ist mit erheblichem Informations-, Koordinations- und Qualifizierungsaufwand verbunden, andererseits sind die personellen und organisatorischen Ressourcen der Patientenvertreter nicht vergleichbar derjenigen großer Ärzte- oder Krankenkassenverbände mit hauptamtlichen Mitarbeitern. Nur ein Teil der benannten sachkundigen Personen kann die Arbeit im Gemeinsamen Bundesausschuss im Rahmen seiner Berufstätigkeit wahrnehmen. Die überwiegende Zahl der Patientenvertreter und -vertreterinnen setzt dafür Freizeit ein.

Dies gilt erst recht für die Mitberatung auf Landesebene. Hier sind einige Patientenverbände eher schwach organisiert. Weiterhin stellt sich das Problem, dass die landesweit organisierten Gremien von Ärzten und Krankenkassen den Patientenvertretern die neuen Anhörungsrechte nur zögerlich gewähren.

Lang- und mittelfristig muss zudem hinterfragt werden, ob das Mitberatungsrecht beim Gemeinsamen Bundesausschuss ausreicht, um eine angemessene Patientenbeteiligung durchzusetzen. Im Rahmen des Mitberatungsrechts sind die Patienten darauf angewiesen, dass die Kraft ihrer Argumente im Disput ausreicht. Mitsprache als Beteiligungsrecht bedeutet aber auch „nur", dass Diskussionen mitgestaltet und dass Meinungen gebildet werden können. Letztlich haben die Patientenvertreter im Plenum keine Stimme. Es ist für die Bevölkerung schwer vermittelbar, dass Patientenvertreter zwar an der Meinungsbildung beteiligt, für das Ergebnis aber nicht mitverantwortlich sind.

Diese kritisch zu bewertenden Aspekte, die von den Patientenvertretungen an die Beauftragte der Bundesregierung herangetragen werden, dürfen die positiven Effekte des Mitberatungsrechtes nicht in den Hintergrund drängen. Es ist festzuhalten, dass das erste Jahr der Patientenvertreter und -vertreterinnen im Gemeinsamen Bundesausschuss erfolgreich verlaufen ist und der lang geforderte „Klimawechsel" in den Beziehungen mit den Vertretern der Krankenkassen und der Ärzte eingesetzt hat. In diesem Sinne äußerte sich Herr Nachtigäller, Geschäftsführer der Bundesarbeitsgemeinschaft Hilfe für Behinderte (BAGH) und Vertreter im gemeinsamen Bundesausschuss anlässlich einer Veranstaltung der Patientenbeauftragten zum Thema Patientenrechte im Oktober 2004. Er machte aber auch deutlich, dass die „Klimaveränderung" auf Landesebene noch auf sich warten ließe.

## 6.4 Beauftragte der Bundesregierung für die Belange der Patientinnen und Patienten (Patientenbeauftragte)

Zur Stärkung der Patientensouveränität gehört auch die Etablierung einer Patientenbeauftragten. Vorbilder entsprechender Beauftragten oder „Ombudsmänner und -frauen" gibt es in einer Reihe ausländischer Staaten. Die Bundesregierung hat vergleichbare Ansprechpartner mit dem Beauftragten für die Belange behinderter Menschen oder der Ausländerbeauftragten geschaffen.

Die Patientenbeauftragte wird von der Bundesregierung durch Kabinettsbeschluss eingesetzt (vgl. § 140h, Abs.1 bis 3 SGB V).

Über die Ausgestaltung der Befugnisse der Patientenbeauftragten ist zwischen den Parteien, die den sog. Gesundheitskompromiss zum GMG ausgehandelt haben, kontrovers verhandelt worden.

Das Gesetz beschreibt die Befugnisse und Pflichten der Patientenbeauftragten eher allgemein: Sie hat die Aufgabe, darauf hinzuwirken, dass die Belange von Patienten berücksichtigt werden. Insbesondere zielt das Gesetz hierbei auf Beratung und Information sowie auf die Beteiligung bei Fragen der Sicherstellung der medizinischen Versorgung ab. Dabei soll sich die Patientenbeauftragte für die Beachtung der unterschiedlichen Lebensbedingungen und Bedürfnisse von Frauen und Männern einsetzen. Weiterhin soll sie darauf hinwirken, dass in der (gesundheitsbezogenen) Forschung geschlechtsspezifische Aspekte berücksichtigt werden.

Darüber hinaus sieht das Gesetz eine Verpflichtung der Bundesministerien vor, die Patientenbeauftragte bei Gesetzes- und anderen wichtigen Vorhaben zu beteiligen, soweit Patientenrecht und -schutz angesprochen sind. Alle Bundesbehörden sind gehalten, die Patientenbeauftragte in ihrer Arbeit zu unterstützen.

Als explizite Befugnisse der Beauftragten sieht das Gesetz vor, dass ihr im Rahmen der Aufgabenerfüllung des Instituts für Qualität und Wirtschaftlichkeit im Gesundheitswesen Gelegenheit zur Stellungnahme zu geben ist (vgl. § 139a, Abs.5 SGB V) und sie beim gemeinsamen Bundesausschuss die Beauftragung des Instituts beantragen kann (vgl. 139b, Abs.1 Satz 2 SGB V). Außerdem ist sie Mitglied des Beirates der Arbeitsgemeinschaft Datentransparenz (vgl. § 303b, Satz 1 SGB V).

Mit diesen Aufgaben und Pflichten ist die Patientenbeauftragte und ihre Geschäftsstelle eine wichtige Partnerin der 70 Millionen gesetzlich Krankenversicherten.

Das Ziel ist klar: Mehr Mitsprache für Patientinnen und Patienten, Partnerschaft auf mehr Augenhöhe und verbesserte Kommunikation im Gesundheitswesen. Diesen Prozess begleitet die Patientenbeauftragte, sie ist „Sprachrohr" in der Öffentlichkeit und transportiert die Anliegen der Patientinnen und Patienten in die entsprechenden Fachgremien des Gesundheitswesens, in die Verbände und Organisationen, nicht zuletzt in den politischen Raum.

Die Patientenbeauftragte hat sich zur Aufgabe gemacht, darüber hinaus die Umsetzung und Weiterentwicklung der Patientenrechte zu gestalten und benennt als wichtiges Ziel, die Beteiligungs- und Informationsmöglichkeiten für Patientinnen und Patienten zu erweitern. Sie ist also nicht nur Anlaufstelle für Anfragen und geschilderte Erfahrungen der Patientinnen und Patienten; politische Entscheidungen sollen im Sinne der Patienten beeinflusst und konkrete Veränderungen erreicht werden. Der intensive Kontakt mit den unterschiedlichen Organisationen des Gesundheitswesens erleichtert diesen Prozess.

Ein wichtiger Baustein zur Verbesserung von Transparenz und Information ist die elektronische Gesundheitskarte. Hier ist die Patientenbeauftragte in die Kommunikationsstrategie eingebunden. Sie trägt mit dazu bei, dass alle Entscheidungsprozesse zur Gesundheitskarte mit den Verbänden der Patientinnen und Patienten und Versicherten transparent und nachvollziehbar sind und dass Anregungen und Kritik der Verbände aufgenommen, im Entscheidungsprozess zur Gesundheitskarte einfließen und auch berücksichtigt werden.

Das erste Jahr der Patientenbeauftragten und insbesondere die ersten 100 Tage standen klar im Zeichen der zum ersten Januar 2004 in Kraft getretenen Gesundheitsreform. Insgesamt hat die Geschäftsstelle im Jahr 2004 Tausende von Patientenanfragen beantwortet.

Die Patientinnen und Patienten wurden über die Rechtslage – zum Beispiel in Bezug auf die Richtlinien zur Einstufung von chronisch Kranken oder zu Arzneimitteln – aufgeklärt. Ein anderer Beratungsschwerpunkt befasste sich mit unvollständiger Information durch Ärzte oder Krankenkassen. In vielen Fällen wurden hier die zuständigen Aufsichtsbehörden angesprochen, in anderen Fällen wurden Lösungsmöglichkeiten aufgezeigt.

Ab Mitte des Jahres 2004 nahm die Zahl der Einzelfälle zu. Die thematische Bandbreite reichte von Schilderungen zur Arzneimittelversorgung, zu leistungsrechtlichen Problemen bis hin zu fehlerhaften Behandlungen.

## 6.5 Ausblick

Durch das GMG wurden Patientensouveränität und Patientenrechte entscheidend verbessert. Im Vergleich zu anderen Ländern steht Deutschland aber erst am Anfang eines Prozesses, der gemeinsam zu gestalten ist: Beschwerdemanagement, Qualitätstransparenz, Patientenfürsprecher und unabhängige Patientenanwaltschaften – hier haben unsere europäischen Nachbarn eine längere Tradition. Es ist zu prüfen, wie derartige Strukturelemente in das deutsche Versorgungssystem implementiert werden können.

Patientenorientierung im Gesundheitswesen ist die Minimalforderung. Das Ziel muss sein: der gut informierte, selbst bestimmte Patient, der in einer partnerschaftlichen Entscheidungsfindung vom Objekt der Fürsorge zum gleichberechtigten Akteur wird. Wer Eigenverantwortung fordert, muss diese verbinden mit echter Aufklärung, Information der Patientinnen und Patienten und mit der Bereitschaft, verkrustete paternalistische Strukturen in Frage zu stellen.

Das GKV-Modernisierungsgesetz formuliert erstmalig die Wege für die Entwicklung hin zu mehr Autonomie und Mitsprache.

Diese müssen gemeinsam mit den Patientinnen und Patienten genutzt und ausgebaut werden.

## Literatur

Kranich C, Vitt KD (Hrsg.) (2003) Das Gesundheitswesen am Patienten orientieren. Mabuse, Frankfurt am Main

Koalitionsvertrag der Fraktionen von SPD und Bündnis 90/ Die Grünen (1998) Aufbruch und Erneuerung – Deutschlands Weg ins 21. Jahrhundert, VI. Soziale Sicherheit und Modernisierung des Sozialstaates, 3. Leistungsfähiges und bezahlbares Gesundheitssystem für alle, 20. Oktober 1998. Vgl. Koalitionsvertrag 2002 von SPD und Bündnis 90/ Die Grünen, S. 55f.

Bundesministerium der Justiz und Bundesministerium für Gesundheit und Soziale Sicherung (Hrsg.) (2003) Patientenrechte in Deutschland. Leitfaden für Patientinnen/ Patienten und Ärztinnen/Ärzte, 2. Auflage

# 7 Patientenbeteiligung bei medizinischen Entscheidungen – Die Umsetzung von Partizipativer Entscheidungsfindung im Rahmen des Gemeinsamen Bundesausschusses

*Rainer Hess*

## 7.1 Einleitung

Der Gesetzgeber hat dem Gemeinsamen Bundesausschuss der Ärzte, Zahnärzte, Krankenhäuser und Krankenkassen (G-BA) im GKV-Modernisierungsgesetz (GMG) mit Wirkung vom 1. 1. 2004 eine zentrale Funktion zur Konkretisierung des Leistungskataloges und zur Definition von Anforderungen an die Qualität und die Wirtschaftlichkeit der medizinischen Versorgung im System der GKV übertragen. Gleichzeitig hat er die im wesentlichen von den vormaligen sektorbezogenen Bundesausschüssen übernommene paritätische Besetzung mit neun Vertretern der Krankenkassen und jeweils neun Vertretern der Ärzte, der Psychotherapeuten, der Zahnärzte oder der Krankenhäuser erweitert um „sachkundige Personen" als Patientenvertreter in gleicher Zahl wie Kassenvertreter. Sie werden von vier durch die PatientenbeteiligungsVO legitimierte Patientenvertretungsorganisationen benannt. Dieses Benennungsrecht bezieht sich nicht auf *einen* gemeinsamen Ausschuss, sondern entsprechend der mit Ausnahme des Plenums nach wie vor sektor- oder aufgabenbezogen differenzierten Besetzungen des G-BA auf (einschließlich des Plenums) sechs verschiedene Besetzungen des G-BA. Diese haben ihrerseits Unterausschüsse zur Vorbereitung von Richtlinien, Beschlüssen oder Empfehlungen im jeweiligen Bereich eingesetzt, in denen die Patientenvertreter mit jeweils fünf sachkundigen Personen mitwirken (insgesamt 25 Unterausschüsse). Die Unterausschüsse ihrerseits setzen zur Aufarbeitung bestimmter Fachfragen kleinere Arbeitsgruppen ebenfalls unter Beteiligung von Patientenvertretern ein (derzeit ca. 55 Arbeitsgruppen). Auf all diesen Ebenen wirken somit Patientenvertreter gleichberechtigt wie die Vertreter der jeweiligen „Bänke" mit eigenem Antragsrecht an der Vorbereitung und Diskussion der Entscheidungen mit. Sie haben aber kein Stimmrecht, da der Gesetzgeber bewusst keine „dritte Bank" schaffen, sondern die individuelle Betroffenheit von Patienten (-Vertretern) als „sachkundige Personen" in die Entscheidungsprozesse des G-BA einbringen wollte.

## 7.2 Gleichberechtigte Mitwirkung

Die Beschlussgremien entscheiden daher zwar nach wie vor jeweils in paritätischer Besetzung; die mit Ausnahme des fehlenden Stimmrechts gleichberechtigte Mitwirkung von Patientenvertretern in diesen Gremien und in den Arbeitsgremien hat aber die Arbeitsweise im G-BA gegenüber den Vorgängerausschüssen grundlegend geändert. Dabei zeigt schon die Zahl und die politische Relevanz der in 2004 bei einer monatlichen Sitzungsfrequenz des G-BA gefassten Richtlinienbeschlüsse, dass die teilweise geäußerte Befürchtung einer Blockade der Arbeit des G-BA unbegründet war. Im Gegenteil kann bereits einleitend festgestellt werden, dass die Mitwirkung von Patientenvertretern im G-BA die Akzeptanz seiner Entscheidungen in Politik und Gesellschaft gesteigert hat.

Wie hat sich diese neue Form der Patientenbeteiligung in einem öffentlichrechtlichen Ausschuss der gemeinsamen Selbstverwaltung auf die Arbeit des G-BA ausgewirkt? Der Gesetzgeber hat dem G-BA eine gegenüber den Vorgängerausschüssen sehr viel weitreichendere normative Rechtsetzungskompetenz insbesondere zur Präzisierung des Leistungskataloges der GKV eingeräumt. Dies tangiert nicht nur die Partner der gemeinsamen Selbstverwaltung und deren Untergliederungen und Mitglieder (Ärzte, Zahnärzte, Krankenhäuser, Krankenkassen) in der Leistungsgewährung bzw. Leistungserbringung, sondern reduziert teilweise massiv Leistungsansprüche der Versicherten (Härtefallregelung, Krankentransport, Sehhilfen, Zahnersatz, OTC-Präparateliste). Die erweiterte Richtlinienkompetenz des G-BA greift durch Festbeträge als Erstattungsobergrenze der Krankenkassen, Bereinigung des Leistungskataloges der GKV und Verordnungseinschränkungen der Kassenärzte aber ebenso massiv in Herstellerinteressen ein, die ihre Marketingstrategien als Industrie selbstverständlich auch auf die Patienten ausrichten.

### 7.2.1 Verantwortungsbewusstsein für die finanzielle Stabilität der GKV

Das vielfach vorausgesagte Chaos ist ausgeblieben! Vielmehr hat der G-BA die ihm mit gesetzlichen teilweise unzumutbar kurzen Fristen auferlegten Richtlinien zur Realisierung der Einsparziele des GMG sämtlich fristgerecht in 2004 beschlossen. Die Patientenvertreter haben an der Beschlussfassung dieser Richtlinien nicht mitgewirkt und ihr auch teilweise dezidiert widersprochen. Die Diskussion mit ihnen hat aber insbesondere in den Unterausschüssen und Arbeitsgruppen durch Beteiligung betroffener sachkundiger Patienten zu einem anderen Verständnis für Patientenbelange geführt und sich im Rahmen der rechtlich vorgegebenen Grenzen auch in den Richtlinien zugunsten der Patienten niedergeschlagen. Dabei war von den ein Chaos voraussagenden Apologeten

offensichtlich unterschätzt worden, dass gerade die betroffenen Patienten kein Verständnis für unnötige Leistungsgewährungen zu Lasten der Solidargemeinschaft haben und aus der eigenen Betroffenheit heraus durchaus eine Einschränkung des Leistungskataloges der GKV auf medizinisch gesicherte und notwendige Leistungen befürworten, um das Gesamtsystem in seiner Finanzierbarkeit nicht zu gefährden. Ein überzogenes Anspruchsdenken ist somit gerade kein Charakteristikum der Patientenbeteiligung im G-BA. Insbesondere in den Selbsthilfegruppen chronisch kranker Patienten hat sich jedoch ein großer Sachverstand um die Behandlungsmöglichkeiten und Behandlungsnotwendigkeiten der eigenen Erkrankung, einschließlich etwaiger Behandlungsalternativen gebildet. Dieser Sachverstand und die in diesen Selbsthilfegruppen, in anderen Patientenorganisationen und in Verbraucherzentralen gesammelten Erfahrungen werden insbesondere in die Unterausschüsse und Arbeitsgruppen bei der Vorbereitung von Richtlinien durch Patientenvertreter sachkundig eingebracht. Sie haben im Interesse von Versicherten und Patienten insbesondere die Härtefallregelung (Chroniker-Richtlinien), aber auch die noch fortdauernde Überarbeitung der OTC-Präparateliste, die Heilmittelrichtlinien, die Sehhilferichtlinien und die Krankentransportrichtlinien maßgeblich beeinflusst.

### 7.2.2 Rechtssichere wissenschaftliche Basis

Soweit durch Richtlinien des G-BA Leistungen der GKV eingeschränkt werden, bedürfen sie einer sorgfältigen Vorbereitung und fundierten Begründung. Sie muss nicht nur den Patientenvertretern im Ausschuss, sondern auch gegenüber den Versicherten transparent gemacht werden, um soweit als möglich Verständnis und Akzeptanz hierfür zu erreichen. Und sie muss auf einer rechtssicheren nachvollziehbaren Grundlage getroffen werden, da – anders als in anderen Ländern der EU – in Deutschland derartige Entscheidungen unmittelbar rechtsverbindlich wirken und deswegen nicht nur der rechtsaufsichtlichen Überprüfung durch das BMGS, sondern auch einer gerichtlichen Überprüfung durch die dafür zuständigen Sozialgerichte unterliegen. Insbesondere von derartigen Entscheidungen betroffene Hersteller streben in der Regel eine solche gerichtliche Klärung an, weil sie die damit verbundene Beeinträchtigung ihrer wirtschaftlichen Interessen nicht ohne weiteres akzeptieren. Es geht deswegen auch darum, durch eine einheitliche wissenschaftliche Methodik der Bewertung von Leistungen gegenüber den Sozialgerichten den Nachweis einer Entscheidung auf der Grundlage des allgemein anerkannten Standes der wissenschaftlichen Erkenntnisse zu erbringen und damit auch die Gleichbehandlung der von derartigen Richtlinien häufig gleichartig betroffenen Hersteller zu belegen. Die Anforderungen an diese wissenschaftliche Methodik und das hierbei jeweils zu beachtende Verfahren sind in der nach § 92 Abs. 3 Satz 1 Nr. 2 SGB V mit Zustimmung des BMGS noch zu beschließenden Verfahrensordnung des G-BA festzulegen. Dies betrifft ggf. auch die Beauftragung des Instituts für Qualität und Wirtschaftlichkeit im Gesundheitswesen (IQWiG) zur Erstellung einer wissenschaftlichen Expertise für den G-BA als Empfehlung für dessen Entscheidungsfindung.

Es besteht grundsätzlicher Konsens unter allen Beteiligten, dass für diese Leistungsbewertungen die Methode der evidenzbasierten Medizin als allgemein anerkannter Standard für solche Bewertungen heranzuziehen ist. Es bestehen aber unterschiedliche Auffassungen darüber, wie die verschiedenen Evidenzstufen dieser Bewertungsmethode sich untereinander und in ihrer Rangordnung bezogen auf die zu bewertende Leistung verhalten und ob nicht auch andere Kriterien (z.B. Patienten-Erfahrungsberichte) ergänzend heranzuziehen sind. Insoweit bahnt sich ein konfliktiver Disput mit den Patientenvertretern im G-BA an, da die bisherige Formulierung der übergangsweise praktizierten internen Verfahrensrichtlinien umstritten ist, wonach in der Regel Studien nach Evidenzstufe 1 zum Nachweis des therapeutischen Nutzens einer Leistung anzustreben sind. Dabei handelt es sich bei dieser Formulierung expressis verbis um eine Patientenschutzvorschrift, da insbesondere schädliche Nebenwirkungen häufig nur durch randomisierte Studien der Stufe 1 aufgedeckt werden (z.B. Vioxx, Celebrex), und je weiter auf niedrigere Evidenzstufen abgestellt wird, deswegen eine Risiko/Nutzenabwägung vorgenommen werden muss. Es ist jedoch auch unstrittig, dass es von dieser Zielsetzung der höchsten Evidenz Ausnahmen geben muss und immer eine Abwägung der Evidenzlage unter Einbeziehung aller Evidenzstufen zu erfolgen hat. Insbesondere bei seltenen Erkrankungen, Behandlungsmethoden für schwerwiegende Erkrankungen ohne Alternative und alteingeführten Leistungen muss jeweils im Einzelfall geprüft werden, welche Evidenzanforderungen gestellt werden können. Es ist daher zu hoffen, dass für die Formulierung der Evidenzanforderungen in der Verfahrensordnung auf dieser Grundlage ein Konsens unter den Beteiligten im G-BA gefunden werden kann, der auch von den Patientenvertretern mitgetragen wird. Diese Diskussion um die wissenschaftliche Methodik der Bewertung ist keineswegs nur akademisch. Ihre Relevanz für die Arbeit des G-BA wird insbesondere bei der evidenzbasierten Bewertung neuer Untersuchungs- und Behandlungsmethoden und bei der Aufnahme von nicht verschreibungspflichtigen Arzneimitteln als Therapiestandard bei einer schwerwiegenden Erkrankung in die sogenannte OTC-Präparateliste deutlich.

## 7.3 Logistische Probleme

Angesichts der Breite des dem G-BA übertragenen Aufgabengebietes und der sich daraus ergebenden großen Zahl von Unterausschüssen und Arbeitsgruppen gab es für die Patientenvertretungsorganisationen vor allem am Anfang logistische Probleme, die Besetzung der Gremien mit Patientenvertretern zu organisieren. Die Geschäftsordnung regelt zwar den Status der sachkundigen Personen mit Ausnahme des fehlenden Stimmrechts weitestgehend gleich mit demjenigen des Mitgliedes. Insbesondere gehen Einladungen, Tagesordnungen, Niederschriften und Sitzungsunterlagen zeitgleich an Patientenvertreter und Mitglieder.

### 7.3.1 Probleme aus der PatientenbeteiligungsVO

Die PatientenbeteiligungsVO sieht für die zu benennenden sachkundigen Personen aber keine Vertretung vor. Dies ist auch deswegen rechtlich nicht unbedingt erforderlich, weil die Patientenvertretungsorganisationen bei Verhinderung des für einen Ausschuss oder eine Arbeitsgruppe Benannten jederzeit eine andere sachkundige Person als Patientenvertreter benennen können. Häufig ist die Sitzungsfolge der Unterausschüsse aber so eng und die Versendung der Unterlagen so zeitnah an der nächsten Sitzung, dass für den Nachbenannten eine sachgerechte Vorbereitung auf die Sitzung nicht mehr möglich ist. Die vier Patientenvertretungsorganisationen haben dieses Problem in Abstimmung mit der Geschäftsführung des G-BA dadurch gelöst, dass sie einen Koordinator mit der organisatorischen Vorbereitung der Sitzungsvertretung beauftragt haben und eine zweite Reihe sachkundiger Personen benannt wurde, die als Vertreter fungieren und an die die Unterlagen bei Verhinderung des Erstbenannten sofort weitergeleitet werden. Darüber hinaus sind die gesetzlich teilweise extrem kurz befristeten Richtlinienaufträge abgearbeitet, sodass im Grundsatz jetzt Konsens darüber besteht, dass die Fristen in der Geschäftsordnung zur Versendung von Sitzungsunterlagen auch tatsächlich eingehalten werden müssen, wenn nicht eine Vertagung wegen unzureichender Vorbereitungsmöglichkeit riskiert werden soll. Ausnahmen lassen sich allerdings nie ganz vermeiden und stoßen auf Verständnis auch der Patientenvertreter, wenn dafür gewichtige Gründe bestehen.

Gelöst werden konnte auch das sich ebenfalls aus der PatientenbeteiligungsVO ergebende Problem einer themenbezogenen Benennung sachkundiger Personen, unter denen auch unmittelbar Betroffene sein sollen. Da sich vor allem die jeweiligen Besetzungen des G-BA auf ihren Sitzungen mit mehreren Themen als Tagesordnungspunkten beschäftigen, hätte eine derartige themenbezogene Auswechslung von Patientenvertretern die Arbeit des G-BA weitgehend lahm legen können. Aber auch die Unterausschüsse beschäftigen sich bei Beratung einer Richtlinie mit mehreren medizinischen Themen (z.B. Arznei- und Heilmittelrichtlinien mit verschiedenen Krankheiten, Indikationsgebieten und Wirkstoffen bzw. therapeutischen Maßnahmen). In Abstimmung mit den Mitgliedern des G-BA wurde Konsens darüber erzielt, dass als „Thema" im Sinne der PatientenbeteiligungsVO das Aufgabengebiet des Unterausschusses (z.B. Arzneimittelrichtlinien) anzusehen ist und dass von den neun Patientenvertretern im G-BA sechs bzw. von den fünf Vertretern im Unterausschuss drei kontinuierlich an den Sitzungen teilnehmen sollten, um eine für die fortlaufende Arbeit wichtige Kontinuität der Patientenvertretung durch dieselben Personen zu gewährleisten. Drei bzw. zwei der Patientenvertreter sollten aber jeweils unter dem Gesichtspunkt des Themenbezuges benannt werden, um die subjektive Betroffenheit in

## 7.3 Logistische Probleme

die Beratung einzubringen. Für die von den Unterausschüssen eingesetzten Arbeitsgruppen erfolgt die Besetzung ohnehin eng auf ein Thema bezogen (z.B. DMP Diabetes Mellitus Typ 2). Dieses Vorgehen hat sich grundsätzlich bewährt, wobei die Benennung und Auswahl der Patientenvertretung ausschließlich in der Verantwortung der in der PatientenbeteiligungsVO benannten Organisationen liegt und der G-BA hierauf keinen Einfluss nimmt.

Große Probleme bereitet die in der PatientenbeteiligungsVO auf Erstattung von Reisekosten begrenzte Entschädigungsregelung für diejenigen Patientenvertreter, deren Teilnahme an Sitzungen des G-BA zu einem Verdienstausfall führt. Hierüber werden Gespräche mit dem BMGS geführt, um zu einer vertretbaren Ausgleichsregelung zu gelangen. Eine weitergehende finanzielle Unterstützung an die Patientenvertretungsorganisationen für den Aufbau und die Unterhaltung einer die Mitarbeit im G-BA für sie unterstützenden Organisationsstruktur kann der G-BA nicht leisten.

### 7.3.2 Erfahrungen mit der Geschäftsordnung

Einige Wünsche, welche die Patientenvertretungsorganisationen auf Änderung der zunächst ohne ihre Beteiligung schon in 2003 erfolgten Vorbereitung der Geschäftsordnung nach Errichtung des G-BA gestellt haben, sind zunächst zurückgestellt worden, um Erfahrungen zu sammeln. Es wurde jedoch eine flexible Verfahrensweise zugesagt, die im Wesentlichen auch funktioniert hat.

Dies betrifft zum einen das Recht, analog der für die Mitglieder geltenden Regelung, auch als Patientenvertreter eine Unterbrechung der Sitzung zwecks interner Beratung beantragen zu können. Dies hat bisher nicht zu Problemen geführt.

Zum anderen betrifft es das Recht, die Meinungsbildung von Patientenvertretern im Unterausschuss zu einer Beschlussvorlage an den G-BA in die Niederschrift aufnehmen zu lassen und in den mündlichen Bericht des Unterausschuss-Vorsitzenden oder Berichterstatters im G-BA auch entsprechend aufzunehmen. Dem ist im Eifer des Gefechtes aus Nachlässigkeit und unabsichtlich manchmal nicht ausreichend Rechnung getragen worden. Es handelt sich insoweit aber um eine notwendige Konsequenz aus dem fehlenden Stimmrecht der Patientenvertreter. Wenn sie sich nicht durch eine protokollierte Abstimmung an der Willensbildung beteiligen können, dann muss ihre Auffassung zu einer Beschlussvorlage jeweils in die Niederschrift der Unterausschuss-Sitzung aufgenommen und im G-BA mit eingebracht werden, damit sie bei der Abstimmung der beiden Bänke jeweils berücksichtigt werden kann. Dies betrifft dann aber auch ggf. unterschiedliche Auffassungen unter den Patientenvertretern, da die PatientenbeteiligungsVO gerade durch die individuelle Benennung sachkundiger Personen mit einer teilweise eigenen Betroffenheit zumindest auch auf die Berücksichtigung entsprechender Einzelmeinungen abstellt. Die Teilnahme von Patientenvertretern im G-BA und deren Möglichkeit, die Auffassung von Patientenvertretern zu Beschlussvorlagen eines Unterausschusses zu erläutern, reicht aber auch deswegen nicht aus, weil nicht immer gewährleistet werden kann, dass ein im Unterausschuss mitarbeitender Patientenvertreter an der betreffenden Sitzung des G-BA teilnimmt.

Schließlich wird von Seiten der Patientenvertreter häufig reklamiert, eigene Sachverständige in Unterausschüsse zusätzlich mitbringen oder für Experten-Arbeitsgruppen benennen zu können. Soweit Sachverständige als sachkundige Personen unter Anrechnung auf die Zahl der Patientenvertreter für einen Unterausschuss benannt werden, ist dies kein Problem. Soweit jedoch eine gesonderte Benennung als Sachverständiger mit damit verbundener Entschädigung durch den G-BA gefordert wird, ist dies mit der Geschäftsordnung nur dann in Einklang zu bringen, wenn die Benennung als gemeinsamer Sachverständiger durch den Unterausschuss beschlossen wird. Dies gilt auch, wenn eine Arbeitsgruppe eingesetzt wird, die sich überwiegend aus Experten zusammensetzt. Es erfordert manchmal eine besondere Sensibilität des Unterausschusses für die Akzeptanz des eine Richtlinie vorbereitenden Verfahrens, hier die richtige Entscheidung durch Auswahl geeigneter Sachverständiger zu treffen.

## 7.4 Eigenes Antragsrecht

Das in der PatientenbeteiligungsVO verankerte Recht der Patientenvertretungsorganisationen, Anträge im G-BA und seinen Unterausschüssen stellen zu können, ist in der Geschäftsordnung verankert und wird in der Verfahrensordnung, soweit es die Auftragserteilung an das IQWiG betrifft, auf der Grundlage von § 139 b Abs. 1 Satz 2 SGB V bestätigt werden. Die Patientenvertretungsorganisationen haben auch bereits solche Anträge insbesondere zum Aufbau einer Patienteninformation eingebracht, die auch im Plenum des G-BA beschlossen wurden. Vorbereitet werden diese Aufträge zunächst in den für die Thematik jeweils zuständigen Unterausschüssen; sie gehen als Beschlussvorlagen in die dafür zuständige Besetzung des G-BA und werden dann im Plenum unter dem Gesichtspunkt der Prioritätensetzung beschlossen und an das IQWiG weitergeleitet. Auf all diesen Ebenen sind Patientenvertreter an der Beratung und später nach Eingang der Empfehlung des IQWiG auch an deren Berücksichtigung bei der Entscheidung des G-BA beteiligt.

## 7.5 Forderung auf Mitgliedschaft

Von Seiten der Patientenvertretungsorganisationen wird trotz der aufgezeigten, weitestgehenden Gleichstellung der Patientenvertretung im G-BA mit dem sich aus der Mitgliedschaft ergebenden Status auch eine formale Mitgliedschaft ihrer Vertreter im G-BA eingefordert. Dem widerspricht formal die PatientenbeteiligungsVO, die gerade keine dritte Bank der Patientenvertretung im G-BA schaffen, sondern die Mitwirkung individuell berufener sachkundiger Personen gewährleistet sehen wollte. Es würde sich bei einer Mitgliedschaft der Patientenvertretung im G-BA über kurz oder lang auch die weitergehende – bereits erhobene – Forderung eines damit zu verbindenden Stimmrechts stellen. Dies würde aber die gesamte Organisationsstruktur des G-BA in Frage stellen, da eine Drittelparität zu nicht lösbaren Problemen in der Konfliktlösung bei Nichteinigung der drei Bänke führen würde. Es sollten deswegen alle Anstrengungen unternommen werden, auf der Basis der bestehenden Struktur des G-BA die Mitwirkung der Patientenvertreter so weiterzuentwickeln, dass sie ihrer Aufgabenstellung als Vertreter der Belange von Patienten bei der Richtliniensetzung durch den G-BA voll gerecht wird. Dem sollten, soweit notwendig, eine Überarbeitung der Geschäftsordnung und ggf. auch eine Änderung der PatientenbeteiligungsVO dienen.

Eine der wesentlichen Voraussetzungen für die Akzeptanz der Patientenvertretung im G-BA in den eigenen Reihen dürfte die Transparenz der Beschlüsse des G-BA und ihrer Begründung sein. Sie ermöglicht es den Patientenvertretern, sich offen damit auseinanderzusetzen und die eigene Position, sei sie abweichend oder zustimmend, gegenüber der eigenen Basis deutlich zu machen. Die Verfahrensordnung muss dies auch durch eine Transparenz des Verfahrensganges und der Entscheidungsgrundlagen gewährleisten.

# 8 Die Förderung von Patienteninformation und Patientenbeteiligung durch das Institut für Qualität und Wirtschaftlichkeit im Gesundheitswesen

*Hilda Bastian, Peter T. Sawicki*

## 8.1 Einleitung

Es gibt derzeit in Deutschland keinen wirklichen quantitativen Mangel an Bürger- und Patienteninformationen. Jede Illustrierte, viele medizinischen Einrichtungen, die Tagespresse, Arzneimittelhersteller und andere offizielle und inoffizielle Einrichtungen produzieren jeden Tag Berge an gedruckten und elektronischen Informationen zu Fragen der Gesundheit. Meist geht es dabei aber nicht darum, die Bürger und Patienten unabhängig zu informieren und ihre Entscheidungsfreiheit und -qualität zu stärken, sondern eher darum, sie in eine vorherbestimmte Richtung zu lenken. „Wir essen zu viel und zu ungesund, vor allem zu wenig Vitaminreiches, rauchen und trinken zu viel, bewegen uns zu wenig, fernsehen zu viel, nehmen zu wenig an „Vorsorgeuntersuchungen" teil und vieles, vieles mehr". Solche Informationen sind nicht ergebnisoffen, sondern entspringen einer paternalistischen und/oder einer auf die Bevölkerung orientierten gesundheitspolitischen Grundhaltung. Ob das regelmäßige Lesen von solchen Gesundheitsartikeln zu einer Verhaltensänderung führt und sich für die Menschen günstig auswirkt, muss bezweifelt werden. Aber auf jeden Fall erzeugen solche mit erhobenem Zeigefinger geschriebenen Artikel Schuldgefühle. Bezeichnenderweise sagen solche Informationen nur ganz selten, wie viel besser oder länger man lebt, wenn man zum Beispiel abnimmt, zu rauchen aufhört, Sport treibt, kein Alkohol trinkt, regelmäßig alle Vorsorgeuntersuchungen" wahrnimmt, nicht mehr fernsieht und sich vitaminreich ernährt. Sie stammen meist aus epidemiologischen Studien, die Surrogatparameter, wie Blutdruck, Blutzucker, Knochendichte, Gewichtsverlauf, Vitaminkonzentrationen im Blut und Ähnliches in Beziehung zu unerwünschten Ereignissen setzen. Sie verschweigen regelmäßig, dass solche epidemiologischen Ergebnisse keine zuverlässige Ursachenaussage über den Einfluss der Änderung von Risiken zulassen können; ja, dass sie sogar im Falle einer Modifikation nicht selten in einer Verkehrung des angenommenen Effektes zu einer *Zunahme* der Erkrankungshäufigkeiten führen können. So können verschiedene Medikamente zur Gewichtsabnahme beitragen, aber gleichzeitig zu Herz- und Lungenschädigung führen [Boughner 1997]; die Senkung des Cholesterins im Blut mit Clofibrat steigert die Sterblichkeit [WHO 1980]; werden Herzextraschläge mit Encainid und Flecainid reduziert – nimmt die Sterblichkeit nach einem Herzinfarkt im Laufe von 9 Monaten um absolut 5% zu [Echt et al. 1991]; die Gabe von einigen Vitaminen bei Rauchern führt zur Zunahme von Lungenkrebs und erhöht das Sterberisiko [Omenn et al. 1996]; wenn die Knochendichte mit Natriumfluorid erhöht wird – kommt es zu mehr und nicht weniger Knochenbrüchen [Riggs et al. 1990]; werden mit weiblichen Geschlechthormonen Cholesterin, Blutzucker, Fibrinogen, Thromboxan und viele weitere „Risiken" „positiv" beeinflusst, kommt es bei Frauen in den Wechseljahren zu mehr Herzinfarkten und Schlaganfällen [Anderson et al. 2004] Die Aufzählung ließe sich beliebig fortsetzen. Also, einige der in Deutschland bislang verbreiteten „Gesundheitsinformationen" sind im besten Fall ineffektiv und im schlimmsten Fall schädlich.

Nun ist es nicht ganz so einfach, diese Situation allein durch die Schaffung eines unabhängigen Institutes mit der Aufgabe der „Patienten- und Bürgerinformation" mit einem Schlag zu verbessern. Da die Forschung derzeit fast ausschließlich grundlagenorientiert ist, gibt es viel zu wenige, qualitativ hochwertige und für Patienten relevante wissenschaftliche Untersuchungen, die aufgrund der Darstellung der Effektgröße einer medizinischen Maßnahme bei einer tatsächlich informierten Entscheidung helfen könnten. Aber einige gute Daten gibt es doch. Diese kann man durchaus für Patienten verständlich darstellen, und da, wo es weiße Flecken auf der Wissenslandkarte gibt, ist man verpflichtet, den Betroffenen die wissenschaftliche Unsicherheit des medizinischen Tuns mitzuteilen. Hätte man dies in Deutschland und weltweit in den 90-er Jahren zum Beispiel im Falle der Hormongabe in den Wechseljahren gemacht, wäre ein großer Schaden von einer unübersehbaren Anzahl von Frauen abgewendet worden.

Normalerweise wäre davon auszugehen, dass eine kompetente und individuell zugeschnittene medizinische Information den Patienten beim Arztbesuch angeboten wird. Dies wird aber vor allem dadurch erschwert, weil deutschen Ärzten deutlich weniger Zeit während einer Konsultation als in den Nachbarländern zur Verfügung steht [Greiner 2004]. So verbringen Hausärzte in Deutschland im Durchschnitt 7,6 Minuten mit dem Patienten, während es in Belgien und der Schweiz die doppelte Zeit ist. Aus diesem Grund benötigt der Patient in Deutschland vor einer Konsultation Vorinformation, um das Gespräch gezielt und schnell führen zu können [Greiner 2004].

Das Institut für Qualität und Wirtschaftlichkeit im Gesundheitswesen wird hier diese riesige Aufgabe sicher nicht allein schaffen können. Aber erfreulicherweise gibt es in Deutschland und im Ausland mehr und mehr Kräfte, die in die gleiche Richtung denken und gehen. Wir sehen unsere Aufgabe neben der Erstellung von Bürger- und Patienteninformationen auch allgemein darin, die Aktivitäten auf diesem Gebiet zu bündeln und zu einer Verstärkung der Forschung in diesem Bereich beizutragen. Darüber hinaus möchten wir qualitativ hochwertige englischsprachige Informationsquellen für Deutschland erschließen.

## 8.2 Konkrete Ziele der Patienten- und Bürgerinformation des Institutes

Das Institut verfolgt das Ziel, ein effektiver, zuverlässiger, vertrauenswürdiger und populärer Herausgeber von evidenzbasierten Gesundheitsinformationen für Bürger und Patienten zu werden. Die Gesundheitsinformationen sollen einer allgemeinen gesundheitlichen Aufklärung dienen. Im Rahmen einer ganzheitlichen und umfassenden Vorgehensweise werden dabei relevante Informationen aus Institutsberichten in der Bevölkerung verbreitet.

Die Gesundheitsinformationen sollen zielgerichtet und objektiv sein sowie intensiv genutzt sein. Sie sollen zudem an die psychologischen Bedürfnisse der Patienten angepasst und auch ohne medizinisches Fachwissen verständlich sein.

Zum Ziel einer allgemeinen gesundheitlichen und wissenschaftlichen Aufklärung zählt:
- ▲ das Verständnis von physischer, psychischer und seelischer Gesundheit zu verbessern,
- ▲ das Verständnis medizinischer und wissenschaftlicher Informationen, einschließlich der Konzepte evidenzbasierter Medizin, zu verbessern,
- ▲ gesundheitsrelevante Verhaltensweisen zu fördern,

- die Unterstützung durch Angehörige und Freunde zu fördern,
- die kritische Nutzung von Gesundheitsdienstleistungen zu fördern,
- partizipative Entscheidungen in Gesundheitsfragen zu unterstützen, unter Berücksichtigung der individuellen Bedürfnisse und Wertvorstellungen der Patienten bei der Anwendung medizinischer Tests und Therapien.

Das Institut versteht sich nicht als direktiver Ratgeber für Bürger und Patienten. Vielmehr ist es sein Anliegen, eigenständige und eigenverantwortliche Entscheidungen in Gesundheitsfragen zu fördern. Dabei steht die Autonomie der Bürger und Patienten im Vordergrund [Hope 1996].

## 8.3 Informationssystem

Durch internetbasierte [Bessell et al. 2002, National Institute of Clinical Studies 2003] und „offline" elektronisch verfügbare [Lewis 1999] Gesundheitsinformationen können der Kenntnisstand und die Entscheidungsfähigkeit der Bürger und Patienten und dadurch deren physische, psychische und seelische Gesundheit positiv beeinflusst werden. Jedoch können Informationen und Aufklärungsmaßnahmen auch ineffektiv oder schädlich sein, und einige Techniken sind effektiver als andere [National Institute of Clinical Studies 2003, Coulter et al. 1998, Entwistle et al. 1998, Edwards et al. 2001, Eysenbach et al. 2001]. Die Webseite wird das erste Instrument für die Verbreitung der evidenzbasierten Gesundheitsinformationen des Instituts sein.

Die Webseite wird zu einem umfassenden und vielseitigen Nachschlagewerk ausgebaut, welches die individuellen und vielfältigen Bedürfnisse nach Gesundheitsinformationen der Bürger und Patienten auf verschiedenen Ebenen befriedigen soll [Coulter et al. 1998, Entwistle et al. 1998]. Der Webseite werden ein elektronischer Newsletter sowie z.B. elektronisch herunterladbare Texte und sonstige Dateien mit gesundheitsrelevanten Themen als Transportwege für die Gesundheitsinformationen angegliedert, und es können elektronische Informationen auf anderen Webseiten reproduziert werden. Darüber hinaus wird die Möglichkeit bestehen, Druckversionen der Gesundheitsinformationen herunter zu laden.

## 8.4 Produkte des Patienteninformationsressorts

Zu den Informationsprodukten zählen ausführliche Informationen, Kurzinformationen und sonstige Produkte.

### 8.4.1 Ausführliche Informationen

Die ausführlichen Informationen bilden den Schwerpunkt des entstehenden Nachschlagewerkes, welches umfassend über eine Vielzahl von gesundheitsrelevanten Themen informiert. Ausführliche Informationen können zudem aus wissenschaftlichen Berichten des Instituts entwickelt werden. Die ausführlichen Informationen beziehen sich auf

- Maßnahmen der Prävention und Gesundheitsförderung (z.B. Ernährung, körperliche Aktivität, Screeningverfahren),
- diagnostische Maßnahmen,
- therapeutische Maßnahmen,
- Maßnahmen im Rahmen der Rehabilitation,
- komplementäre Diagnoseverfahren und Therapien,
- weitere Leistungen des Gesundheitssystems,
- psychosoziale Aspekte sowie Erfahrungen von Patienten und Angehörigen mit verschiedenen Erkrankungen.

## 8.4.2 Kurzinformationen

Neben den ausführlichen Informationen werden in weit größerer Anzahl Kurzinformationen erstellt. Diese Kurzinformationen sollen das Nachschlagewerk ergänzen. Zudem sollen sie evidenzbasierte Informationen, die bisher häufig nur in englischer Sprache angeboten wurden, der deutschen Bevölkerung zugänglich machen.

Die Kurzinformationen sind allgemeinverständliche Zusammenfassungen von wichtigen, interessanten und/oder aktuellen Gesundheitsthemen. Zudem werden Kurzinformationen von wissenschaftlichen Berichten des Instituts erstellt.

## 8.4.3 Sonstige Produkte

Unter sonstigen Produkten sind visuelle und interaktive Tools wie komplexe Schaubilder, Online-Rechner (z.B. für Zigarettenkosten) und Glossar (z.B. online-Wörterbuch) zu verstehen.

Die Tools sollen z.B.
- das allgemeine medizinische Verständnis fördern,
- das Verständnis von Erkrankungen verbessern, z.B. Kenntnisse über den normalen Verlauf von Erkrankungen, die Symptomerkennung, die möglichen Komplikationen, die Genesung und ein mögliches Wiederkehren der Erkrankung vermitteln,
- Möglichkeiten der Risikoabwägung aufzeigen,
- eine Hilfe zum Selbst-Management sein, z.B. bei chronischen Erkrankungen.

## 8.5 Multilingualität der Produkte

Das Institut ist bemüht, seine Gesundheitsinformationen sowohl in deutscher als auch in englischer Sprache zu publizieren und beide Versionen auf dem aktuellen Stand zu halten. Erst durch die englische Version werden ein internationaler Austausch und damit eine Qualitätssicherung möglich. Zudem können die Gesundheitsinformationen vom Feedback internationaler Forscher und Gutachter (z.B. Autoren systematischer Übersichtsarbeiten) profitieren. Das Institut wird darüber hinaus mit Partnern zusammenarbeiten, um einige seiner Gesundheitsinformationen in diejenigen Sprachen übersetzen zu lassen, die in Deutschland am häufigsten gesprochen werden.

## 8.6 Fragestellung und Inhalte von Informationen

Es gibt eine Reihe von Methoden, die als Entscheidungshilfen für die im Rahmen einer Gesundheitsinformation zu berücksichtigenden Fragestellungen dienen. Diese Methoden variieren bezüglich ihrer verursachenden Kosten, ihrer Praktikabilität sowie der Möglichkeiten, ihre Ergebnisse auf andere Gesundheitsinformationen zu übertragen [Liberati et al. 1997; Sixma et al. 1998]. Sofern möglich, wird das Institut qualitativ hochwertige Daten, Umfragen und Studien nutzen, die mitunter durch Telefoninterviews mit Schlüsselinformanten (key informants) und/oder Fokus-Gruppen sowie Beratungsgruppen ergänzt werden. Die Entscheidungsfindung des Instituts erfolgt dabei stets unter der Prämisse, dass die Fragestellungen im Interesse der allgemeinen Öffentlichkeit sind. Besondere Aufmerksamkeit gilt den Bedürfnissen benachteiligter Bevölkerungsgruppen.

## 8.7 Erstellung der Produkte

Grundsätzlich werden für die Erstellung der Gesundheitsinformationen keine anderen wissenschaftlichen Methoden angewendet wie im Institut im Bereich anderer Aufgaben und Aufträge.

## 8.7.1 Ausführliche Informationen

Die Erstellung von ausführlichen Informationen erfolgt entsprechend der folgenden Schritte.
- Literaturrecherche nach publizierten systematischen Übersichtsarbeiten; deren Evidenz wird in der Projektgruppe diskutiert und bewertet (stehen nur einzelne Studien zur Verfügung, wird deren Bewertung und Verwendung mit weiteren Experten diskutiert).
- Erstellung einer vorläufigen Version der ausführlichen Informationen aus den Ergebnissen der Literaturrecherche.
- Internes Peer Review: mehrfache Durchsicht der vorläufigen Version. Das resultierende Feedback bzw. Kritik werden diskutiert; gegebenenfalls erfolgt eine weitere Analyse und Durchsicht.
- Externes Peer Review: Expertengutachten werden von Patientenvertretern, Vertretern aus dem Bereich der Gesundheitsförderung, klinischen Experten und der Beratungsgruppe eingeholt. Leitende Autoren von wichtigen systematischen Übersichtsarbeiten erhalten zudem die Möglichkeit, das Manuskript zu kommentieren (üblicherweise in der englischen Version). Bei Bedarf werden auch relevante verantwortliche Institutionen herangezogen.
- Falls erforderlich, wird die Lesbarkeit und Verständlichkeit der ausführlichen Informationen durch Vertreter der Zielgruppe getestet (deutsche Version). Feedback und erforderliche Korrekturen werden mit den entsprechenden Ressorts des Instituts sowie der Institutsleitung diskutiert.
- Die überarbeitete Version der ausführlichen Informationen wird in deutscher und englischer Sprache verfasst und an das Steuergremium des Instituts geleitet. Anschließend wird sie als Internet-Testversion aufbereitet. Die Anwendbarkeit der (deutschen) online-Version wird mit 3–5 Freiwilligen, einschließlich mindestens eines/r Patienten/in oder eines Patientenvertreters, getestet [Krug 2000; Inan 2002]. Danach wird die englische Version als Internet-Testversion (offline) aufbereitet. Schließlich werden alle weiteren Kommunikationsinstrumente (z.B. Download-Versionen) entwickelt, getestet und fertig gestellt.
- Werden anhand des Quellenmaterials mehrere Informationsversionen oder -produkte entwickelt, ist es notwendig; dass diese einen vergleichbaren Qualitätssicherungsprozess durchlaufen. Dies trifft nur zu, wenn der Inhalt in wesentlichen Teilen verändert werden soll.
- Vor ihrer Veröffentlichung werden die ausführlichen Informationen im Institut intern abgesprochen.

## 8.7.2 Kurzinformationen

Die Erstellung der Kurzinformationen erfolgt anhand von:
- kurzen Einzelartikeln, die eine einzelne systematische Übersichtsarbeit oder wichtige Studie, oder einige wenige Übersichtsarbeiten oder Studien zusammenfassen,
- Artikeln auf der Basis von Leitfäden, die speziell für die Erstellung von Kurzinformationen (vom Institut) entwickelt wurden,
- Artikeln, die entweder durch das Ressort „Patienteninformation – Erstellung und Methodik" und gegebenenfalls gemeinsam mit fachlich relevanten Ressorts erstellt und mit dem Steuergremium abgesprochen werden oder Artikel, die von den fachlich relevanten Ressorts erstellt und vom Ressort „Patienteninformation – Erstellung und Methodik" bezüglich Inhalt und Kommunikationsstandards redaktionell überarbeitet werden,

Artikeln, die entweder mittels der gleichen Vorgehensweise, die auch bei den ausführlichen Informationen angewendet wird, überprüft werden oder Artikel, die nur intern in Zusammenarbeit mit den Autoren von berücksichtigten Übersichtsarbeiten und Studien evaluiert werden. Den Autoren wird dadurch die Möglichkeit geboten, die Interpretation ihrer Arbeiten zu kommentieren.

## 8.8 Kommunikationsstandards

Das Institut hat bei der Kommunikation der Gesundheitsinformationen folgenden Anspruch:
- respektvoll und effektiv mit der Bevölkerung zu kommunizieren, so dass diese dem Institut als zuverlässige und allgemeinverständliche Informationsquelle vertraut,
- Die Gesundheitsinformationen sollen leicht und unterhaltsam zu lesen sein, ohne dabei die wissenschaftliche Genauigkeit zu vernachlässigen,
- Der Kommunikationsstil soll so neutral und so eindeutig wie möglich sein,
- Sensibilität und Respekt gegenüber dem Wissen der Bürger und Patienten, ihrer Wertvorstellungen und Anliegen, ihrem Selbstbestimmungsrecht und gegenüber kulturellen Besonderheiten sollen klar und deutlich erkennbar sein,
- Die Patienten-Kompetenz (Patient Empowerment) soll gestärkt und ihre Fähigkeit, wissenschaftliche Literatur zu verstehen, soll gefördert werden,
- Dem Einzelnen soll geholfen werden, den Stand der Wissenschaft (Evidenz) auf seine eigene, individuelle Situation zu übertragen,
- Respektvoller Umgang mit der Zeit der Leser.

Das Institut wird einen behindertengerechten Zugang zur Webseite entsprechend den Standards der Accessibility Initiative gewährleisten [siehe www.w3.org].

Das Institut wird seine Wertvorstellungen durch seine Professionalität und hohe Qualität der von ihm erstellten Gesundheitsinformationen sowie durch die verwendete Sprache und die verwendeten Tools klar zu erkennen geben. Für jedes Informationsprodukt wird ein institutsinterner Leitfaden (Style Guide) entwickelt. Dieser Style Guide wird so weit wie möglich auf Grundlage wissenschaftlich nachgewiesener Effektivität erstellt. Darüber hinaus muss er unter der Bevölkerung Deutschlands populär sein.

Die Gesundheitsinformationen sollen einerseits nicht übertrieben wissenschaftlich klingen, andererseits aber auch nicht den Leser mit direktiven Ratschlägen konfrontieren. Wie die Menschen darauf reagieren, wenn sie sich der mit vielen medizinischen Maßnahmen verbundenen wissenschaftlichen Unsicherheit bewusst werden, ist weitgehend unbekannt. Außerdem ist die Allgemeinheit an eine direktivere Art von Gesundheitsinformation gewöhnt, die häufig darauf zielt, ihre Meinung oder ihr Verhalten direkt zu ändern. Das Institut strebt an, die Informationen auf vielfältige Weise zu präsentieren, um möglichst vielen Bürgern und Patienten Zugang zu den Informationen zu ermöglichen [Edwards et al. 2001].

Gesundheitsinformationen, die relative Risiken angeben, sollen in der Regel vermieden werden (s. Kap. 3). Dennoch kann die Angabe relativer Risiken gelegentlich notwendig sein, um den Einzelnen in die Lage zu versetzen, Behandlungen vergleichen zu können. Relative Risiken werden dann aber nicht alleine aufgeführt, sondern zusammen mit absoluten Risiken oder der Anzahl der Patienten, die behandelt werden muss, bevor ein Patient von der Behandlung profitiert bzw. durch sie einen Schaden erleidet.

Personalisierte bzw. individualisierte Risikoabschätzungen sind als effektive Kommunikationsformen für Gesundheitsinformationen nachgewiesen [Edwards et al. 2001; Edwards et al. 2004]. Das Ressort „Patienteninformation – Erstellung und Methodik" kann Tools entwickeln oder adaptieren, durch die Bürger und Patienten ihr persönliches Risiko einschätzen können, wenn sehr verlässliche Daten für deren Entwicklung vorliegen. „Patient Decision Aids" (Medizinische Entscheidungshilfen) sind effektive Maßnahmen zur Vermittlung von Gesundheitsinformationen; und sie unterstützen Patientenentscheidungen [O'Connor et al. 2003]. Das Institut wird gegebenenfalls Decision Aids entwickeln oder adaptieren und versuchen, effektive Elemente der Decision Aids in die Gesundheitsinformationen einzubauen. Darüber hinaus:

- werden Gesundheitsinformationen in konsistenter Weise präsentiert,
- wird der Grad der Unsicherheit, der mit den Informationen verbunden sein kann, erklärt,
- wird aufgezeigt, für wen die dargestellten wissenschaftlichen Nachweise gelten können,
- wird versucht werden, für die Webseite höchst mögliche Standards für Benutzerfreundlichkeit (inklusive Navigation) zu erfüllen,
- wird sehr klar und sorgfältig auf den Unterschied zwischen „fehlendem wissenschaftlichem Nachweis eines Effektes" (absence of evidence of an effect) und dem „wissenschaftlichen Nachweis, dass kein Effekt existiert" (evidence of no effect) hingewiesen,
- soll unbedingt vermieden werden, Informationen über Produkte eines bestimmten Herstellers voreingenommen darzustellen; es werden grundsätzlich Substanznamen für die Produkte verwendet, und nur, falls notwendig, durch die Markennamen erhältlicher Produkte ergänzt,
- wird ein durch Hypertext verlinktes online-Glossar erstellt, das die Verständlichkeit der Gesundheitsinformationen auf der Webseite erhöht.

## 8.9 Evaluation und Aktualisierung

Es gibt zahlreiche Instrumente und Leitlinien zur Qualitätsbewertung und -sicherung von Gesundheitsinformationen im Internet. Es gibt jedoch keine verlässlichen Daten über die Validität solcher Instrumente und Leitlinien [Jadad et al. 1998]. Des Weiteren bleibt unklar, ob sie tatsächlich das messen, was sie zu messen vorgeben. Somit stehen kein Instrument und keine Leitlinie für die Erstellung von Gesundheitsinformationen zur Verfügung, die ein zuverlässiger Qualitätsindikator sind [Eysenbach 2000; Moult et al. 2004]. Zudem ist keine evidenzbasierte Aussage zur Kosteneffizienz bei der Erstellung von Gesundheitsinformationen möglich. Einige Sachverhalte, die im Rahmen der wissenschaftlichen Bewertung von Gesundheitsinformationen als wichtig erachtet werden, haben in der Praxis nur geringe Relevanz. Dies zeigen Studien aus der Patientenforschung – auch mit deutschen Patienten [van den Brink-Muinen et al. 2000; Eysenbach et al. 2002]. Einige der in Instrumenten und Leitlinien zur Bewertung von Informationen geläufigen Empfehlungen können die wissenschaftliche Qualität der Informationen sogar herabsetzen.

Die meisten Bewertungsinstrumente konzentrieren sich auf die Darstellung nachgewiesener Therapieeffekte und bieten keine vollständige Bewertung eines gesamten Krankheitsbildes, einschließlich Ätiologie, Prognose, Screening und diagnostischer Testverfahren. Gesundheitsinformationen über Diagnose- und Screeningverfahren beinhalten jedoch komplexere Entscheidungsprozesse und Kommunikationsaspekte als Informationen über Behandlungen [Entwistle et al. 1998; Edwards et al. 2001; Jadad et al. 1998]. Aus diesem Grunde werden sich die Gesundheitsinformationen des Instituts nicht auf die gegenwärtig vorliegenden Bewertungsinstrumente stützen. Es wird vorerst kein eigenes Bewertungsinstrument entwickelt. Das Institut wird jedoch eigene Untersuchungen über bestimmte Aspekte, die die Entscheidungen von Patienten und nachweislich die Qualität von Informationen beeinflussen könnten, durchführen und die Gesundheitsinformationen nach den jeweiligen Ergebnissen ausrichten. Zur Gewährleistung der Aktualität wird die für die einzelnen Gesundheitsinformationen verwendete Literatur kodiert. Dadurch wird es möglich, dass die Veröffentlichung wichtiger neuer Evidenz sowie Änderungen in Cochrane-Übersichtsarbeiten erkannt werden. Die Aktualität der Gesundheitsinformationen wird auch dadurch gewährleistet, dass es einen kontinuierlichen Informationsaustausch zwischen den Schlüsselpersonen der Cochrane Collaboration, des Centre for Reviews and Dissemination und des Journals Evidence Based Medicine gibt.

Die Aktualität der Gesundheitsinformationsprodukte wird des Weiteren durch eine Überarbeitung mindestens alle zwei Jahre sichergestellt. Die Gesundheitsinformations-Webseite wird für die Leser Feedback Mechanismen bereitstellen. Jegliche Art von internem und externem Feedback kann zu unmittelbarer Überarbeitung bereits veröffentlichter bzw. zu einer Überarbeitung der Entwürfe von Gesundheitsinformationen führen.

## Literatur

Anderson GL, Limacher M, Assaf AR et al., Effects of conjugated equine estrogen in postmenopausal women with hysterectomy: the Women's Health Initiative randomized controlled trial. JAMA (2004), 291, 1701–1712

Bessell TL, McDonald S, Silagy CA et al., Do internet interventions for consumers cause more harm than good? A systematic review. Health Expect (2002), 5, 28–37

Boughner DR, A dangerous duo? A combination of common diet drugs (fen-phen) may lead to heart valve disease. Can Med Assoc J (1997), 157, 705–706

Coulter A, Entwistle V, Gilbert D (1998) Informing Patients: An Assessment of the Quality of Patient Information Materials. King's Fund Publishing, London

Echt DS, Liebson PR, Mitchell LB et al., Mortality and morbidity in patients receiving encainide, flecainide, or placebo. The Cardiac Arrhythmia Suppression Trial. N Engl J Med (1991), 324, 781–788

Edwards A, Bastian H (2001) Risk communication – making evidence part of patient choices? In: Edwards A, Elwyn G (eds), Evidence-Based Patient Choice: Inevitable or Impossible? 144–160. Oxford University Press, Oxford

Edwards A, Unigwe S, Elwyn G et al. (2004) Personalised risk communication for informed decision making about entering screening programs (Cochrane Review). In: The Cochrane Library, Issue 3. John Wiley & Sons, Chichester

Entwistle VA, Watt IS, Davis H et al., Developing information materials to present the findings of technology assessments to consumers: The experience of the NHS Centre for Reviews and Dissemination. Int J Tech Assess Health Care (1998), 14, 47–70

Eysenbach G, Jadad AR (2001) Consumer health informatics in the Internet age. In: Edwards A, Elwyn G (eds), Evidence-Based Patient Choice: Inevitable or Impossible? 289–307 Oxford University Press, Oxford

Eysenbach G, Kohler C, How do consumers search for and appraise health information on the world wide web? Qualitative study using focus groups, usability tests, and in-depth interviews. BMJ (2002), 324, 573–577

Eysenbach G, Consumer health informatics. BMJ (2000), 320, 1713–1716

Greiner W, Koodinationsprobleme im Gesundheitswesen – Ist Disease Management der Königsweg? Eine Institutionen-ökonomische Betrachtung. RPG (2004), 10, 99–111

Hope T (1996) Evidence-Based Patient Choice. King's Fund, London

Inan H (2002) Measuring the success of your website: A customer-centric approach to website management. Pearson Educational Australia, Sydney

Jadad AR, Gagliardi A, Rating health information on the internet: navigating to knowledge or to Babel? JAMA (1998), 279, 611–614

Krug S (2000) Don't make me think: A common sense approach to web usability. New Riders, Indiana

Lewis D, Computer-based approaches to patient education: a review of the literature. J Am Informatics Assoc (1999), 6, 272–282

Liberati A, Sheldon TA, Banta HD et al., Eur-Assess project subgroup report on methodology: Methodological guidance for the conduct of health technology assessment. Int J Tech Assess Health Care (1997), 13, 186–219

Moult B, Franck LS, Brady H, Ensuring quality information for patients: development and preliminary validation of a new instrument to improve the quality of written health information. Health Expect (2004), 7, 165–175

National Institute of Clinical Studies (2003) The impact of the internet on consumers' health behaviour. Prepared by the Centre for General Practice and the Centre for Evidence Based Practice. University of Queensland, NICS, Melbourne

O'Connor AM, Stacey D, Rovner D et al. (2004) Decision aids for people facing health treatment or screening decisions (Cochrane Review). In: The Cochrane Library, Issue 3. John Wiley & Sons, Chichester

Omenn GS, Goodman GE, Thornquist MD et al., Effects of a combination of beta carotene and vitamin A on lung cancer and cardiovascular disease. N Engl J Med (1996), 334, 1150–1155

Sixma HJ, Kerssens JJ, Campen CV et al., Quality of care from the patients' perspective: from theoretical concept to a new measuring instrument. Health Expect (1998), 1, 82–95

Riggs BL, Hodgson SF, O'Fallon WM et al., Effect of fluoride treatment on the fracture rate in postmenopausal women with osteoporosis. N Engl J Med (1990), 322, 802–809

Van den Brink-Muinen A, Verhaak PF, Bensing JM et al., Doctor-patient communication in different European health care systems: Relevance and performance from the patients' perspective. Pat Educ Couns (2000), 39, 115–127

WHO (World Health Organisation), Cooperative trial on primary prevention of ischaemic heart disease using clofibrate to lower serum cholesterol: mortality follow-up. Report of the Committee of Principal Investigators. Lancet (1980), 2, 379–385

# 9 Stärkung der Eigenverantwortung und Kompetenz aus Sicht der gesetzlichen Krankenversicherung

*Hans Jürgen Ahrens, Heike Wöllenstein*

## 9.1 Einleitung

Mit dem Gesetz zur Modernisierung der gesetzlichen Krankenversicherung (GKV) (1.1.2002) hat der Gesetzgeber neue Informations- und Wahlrechte für Versicherte und Patienten geschaffen, die die Transparenz im Gesundheitswesen erhöhen sollen und die damit eine wichtige Voraussetzung für die Stärkung von Eigenverantwortung und Kompetenz auf der individuellen Ebene sind. Durch die Möglichkeit, wichtige Fragen der Versorgung u.a. im Gemeinsamen Bundesausschuss und in den Landes-Zulassungs- und Berufungsausschüssen mit zu beraten, können Patienten(-vertreter) zudem erstmalig die Ausgestaltung des Gesundheitswesens auf der Makroebene mit beeinflussen. Die Politik trägt damit einem tiefgreifenden gesellschaftlichen Wandel Rechnung, der spätestens seit Anfang der 90er Jahre durch eine Vielzahl von Gutachten, Studien und Untersuchungen begleitet wurde. Das vom Land Nordrhein-Westfalen in Auftrag gegebene Gutachten „Bürgerorientierung im Gesundheitswesen" nennt als Zielbereiche einer Neuorientierung „die Steigerung der Eigenkompetenz und Selbstbestimmung der Versicherten und Patienten durch mehr Information und erhöhte Transparenz, den Schutz von Versicherten durch ein funktionsfähiges Qualitätsmanagement und verbessertes Recht sowie die Ausweitung der Beteiligungs- und Mitwirkungsmöglichkeiten der Bürger im Gesundheitswesen" [Badura et al. 1999]. Die Förderung von Eigenverantwortung und Kompetenz auf der individuellen wie auf der kollektiven Ebene zielt daher im Ergebnis darauf ab, Bürger, Versicherte und Patienten vor dem Hintergrund kontinuierlicher Reformprozesse stärker an der Gestaltung des Gesundheitswesens zu beteiligen.

Der vorliegende Beitrag konzentriert sich ausschließlich auf Ansatzpunkte der Kassen zur Förderung von Patientenautonomie auf der individuellen Ebene. Dabei können sich die Kassen auf festgelegte rechtliche Grundlagen für ihre Informationsvermittlung beziehen. Der Beitrag zeigt zudem auf, welchen Nutzen sich Kassen von einer stärkeren Eigenverantwortung und Kompetenz von Versicherten und Patienten erhoffen. Anhand von drei Beispielen wird exemplarisch dargestellt, dass Kassen mit ihren Informations-, Beratungs- und Schulungsangeboten wichtige Informations- und Beratungsbedürfnisse von Versicherten und Patienten abdecken. Diese Beispiele belegen auch, dass Patienten die bei Kassen abgerufenen Informationen nutzen, um Fragen und Probleme, die in der Kommunikation mit Ärzten auftreten, zu klären oder sich auf den Arztbesuch vorzubereiten. Abschließend wird die Frage geklärt, wie Krankenkassen den Ansatz der Partizipativen Entscheidungsfindung (PEF), der seit 2001 modellhaft erprobt wird, zukünftig unterstützen können.

### 9.1.1 Der mündige Patient als Partner von Krankenkassen

Dem Leitbild des informierten Patienten, der ein hohes Maß an Eigenverantwortung für seine Gesundheit übernimmt und der die Einrichtungen des Gesundheitswesens kompetent nutzt, kommt aus Sicht der GKV eine hohe Bedeutung zu. Gleichwohl sehen die Kassen auch Grenzen bei der Realisierung dieses Konzepts. So betont der Sachverständigenrat für die Konzertierte Aktion im Gesundheitswesen: „Je weiter sich der Nutzer auf dem Kontinuum zwischen Gesundheit und Krankheit in Richtung Krankheit oder Pflegebedürftigkeit bewegt, desto eher tritt die Fähigkeit zu rationalen Entscheidungen in den Hintergrund und wird überlagert durch Unsicherheit, Ängste und den Wunsch nach Hilfe, Fürsorge und Betreuung" [Sachverständigenrat 2000/2001]. Mit ihren Angeboten richten sich die Kassen daher vornehmlich an die Nutzer, die ausdrücklich informiert werden wollen. Wie Ärzte müssen auch Kassen respektieren, dass das „Recht auf Nicht-Wissen" ein wichtiges Patientenrecht ist.

Wichtige Hinweise auf den konkreten Informations- und Unterstützungsbedarf liefern den Kassen dabei regelmäßig Umfragen und Zufriedenheitsuntersuchungen. Die Frühjahrsstudie des Wissenschaftlichen Instituts der AOK (WIdO) belegt, wie aus Abbildung 9.1 ersichtlich, dass sich 58,7 % der Versicherten wünschen, dass Kassen originäre Verbraucherschutzfunktionen übernehmen, 15,4 % lehnen diese Rollenzuweisung ganz ab [Zok 1999].

Für Kassen bestehen wichtige Anreize, eine aktive Rolle im gesundheitlichen Verbraucherschutz für Patienten zu übernehmen und sie zu einem besseren Umgang mit ihrer Erkrankung und mit gesundheitlichen Risikofaktoren zu befähigen. Neben der Verbesserung der Lebensqualität spielen für Kassen weitere Gründe eine wichtige Rolle: Studien des amerikanischen Wissenschaftlers Segal aus dem Jahr 1998 weisen darauf hin, dass gut informierte Patienten bessere gesundheitliche Ergebnisse zeigen und damit bessere Gesundheitschancen haben [Segal 1998]. Die Hoffnung der Kassen richtet sich damit auch auf positive Kosteneffekte durch eine aktive und bewusste (Mit-) Entscheidung des Patienten zur Therapie. Kassen sehen mündige Patienten zudem als Partner für die Weiterentwicklung qualitativ hochwertiger Versorgungsstrukturen. Denn gut informierte Patienten verändern durch ihre gezielte Nachfrage nach entsprechenden Leistungsangeboten auch die Angebotsstrukturen im Gesundheitswesen, indem sie von Leistungserbringern wie Ärzten oder Krankenhäusern eine stärkere Kundenorientierung und qualitätsgesicherte Angebote einfordern.

Nicht zuletzt resultiert das hohe Interesse von Kassen, patientenorientierte Informations-, Beratungs- und Schulungsangebote

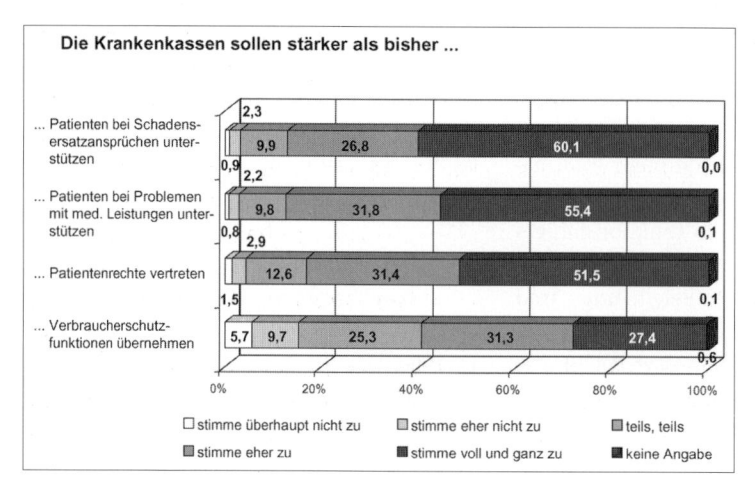

**Abb. 9.1:** Die Krankenkassen sollen stärker als bisher ... [WIdO, Frühjahrsstudie 1999]

zu entwickeln, aus einem wichtigen strategischen Interesse: Maßnahmen, die die Eigenverantwortung und Kompetenz fördern, steigern die Patientenzufriedenheit mit der jeweiligen Krankenkasse und spielen damit eine wichtige Rolle, um die Identität von Versicherten mit „ihrer Krankenkasse" zu stärken. Neben einem konkurrenzfähigen Beitragssatz spielt die Patienteninformation damit eine wichtige Rolle in den jeweiligen Wettbewerbs- und Marketingstrategien.

## 9.2 Kernkompetenz von Krankenkassen zur Stärkung der Eigenverantwortung von Patienten

Als Teil einer pluralen und historisch gewachsenen Beratungslandschaft tragen Krankenkassen mit qualifizierten Informations-, Beratungs- und Schulungsangeboten dazu bei, dass sich Versicherte und Patienten in einem immer komplizierter werdenden Gesundheitssystem orientieren können. Kassen informieren ihre Versicherten nicht nur über sozialversicherungsrechtliche Fragen zur Mitgliedschaft, zu Kostenübernahmeregelungen bei bestimmten Leistungen wie Zahnersatz oder Pflegebedürftigkeit. Die Informations- und Beratungsangebote erstrecken sich auf die gesamte Bandbreite gesundheitlicher Informationen, von allgemeinen Gesundheitstipps, über die Rehabilitationsberatung bis hin zur indikationsspezifischen Begleitung im Rahmen von Disease Management Programmen (DMP), dies sind strukturierte Behandlungsprogramme für chronisch Kranke.

### 9.2.1 Rechtliche Grundlagen

Der Auftrag der Kassen, Versicherte durch Aufklärung, Beratung und Leistungen in ihrer Eigenverantwortung zu stärken, ist u.a. in § 1 Sozialgesetzbuch V (SGB V) gesetzlich verankert. „Die Krankenversicherung als Solidargemeinschaft hat die Aufgabe, die Gesundheit der Versicherten zu erhalten, wiederherzustellen oder ihren Gesundheitszustand zu bessern. Die Versicherten sind für ihre Gesundheit mit verantwortlich; sie sollen durch eine gesundheitsbewusste Lebensführung, durch frühzeitige Beteiligung an gesundheitlichen Vorsorgemaßnahmen sowie durch aktive Mitwirkung und Krankenbehandlung dazu beitragen, den Eintritt von Krankheit und Behinderung zu vermeiden oder ihre Folgen zu überwinden." Daneben existieren im SGB V weitere Einzelvorschriften, die die Beratung bei Behandlungsfehlern (§ 66 SGB V) oder bei Pflegefehlern (§ 115 SGB XI) gesetzlich absichern. Mit dem SGB IX hat der Gesetzgeber zudem konkrete Regelungen geschaffen, die das Selbstbestimmungsrecht und die gleichberechtigte Teilhabe behinderter oder von Behinderung bedrohter Menschen fördern sollen (§ 1 SGB IX).

Eigenverantwortung und Kompetenz von Versicherten werden jedoch nicht nur durch Informations- und Beratungsangebote gefördert, sondern insbesondere durch konkrete Maßnahmen der Prävention und Gesundheitsförderung. In dem zur Zeit geplanten Präventionsgesetz (PrävG) wird der Förderung der Eigenverantwortung ein hoher Stellenwert beigemessen: § 5 PrävG führt unter dem Stichwort „Eigenverantwortung" aus, dass „(…) eine gesundheitsbewusste Lebensführung und eine angemessene Beteiligung an Maßnahmen zur gesundheitlichen Prävention dazu beitragen (sollen), den Eintritt von Krankheit, Behinderung und Pflegebedürftigkeit zu vermeiden oder hinauszuzögern (…) und die Folgen von Krankheit, Behinderung, Pflegebedürftigkeit zu überwinden, hinauszuzögern oder eine Verschlimmerung zu verhindern."

Hierzu sollen beispielsweise die von Kassen angebotenen Präventionskurse (wie Rückenschul-, Ernährungs- oder Entspannungskurse) beitragen, die Versicherte motivieren, sich mit gesundheitlichen Belastungsfaktoren auseinander zu setzen und selbst etwas für die eigene Gesundheit zu tun. Darüber hinaus sollen Versicherte durch Gesundheitsförderungsprojekte in verschiedenen Lebenswelten dort mit Angeboten erreicht werden, wo sie leben und arbeiten: im Betrieb, in Kindergärten oder Schulen. Aus Sicht der Gesundheitspolitik ist das Präventionsgesetz ein wichtiger Hebel, um Menschen in ihrer Eigenverantwortung zu stärken: „Wir wollen das Bewusstsein für Prävention stärken und die Menschen zu Eigeninitiative und Eigenverantwortung motivieren. Wir müssen dahin kommen, dass sich jede und jeder mit der Frage beschäftigt: Wie können Krankheiten vermieden werden? Was kann ich persönlich tun, um meine Gesundheit zu erhalten" [Schmidt 2004].

### 9.2.2 Zugangswege von Kassen im Rahmen ihrer Gesundheitskommunikation

Kassen stehen vielfältige Möglichkeiten und Zugangswege offen, um Wissen, Einstellungen und Verhalten von Versicherten und Patienten zu verändern. Wichtige Interventionsformen sind die *Information*, die (persönliche oder auch telefonische) *Beratung* und die indikationsbezogenen *Schulungen*. Kassen nutzen im Rahmen ihrer Aufklärungsmaßnahmen auflagenstarke Medien wie Mitgliederzeitschriften, Broschüren, Flyer und gezielte themenbezogene Hotlines sowie Mailingaktionen, um Versicherte und Patienten möglichst nutzerorientiert und zielgruppenspezifisch zu erreichen und sie in fachlich qualifizierter Weise zu unterstützen. Als besonders innovative Informationsmedien rücken dabei das Internet und medizinische Call-Center in den Vordergrund.

**Beispiel: Medizinische Informationen durch Call-Center**

Kassen registrieren ein hohes Informationsbedürfnis von Patienten zu Fragen der Krankheitsentstehung oder zu Therapieentscheidungen. Patienten nutzen die von Kassen eingerichteten Call-Center deshalb in erster Linie, um sich unabhängig von der ärztlichen Aufklärung – und ohne Zeitdruck – das Maß an Informationen zu holen, das ihnen hilft, sich medizinisches Wissen anzueignen und zu lernen, mit der eigenen Erkrankung umzugehen. Dabei dienen diese Informationen Versicherten auch als Grundlage, um sich auf das Arzt-Patientengespräch vorzubereiten bzw. ggf. auch anstehende Entscheidungen mit dem Arzt zu besprechen.

Internen Kassenauswertungen zufolge artikulieren Patienten vor allem ein großes Bedürfnis nach verständlichen und ausführlichen Erläuterungen medizinischer Inhalte oder wünschen sich Hinweise auf Therapiealternativen.

Die Inanspruchnahme hängt dabei wesentlich von einer begleitenden Werbung und Öffentlichkeitsarbeit ab. Schätzungen zufolge informieren sich ca. 2–4% der Versicherten über dieses relativ neue Medium [Marstedt 2003]. Aus Versicherten- bzw. Patientensicht liegt ein wichtiger Nutzen vor allem darin, im Bedarfsfall schnell, unkompliziert und in der Regel kostenlos auf Informationen der Call-Center zugreifen zu können. Call-Center sind nicht befugt, Auskünfte über Fragen zur Kostenübernahme bei bestimmten Leistungen zu geben. Entsprechende Anfragen müssen an die beauftragende Kasse durchgestellt werden. Zudem ist es den Mitarbeitern – auch den dort tätigen Ärzten – nicht erlaubt, Ferndiagnosen zu stellen. Sind Patienten akut erkrankt, wird ihnen immer empfohlen, einen Arzt aufzusuchen.

Call-Center sind aus Kassensicht ein wichtiges Instrument, um Versicherten Informationen niederschwellig, fachlich korrekt und vor allem nutzerorientiert anbieten zu können.

**Beispiel: Persönliche Beratung im Rahmen des Behandlungsfehlermanagements**

Fast alle Krankenkassen bieten ihren Versicherten heute eine qualifizierte Beratung bei einem vorliegenden „Behandlungsfehlerverdacht" an und unterstützen Versicherte bei Schadensersatzansprüchen. In Deutschland ist pro Jahr von ca. 12.000 nachgewiesenen Behandlungsfehlern bei rund 40.000 Verdachtsfällen auszugehen [Hansis et al. 2001]. Allerdings dürfte die tatsächliche Zahl aufgrund einer erheblichen Dunkelziffer deutlich höher liegen. Hinweise auf einen steigenden Trend liefern Zahlen über die Begutachtungen durch den Medizinischen Dienst der Krankenversicherung (MDK). 1999 wies die Statistik knapp 10.000 Begutachtungen aus, im Jahr 2002 bearbeitete der MDK bereits 20.415 Aufträge. Allein bei den AOKs wurden im Jahr 2003 ca. 8000 diesbezügliche Anfragen registriert.

Eine Auswertung der Norddeutschen Schlichtungsstelle bestätigt dabei eine wichtige Erfahrung, die auch Krankenkassen machen: Fehler und Probleme in der Kommunikation zwischen Arzt und Patient sind häufig die Ursache von Konflikten und lassen bei Patienten oft erst den Verdacht auf einen Behandlungsfehler entstehen. So haben 25 % der Patienten in ihren Antragsschreiben an die Schlichtungsstelle der norddeutschen Ärztekammer Kommunikationsdefizite beklagt. „Die Ärzte hörten dem Patienten nicht zu, sie informierten mangelhaft, berieten in Hetze und inadäquat und nach einem Schadensereignis blieben sie vollends stumm" [Scheppokat 2004].

Zu Beginn der Beratung klären Krankenkassen zunächst gemeinsam mit dem Versicherten den Sachverhalt und informieren ihn über weitere Möglichkeiten der Unterstützung. Auf Wunsch helfen die Kassen auch bei der Beschaffung von Kranken- und Behandlungsunterlagen, der Antragstellung vor Gutachterkommissionen und Schlichtungsstellen oder bei der Suche nach spezialisierten Rechtsanwälten. Bei einem konkreten Behandlungsfehlerverdacht kann die Krankenkasse ein medizinisch-wissenschaftliches Gutachten beim MDK in Auftrag geben und es dem betroffenen Patienten kostenlos zur Verfügung stellen. Bestätigt ein solches Gutachten den Verdacht auf einen Behandlungsfehler, dient es als wichtige Hilfe für den Patienten, um seine Ansprüche gegenüber der Haftpflichtversicherung des Arztes geltend zu machen.

Eine verbesserte Arzt-Patientenkommunikation könnte nach Einschätzung der Krankenkassen wesentlich dazu beitragen, die Unsicherheit des Patienten beim Ausbleiben des Behandlungserfolgs zu klären und vage Vermutungen auf einen Behandlungsfehler zunächst gemeinsam zu besprechen. Bei Vorliegen eines tatsächlichen Behandlungsfehlers wäre es aus Patientensicht zudem wichtig, dass Ärzte Patienten gegenüber zumindest ihr Bedauern ausdrücken – ohne dass hieraus ein Schuldeingeständnis des Arztes abzuleiten wäre.

**Beispiel: Patientenschulungen im Rahmen von Disease Management Programmen**

Disease Management Programme (DMP) sind strukturierte Behandlungsprogramme für chronisch Kranke. Sie werden seit 2002 mit dem Ziel implementiert, Komplikationen und Folgeerkrankungen chronischer Erkrankungen durch eine gut abgestimmte, kontinuierliche Betreuung und Behandlung zu vermeiden oder zumindest den Zeitpunkt ihres Auftretens zu verzögern. Eine wichtige Säule dieser Projekte ist die kontinuierliche und vor allem koordinierte Zusammenarbeit der Haus- und Fachärzte, Krankenhäuser, Rehabilitationseinrichtungen, Therapeuten, Pflegedienste und anderer Leistungserbringer, die gemäß der besten zur Verfügung stehenden Evidenz erfolgen soll.

Eine weitere, nicht weniger wichtige Säule der DMPs sind Schulungen, zum einen der Leistungserbringer, zum anderen der Patienten. Letztere sollen aktiv beteiligt werden und über Behandlungsmaßnahmen mit entscheiden. Die Patienten sollen in die Lage versetzt werden, ihre Krankheit besser einzuschätzen und gesundheitsförderndes Verhalten zu trainieren. Dies befähigt sie, aktiv und informiert über ihre Behandlung mitzubestimmen und wandelt sie vom „Objekt" zum verantwortlich mitarbeitenden „Subjekt" ihrer medizinischen Behandlung.

In den vergangenen beiden Jahrzehnten hat sich gezeigt, dass der Mitarbeit durch den geschulten Patienten ein hoher Stellenwert zukommt. Kontrollierte Studien konnten beispielsweise für die Erkrankungen Diabetes mellitus, arterielle Hypertonie, Asthma bronchiale, chronisch obstruktive Atemwegserkrankungen (COPD) und für die Therapie mit gerinnungshemmenden Medikamenten nachweisen, dass durch die Schulung der Patienten Komplikationen und Spätfolgen vermindert und eine deutliche Verbesserung der Prognose und der Lebensqualität erreicht werden konnten. Die Bundesregierung geht in einer Antwort auf eine kleine Anfrage der CDU/CSU vom 23.12.2004 („Bürokratie und Kosten durch Disease Management Programme") davon aus, dass Patienten nicht nur von einer evidenzbasierten, sektorenübergreifenden Versorgung profitieren, sondern vor allem von Patientenschulungen: „Es ist davon auszugehen, dass eine kontinuierliche, abgestimmte Betreuung der betroffenen Patienten im Zusammenwirken mit geeigneten Schulungsmaßnahmen sehr wohl geeignet ist, eine breite, umfassende Verbesserung der Versorgung sicherzustellen, die mittel- und langfristig zu einer deutlichen Verbesserung des Gesundheitszustandes einer Vielzahl von Betroffenen beitragen kann."

Gemäß der Risikostrukturausgleichsverordnung müssen die Schulungsprogramme, die in den DMPs zur Anwendung kommen, strukturiert, evaluiert und publiziert sein, d.h. sie müssen ebenso wie die medikamentöse Therapie und die anderen medizinischen Maßnahmen den Anforderungen der evidenzbasierten Medizin gerecht werden. Zudem müssen sie zielgruppenspezifisch sein. Erste Ergebnisse zeigen, dass sich die an diesem Programm teilnehmenden Patienten verstärkt mit ihrer Erkrankung auseinander setzen. Die aktive Mitarbeit und das Empowerment der Patienten haben sich als wirksamstes Mittel für die Verbesserung der Diabetestherapie erwiesen [Damm et al. 2000]. Diese ersten Auswertungen zur Wirksamkeit von Patientenschulungen im Rahmen von DMP sind damit auch aus Kassensicht ein wichtiges Indiz dafür, dass „die vom Gesetzgeber erwünschte aktive Rolle (...) weitestgehend dem Konzept der Partizipativen Entscheidungsfindung (entspricht) und letztlich eine wichtige Bedingung für ihren Erfolg ist" [Scheibler et al. 2004].

## 9.3 Die Stärkung der Arzt-Patienten-Kommunikation als Aufgabe von Krankenkassen

Zahlreiche Studien haben gezeigt, dass „Patienten ein hohes Interesse an Einbeziehung in die medizinische Entscheidung haben, und dass die Einbeziehung von Patienten zu höherem Wissen über Behandlungsmöglichkeiten, zu realistischeren Erwartungen über den Verlauf, zu beständigerer Umsetzung der gewählten Behandlung (Compliance), zu höherer Patientenzufriedenheit und sehr wahrscheinlich auch zu höherer Therapiewirksamkeit führt" [Härter 2004].

Obwohl die Mehrheit der Patienten bei einem Arztbesuch erwartet, dass sich ihr Arzt genügend Zeit für sie nimmt und den möglichen Ursachen ihres Gesundheitsproblems nachgeht, sieht die Realität häufig anders aus. Aus Abbildung 9.2 geht hervor, dass in einer Befragung 24,2% der Befragten kritisierten, dass sich der Arzt zu wenig Zeit für sie genommen hat, 27,9 % fühlten sich nicht ausreichend in die Behandlungsentscheidung einbezogen [Zok et al. 2002].

Andererseits fehlen aber nicht nur Ärzten, sondern auch Patienten wichtige Kompetenzen, um ihrerseits zu einer gelingenden Kommunikation mit dem Arzt beizutragen.

Mit Interesse haben die Kassen daher das vom Bundesministerium für Gesundheit und soziale Sicherung (BMGS) seit 2001 geförderte Modellprogramm „Der Patient als Partner im medizinischen Entscheidungsprozess" verfolgt. Kassen möchten vor allem Erkenntnisse gewinnen, wie Patienten bestärkt werden können, „ihre Fragen und ihre Präferenzen besser in die Arzt-Patienten-Interaktion einzubringen" [Hamann et al. 2004]. Nachdem die 10 geförderten Projekte zu bestätigen scheinen „dass mehr Information und Transparenz im direkten Arzt-Patienten-Gespräch offensichtlich die Zufriedenheit sowohl von Patienten als auch von Ärzten deutlich erhöhen" [Kastenholz 2004], stellt sich die Frage, wie die Ergebnisse in der Praxis umgesetzt werden können.

Der Modellversuch regt an, dass auch die Krankenkassen dazu beitragen, den Prozess der gemeinsamen Entscheidungsfindung (PEF) zu unterstützen [Hamann et al. 2004]. Aus Kassensicht sind dabei vor allem die Interventionen auf Patientenseite von großem Interesse. Denn Trainingsmaßnahmen zur Erhöhung ärztlicher Kompetenz erfordern vor allem eine Anpassung der medizinischen Ausbildung an den Universitäten bzw. der Fort- und Weiterbildung durch die Ärztekammern. Hierauf haben Kassen nur einen geringen Einfluss. Für Kassen stellt sich damit eher die Frage, wie Patienten in ihrer Kommunikationsfähigkeit gestärkt werden können, damit sie sich im gewünschten Umfang in den Entscheidungsprozess einbinden können.

Erste Ansatzpunkte für eine Unterstützung der PEF existieren bereits in Form von Checklisten, die Kassen per Internet oder in Form von Flyern als Entscheidungshilfe anbieten. Diese Checklisten sollen Patienten helfen, sich mit gezielten Fragen auf den Arzt- oder Krankenhausbesuch vorzubereiten und ihnen auch Hinweise auf die Qualität der Leistungserbringung zu geben. Checklisten können Patienten ermuntern, die richtigen Fragen zu stellen, aber auch dazu anregen, dass Patienten dem Arzt die Informationen geben, die für ihn wichtig sind.

**Abb. 9.2:** Patientenerfahrungen: Raum für mehr Behandlungs- und Beratungsqualität beim Arzt [WIdO, GKV-Monitor 2002]

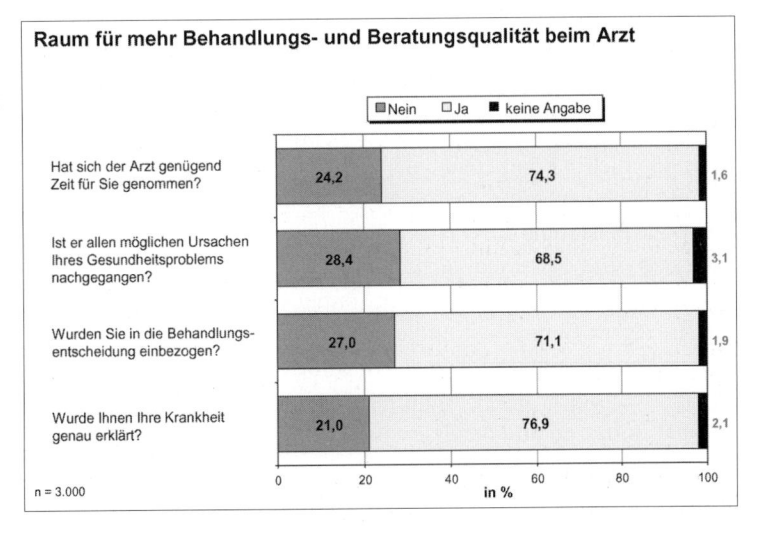

**Raum für mehr Behandlungs- und Beratungsqualität beim Arzt**

| Frage | Nein | Ja | keine Angabe |
|---|---|---|---|
| Hat sich der Arzt genügend Zeit für Sie genommen? | 24,2 | 74,3 | 1,6 |
| Ist er allen möglichen Ursachen Ihres Gesundheitsproblems nachgegangen? | 28,4 | 68,5 | 3,1 |
| Wurden Sie in die Behandlungsentscheidung einbezogen? | 27,0 | 71,1 | 1,9 |
| Wurde Ihnen Ihre Krankheit genau erklärt? | 21,0 | 76,9 | 2,1 |

n = 3.000 — in %

Einen wichtigen Informationsbedarf registrieren Kassen derzeit vor allem im Hinblick auf das zunehmende Angebot von Privatleistungen in der Arztpraxis. So wurden im Jahr 2004 fast einem Viertel der Patienten private Zusatzangebote offeriert bzw. in Rechnung gestellt [Zok 2004]. Informationen der Krankenkassen zu den so genannten „individuellen Gesundheitsleistungen" (auch IGeL-Leistungen genannt) stoßen daher auf ein großes Interesse, da sich viele Patienten überfordert fühlen, Sinn und Zweck bestimmter Vorsorgeleistungen einzuschätzen. Auch hier versuchen Krankenkassen, Versicherten durch neutrale und abgewogene Informationen eine Hilfestellung zu geben, damit Patienten selbst entscheiden können, ob eine solche Zusatzleistung für sie persönlich sinnvoll ist.

Aus Kassensicht kann die im Anschluss an den Modellversuch geplante ergänzende Fördermaßnahme für eine modellhafte Umsetzung wichtige Impulse geben, wie geeignete Maßnahmen zur PEF in die Breite der Versorgung implementiert werden können. Für Kassen ist dabei von Interesse, inwiefern es in den kommenden zwei Jahren gelingt, nicht nur indikationsspezifische, sondern auch indikationsunspezifische Materialien und Schulungsunterlagen zu entwickeln.

Obwohl Krankenkassen Grenzen für das Empowerment von Versicherten und Patienten sehen, wollen sie mit ihren patientenzentrierten Informations- und Beratungsangeboten die Patientenautonomie möglichst weitgehend stärken, soweit dies von Patienten gewünscht ist.

Qualitativ hochwertige Informationen, eine angemessene Beratung und evaluierte Schulungsprogramme tragen dazu bei, dass Patienten tatsächlich zu Koproduzenten ihrer Gesundheit werden können. Patienten müssen daher vor allem dazu motiviert werden, sich am Prozess der medizinischen Dienstleistung aktiv zu beteiligen. Eine wichtige Voraussetzung hierfür ist eine vertrauensvolle Arzt-Patientenbeziehung, der letztlich eine Schlüsselfunktion für den Behandlungserfolg zukommt. Der im Modellvorhaben des BMGS erprobte Ansatz der PEF liefert erste wichtige Hinweise, wie die Qualität der Kommunikation zwischen Arzt und Patient verbessert werden kann.

Die Kassen verfolgen mit Interesse, welche Ansatzpunkte in der weiteren Förderphase für eine modellhafte Umsetzung entwickelt werden können und sind bereit, ihren Beitrag für eine breitere Implementierung geeigneter Ansätze zu leisten. Darüber hinaus werden bereits bestehende kasseneigene Ansätze zur Förderung der Arzt- Patientenbeziehung qualitativ weiterentwickelt.

## 9.4 Fazit

Der Förderung von Eigenverantwortung und gesundheitlicher Kompetenz von Versicherten und Patienten kommt aus Sicht der GKV eine hohe Bedeutung zu. Gut informiert und aufgeklärt sind Patienten nicht nur in der Lage, sicher und selbstbestimmt im Hinblick auf ihre eigene Gesundheit und deren Erhaltung zu handeln. Sie sind auch eher befähigt, die Einrichtungen des Gesundheitswesens rational zu nutzen und damit zu mehr Wirtschaftlichkeit und Qualität der Versorgung beizutragen.

### Literatur

Badura B, Hart D, Schellschmidt H (1999) Bürgerorientierung des Gesundheitswesens. Selbstbestimmung, Schutz, Beteiligung. Nomos Verlagsgesellschaft, Baden-Baden

Damm HA van, Horst F van der, Born B van den et al., Provider – patient interaction in diabetes care: effects on patient self-care and outcomes. A systematic review. Pat Educ Couns (2000), 51, 17–28

Hansis M, Hansis D (2001) Der ärztliche Behandlungsfehler, Verbessern statt streiten. ecomed, 17, Verlagsgesellschaft

Hamann J, Langer B, Kalbhenn E et al., Shared Decision Making – vom Modellprojekt zur Implementierung. Z ärztl Fortbild Qual Gesundhwes (2004), 98, 115

Härter M, Editorial: Partizipative Entscheidungsfindung (Shared Decision Making) – ein von Patienten, Ärzten und der Gesundheitspolitik geforderter Ansatz setzt sich durch. Z ärztl Fortbild Qual Gesundhwes (2004), 98, 89–92

Kastenholz H, Geleitwort zum Schwerpunktheft „Partizipative Entscheidungsfindung". Z ärztl Fortbild Qual Gesundhwes (2004), 98, 115

Marstedt G (2003) Auf der Suche nach gesundheitlicher Information und Beratung: Befunde zum Wandel der Patientenrolle. In: Böcken J, Braun B, Schnee M (Hrsg.), Gesundheitsmonitor 2003, Die ambulante Versorgung aus Sicht von Bevölkerung und Ärzteschaft, 117. Verlag Bertelsmann Stiftung, Gütersloh

Sachverständigenrat für die Konzertierte Aktion im Gesundheitswesen (2000/2001) Gutachten Bedarfsgerechtigkeit und Wirtschaftlichkeit. Band 1. Zielbildung, Prävention, Nutzerorientierung und Partizipation. Nomos Verlagsgesellschaft, Baden-Baden

Segal L, The importance of patient empowerment in health system reform. Health Policy (1998), 44, 31–44

Scheibler F, Pritzbuer E v, Pfaff H, Partizipative Entscheidungsfindung als Chance für die Umsetzung strukturierter Behandlungsprogramme. Z ärztl Fortbild Qual Gesundhwes (2004), 98, 109–114

Scheppokat K D, Arztfehler und iatrogene Patientenschäden – Ergebnisse von 173 Schlichtungsverfahren in der Allgemeinmedizin. Z ärztl Fortbild Qual Gesundhwes (2004), 98, 509 – 514

Schmidt U, Prävention muss zur nationalen Aufgabe werden, Pressemitteilung des BMGS vom 20.10.2004. www.bmgs.bund.de (8.02.2005)

Zok K (1999) Anforderungen an die Gesetzliche Krankenversicherung, Einschätzung aus Sicht der Versicherten. In: Wissenschaftliches Institut der AOK WIdO (Hrsg.), Materialien, 43–54. Wissenschaftliches Institut der AOK, Bonn

Zok K (2002) Unveröffentlichter Vortrag, Wissenschaftliches Institut der AOK, Bonn

Zok K, Private Zusatzangebote in der Arztpraxis, Die Versicherten-Umfrage des Wissenschaftlichen Instituts der AOK. WIdO Monitor (2004), 1, 1–7

# 10 Erfahrungen und Überlegungen eines Patienten zum Patienten-Arzt-Verhältnis – Die Froschperspektive

*Volker Thomas*

Momentan wird in Wissenschaft, Medien und Politik viel über den Patienten geschrieben und geredet. Dennoch scheint er ein weitgehend unbekanntes Wesen zu sein. Dies ist insofern erstaunlich, als eigentlich (fast) jeder selbst irgendwann im Leben einmal Patient ist. Andererseits ist diese Unkenntnis verständlich: Patienten haben in einer zersplitterten Szene von Selbsthilfegruppen, Patienten- und Behindertenverbänden keine zentrale Vertretung. Eine Patienten-Lobby, vergleichbar mit Interessenverbänden der anderen Beteiligten am Gesundheitswesen, fehlt. Ansätze zur Formulierung eines gemeinsamen Selbstverständnisses sind erst im Entstehen.

## 10.1 Ein Patient stellt sich vor

Dass in einer wissenschaftlichen Publikation zur Patientenbeteiligung an medizinischen Entscheidungen ein Patient selbst zu Wort kommt, ist erfreulich. Ich fühle mich als Patient wahrgenommen und ermutigt. Etwas unbehaglich ist mir andererseits auch: als Patient und Laie informiere ich mich in einem hoch spezialisierten fremden Fachgebiet, kämpfe mich durch die komplexe medizinische und soziologische Begrifflichkeit und argumentiere in der ungewohnten Rolle als Autor. Mangelnde Kompetenz in diesem Bereich möge man mir also bitte nachsehen.

Meine eigene Sicht zu der umfangreichen Thematik des Patienten- Arzt Verhältnisses entspricht vielleicht nicht ganz der des Durchschnittspatienten – den es so gar nicht gibt. Dies wird schon deutlich, wenn ich mich als Patient vorstelle:

- Ich habe eine seltene Erkrankung, nämlich Pseudoxanthoma Elasticum, das ist eine Krankheit, die man auch als Arzt nicht kennen muss.
- Dies ist eine chronische, bisher nicht therapierbare Erkrankung. Als Patient habe ich also größtes Interesse daran, mich selbst um neueste Informationen zu kümmern, verfüge also über rudimentäres medizinisches Wissen.
- Ich leite ehrenamtlich eine Selbsthilfegruppe, das pxe-netzwerk e.V., würde mich selbst also als eher aufgeklärten und selbstverantwortlichen Patienten bezeichnen.
- Ich betreue die Internetseite unserer Selbsthilfegruppe (www.pxe-netzwerk.de) und nutze das Medium Internet selbst als Informationsquelle in medizinischen Fragen.
- Als Gymnasiallehrer bin ich berufsbedingt geschult in Kommunikationstechniken, scheue mich also nicht, medizinische Informationen von meinem Arzt zu erbitten und lasse mir die Sachverhalte erklären, sollte ich etwas nicht verstanden haben. Ich gehe als Patient davon aus, dass der Arzt wie auch der Lehrer nicht alles wissen kann, hinterfrage also unter Umständen kritisch ärztliche Darlegungen.

In diesem Rahmen argumentiere ich subjektiv und laienhaft. Ich hoffe aber, dass dieser andere Blickwinkel auch zur Diskussion darüber beiträgt, wie sich das Verhältnis von Arzt und Patient zukünftig gestalten lässt.

## 10.2 Der Patient im Mittelpunkt – endlich!

Das Gesundheitssystem-Modernisierungs-Gesetz ist in der Öffentlichkeit heftig kritisiert worden. Auf der Patientenseite wurden die finanziellen Belastungen herausgestellt, in den Medien wurde die Praxisgebühr ins Zentrum gestellt, bei den Ärzten sprach man von Rationierung im Gesundheitswesen, auch die Pharmaindustrie beklagte Einschränkungen. Ärzte, Krankenhäuser und medizinische Einrichtungen, aber auch Patienten spüren einen verstärkten Kostendruck. Das wird sicherlich auch Auswirkungen auf das Verhältnis von Arzt und Patient haben.

Andererseits hat die Emotionalisierung der Diskussion über die Gesundheitsreform den Blick auf positive Möglichkeiten verstellt, die eine Basis für ein zukünftiges partnerschaftliches Verhältnis zwischen Patient und Arzt bilden können:

- Die Patienten werden als Beteiligte am Gesundheitswesen in den Mittelpunkt gerückt, der informierte und selbstbewusste Patient ist erwünscht.
- Im Gemeinsamen Bundesausschuss werden sie angehört – sicherlich der Beginn einer zukünftig stärkeren Beteiligung der Patienten.
- Die Patientenbeauftragte der Bundesregierung ist für Belange der Patienten Ansprechpartnerin.
- Die Patienten-Selbsthilfegruppen werden (schon seit längerer Zeit) durch die gesetzlichen Krankenkassen finanziell unterstützt.

Auch auf lokaler und regionaler Ebene sind Auswirkungen sichtbar:

- Patientenvertreter und Selbsthilfegruppen werden zu Veranstaltungen eingeladen: Patienten und Selbsthilfegruppen sind auf Ärzte- oder Apothekerkongressen vertreten, werden zu Veranstaltungen von Ärztekammern und Kassenärztlichen Vereinigungen eingeladen. Auf der Tagung „Patientenbeteiligung bei medizinischen Entscheidungen" im März 2004 in Freiburg wurde nicht nur von Ärzten über Patienten referiert, sondern auch mit ihnen gesprochen.
- Dass ich bei dieser Tagung als Patient auf dem Podium vertreten war und in dieser Publikation einen Beitrag leisten kann, ist ebenfalls ein Beispiel für hoffnungsvolle Ansätze in einem neuen Patienten-Arzt-Verhältnis.

## 10.3 Arzt-Patienten- bzw. Patienten-Arzt-Verhältnis in der Praxis

Ärzte und Patienten sind im Augenblick dabei, ihr jeweiliges Rollenverständnis neu zu definieren. Diese Zielvorstellungen stellen an beide Seiten hohe Anforderungen: Ärzte werden zukünftig Informationslieferant und Berater sein, sie werden über gute Kommunikationsfähigkeiten verfügen, werden gelernt haben, dem Patienten zuzuhören und werden Zeit für den Patienten haben. Der Patient der Zukunft wird aufgeklärt sein und selbstverantwortlich handeln. Werden hier an alle Beteiligten von außen zu hohe Erwartungen herangetragen? Mir scheint, dass bis zur Umsetzung dieser Ideale noch ein weiter Weg zurückzulegen ist.

### 10.3.1 Das paternalistische Modell lebt (noch)!

Zu diesem Thema kann ich von meinen persönlichen Erfahrungen bzw. von denen der Mitglieder meiner Selbsthilfegruppe ausgehen.

Ich bin ein gar nicht so beliebter Patient mit meiner seltenen Erkrankung: In der Regel weiß ich umfassender Bescheid als ein Arzt über meine Erkrankung und trete entsprechend selbstbewusst auf. Das kommt manchmal gar nicht so gut an, besonders in medizinischen Institutionen mit ausgeprägten Hierarchien.

Was ich dabei manchmal noch erlebe, würde ich dem „paternalistischen Modell" zuordnen: einem weitgehend passiven Patienten steht der Arzt mit seiner professionellen Autorität gegenüber („doctor knows best").

Eine typische Situation, in der dieses Modell noch häufig praktiziert wird, ist die Chefarztvisite im Krankenhaus: Ärzte und Pflegepersonal versammeln sich um das Bett des Erkrankten und reden über ihn, statt mit ihm. Regelmäßig falle ich als Patient in einer solchen Situation unangenehm auf, wenn ich mich in die Kommunikation einmische, Fragen stelle und Informationen aus meinem Wissen über die seltene Erkrankung beisteure. Der Arzt meint, den Eindruck vermitteln zu müssen, auf dem Gebiet der Medizin alles zu wissen. Ich komme mir dann wie der Patient in einer Karikatur vor, der sich unter den erhobenen Zeigefinger des Arztes duckt und zerknirschten Angesichts den ärztlichen Standpunkt akzeptieren muss: „Damit eines klar ist, die Entscheidungen treffe ich!" Auch das ärztliche Personal legt die Ohren an: Es ist offenbar nicht so beliebt, wenn sich junge Kollegen bei einer solchen Visite einschalten.

Eine Patientin aus unserer Selbsthilfegruppe lieferte dazu ein weiteres Beispiel: Die Patientin bringt Informationsmaterial über Pseudoxanthoma Elasticum (PXE) zur Sprechstunde mit, der Arzt legt es achtlos beiseite. Er hätte ihm entnehmen können, dass seine Verordnung bei PXE eher nicht empfehlenswert gewesen wäre.

Eigentlich sollte es sich bei einem derart gestalteten Arzt-Patienten Verhältnis um ein Modell von eher historischem Interesse handeln. Dabei kann es für Patienten Situationen geben, in denen dieses Modell einer Ein-Weg-Kommunikation seine Berechtigung hat, etwa bei schwerer Erkrankung. Manchmal ist man als Patient auch ganz froh, in väterliche bzw. mütterliche Obhut zu kommen.

### 10.3.2 Der informierte und selbstbewusste Patient (Informatives Modell)

Das denkbare Gegen-Modell, bei dem der Patient alleine entscheidet, autonom ist, die medizinische Entscheidungen kontrolliert und bei dem der Arzt lediglich medizinische Informationen (Gesundheitszustand, Chancen und Risiken einer Behandlung) liefert, kommt anscheinend tatsächlich in der Praxis vor. Jedenfalls schließe ich das aus Gesprächen mit manchen Patienten, die offensichtlich mit einem fertigen Therapie-Konzept bei ihrem Arzt vorstellig werden, genau wissen, welche Medikamente für ihre Erkrankung wirksam sind und von ihrem Arzt Rezept und Behandlung, aber keine Beratung wünschen. Wahrscheinlich könnten Ärzte über diesen Typus des Patienten besser Auskunft geben als ich. Ich kenne solche Patienten aus den Selbsthilfegruppen. Sie sind oft überzeugt von der Wunderwirkung selbst entdeckter Therapien und von Vitaminen und Nahrungsergänzungsmitteln aus dubiosen Quellen.

Ich selbst würde mich nicht als Patient mit autonomer Entscheidungsfähigkeit einschätzen. Auch wenn ich persönlich über meine Erkrankung recht gut Bescheid weiß, reicht mein medizinisches Selbstbewusstsein nicht so weit, dass ich mir Entscheidungen allein zutrauen würde. Auf der Internet-Seite unserer Selbsthilfegruppe findet sich dementsprechend der Hinweis: „Wir sind keine Ärzte! Unsere Ratschläge dienen nur der allgemeinen Information. Ärztliche Beratung und Behandlung sind unbedingt notwendig!"

### 10.3.3 Patient und Arzt im Rollenwechsel: Zukunft Partnerschaftsmodell

Die Gesundheitspolitik setzt verstärkt auf Patientenbeteiligung bei medizinischen Entscheidungen mit den folgenden Zielsetzungen:
- Stärkung der Eigenverantwortung des Patienten,
- Steigerung der Transparenz,
- Verbesserung der Qualität der ärztlichen Behandlung.

Das dafür entwickelte Modell einer Partizipativen Entscheidungsfindung („Shared Decision Making"), das Patient und Arzt als Partner sieht, konnte ich bei der entsprechenden Freiburger Tagung kennen lernen, bin also schon fast ein geschulter Patient. Die Umsetzung dieses Modells in der ärztlichen Praxis kann ich aus eigener Erfahrung schildern.

### 10.3.4 Erfahrungen eines Patienten

Die Entscheidung, ob nach einer Kontrolluntersuchung beim Kardiologen eine Herzkatheteruntersuchung notwendig war, wurde in einem Gespräch über Untersuchungsmethoden im Sinne einer gemeinsamen Entscheidungsfindung mit meinem Facharzt getroffen. Der Arzt hat mein (bescheidenes) Sachwissen nicht als Angriff auf seine fachliche Kompetenz aufgefasst, ich profitierte von seinem umfassenden medizinischen Fachwissen. In diesem Fall spielte zudem das Internet eine wichtige Rolle als Informationslieferant für den Arzt, der gar nicht erst vorgab alles zu wissen: Die Recherche ergab, dass die Auswirkungen meiner Erkrankung auf das kardiovaskuläre System noch recht wenig erforscht sind. Die gemeinsame Entscheidungsfindung über diagnostische Maßnahmen wurde auf der Basis des gemeinsamen (eingeschränkten) Wissens getroffen. Die ausgedruckten Zusammenfassungen (Abstracts) der medizinischen Artikel wurden mir ausgehändigt. Die fachliche Kompetenz des Arztes und Kenntnisse des über seine seltene Erkrankung informierten Patienten haben sich hier also tatsächlich sinnvoll ergänzt.

Eine mindestens ebenso wichtige Rolle wie der Facharzt hat meines Erachtens mein Hausarzt im Kommunikationsprozess. Er ermutigt den Patienten, gibt Informationen und Adressen weiter. Er ist der Lotse, oder – technischer ausgedrückt – er ist die Schaltzentrale für alle relevanten Informationen, die dem Patienten weiter helfen. Entscheidend ist – zumindest aus Patientensicht -, dass er mich als Patienten kennt, mich geduldig anhört und Zeit für mich hat. Zu ihm besteht ein langjähriges Vertrauensverhältnis. Von mir erwartet er aktive Mitarbeit, auch bei der Entscheidung über Medikationen ist mein ergänzendes Wissen gefragt. Als Patient bin ich also nicht einfach Verbraucher, der ein Produkt oder eine Dienstleistung kauft, sondern eben auch Koproduzent in diesem Patienten-Arzt-Verhältnis.

### 10.3.5 Modellprojekt für eine Partizipative Entscheidungsfindung

Im Rahmen des Förderschwerpunktes „Der Patient als Partner im medizinischen Entscheidungsprozess" wird dieses Modell des Patienten-Arzt-Verhältnisses bundesweit in 10 Projekten gefördert. An der Universität Aachen läuft z.B. ein Projekt zu „Peripheren Arteriellen Verschlusskrankheiten" (PAVK), einer Erkrankung, die sich besonders für eine Partizipative Entscheidungsfindung anbietet – die aktive Mithilfe des Patienten entscheidet über Therapieerfolge. Hier wird versucht, den Patienten zu aktivieren und ihn zu einer die Durchblutung fördernden Bewegung zu motivieren. Mich interessiert das Projekt, weil eine periphere Verschlusskrankheit eine mögliche Folge meiner Erkrankung PXE sein kann.

Das Patienten-Arzt-Verhältnis ist gekennzeichnet von gegenseitiger Unterstützung: Die Selbsthilfegruppen und Ärzte erarbeiten zusammen ein Lernprogramm für den Patienten. Neben dem Arzt betreuen ihn die Selbsthilfegruppe und die geschulte Arzthelferin.

Das Projekt finde ich als Patient interessant: Ich werde ernst genommen mit meinen Wünschen und Einschränkungen und an Entscheidungen beteiligt. Dabei habe ich gleichzeitig die Sicherheit fachlicher Standards.

## 10.4 Selbstkritik: Der mündige Patient – ein unrealistisches Modell?

Partizipative Entscheidungsfindung setzt nicht nur ein verändertes Rollenverhalten beim Arzt voraus, sondern auch einen verantwortungsbewussten Patienten. Vielleicht ist der aufgeklärte und mündige Patient, der diesem Modell zugrunde liegt, nur ein schönes Ideal.

Ich möchte durchaus selbstkritisch die Frage stellen, ob die Vorstellung vom „mündigen Patienten" nicht doch an der Wirklichkeit vorbei geht und den Patienten überfordert.

Zwar gibt es zunehmend den durch Literatur, Internet und Selbsthilfegruppe informierten Patienten, den Patienten, der eigenverantwortlich denkt und handelt. Das ist jedoch keinesfalls die Regel, wie ich selbst bei Mitgliedern von Selbsthilfegruppen beobachten kann.

Als Beispiel dafür möge die folgende Anfrage einer Patientin im Gespräch mit ihrem Arzt dienen, der das als beispielhaft für den weit verbreiteten Typus des passiven Patienten zitierte: Die Patientin hatte den Arzt wegen eines Infektes konsultiert und stellte anschließend die Frage: „Und was, Herr Doktor, gedenken Sie gegen mein Übergewicht zu tun?"

Sieht man einmal von dem schwerstkranken, hilflosen Patienten ab, der zu Partizipativer Entscheidungsfindung gar nicht fähig ist, muss man realistischerweise weitere Einschränkungen bei Patienten sehen, zu denen ich einige zugegebenermaßen provozierende Thesen formulieren möchte:

- Der „Schweinshaxen-Patient", der mit Rauchen, falscher Ernährung und Bewegungsmangel trotz dringender Notwendigkeit seine Lebensweise nicht ändert, (*„soll ich denn auf alles verzichten müssen im Leben?"*) ist öfter anzutreffen, als man für möglich halten sollte.
- Es gibt eine weit verbreitete Reparaturmentalität. Die Auffassung, man könne den Körper reparieren und perfektionieren lassen wie das Auto, indem man Ersatzteile einbaut und zur Runderneuerung Mittelchen einwirft, entspricht deutlich einem gesellschaftlichen Trend.
- Nach meinen Erfahrungen aus der Selbsthilfe ist eines der häufigen Hindernisse bei der Verwirklichung des Verantwortung teilenden Patienten, dass er zu bald in seinen Anstrengungen für die Gesundung nachlässt, wenn diese nicht zu rasch sichtbaren Erfolgen führen.
- Leider ist die Auffassung: „Solidargemeinschaft bezahlt – Krankheit kostet nichts" unter Patienten eine gängige Haltung.
- Mangelnde Bildung schränkt die Mitwirkungsmöglichkeit des Patienten ein.

Die Eigenverantwortlichkeit solcher Patienten wird in Zukunft sicherlich stärker gefordert werden müssen. Durch Patientenschulung wird sie aber auch gefördert werden müssen, um mehr Patienten zur Partizipativen Entscheidungsfindung zu befähigen. Eine wichtige Vermittlerfunktion können dabei die Selbsthilfegruppen einnehmen.

## 10.5 Partnerschaftsmodell – Entwicklung im lokalen und regionalen Bereich

Medizinische Entscheidungen finden nicht nur in der Kommunikation zwischen Patient und Arzt in der Praxis statt, sie werden auch auf institutioneller Ebene getroffen – bisher meist ohne Beteiligung von Patienten. Die Qualität medizinischer Einrichtungen wächst aber mit der Motivation und den Mitwirkungsmöglichkeiten der Patienten: Wenn in einer zunehmend komplexen „Apparate-Medizin" der Patient mit Unverständnis und Ängsten reagiert, ist der Behandlungserfolg nicht unbedingt gesichert. Auf dieser institutionellen Ebene gibt es noch viele Möglichkeiten, das Patienten-Arzt-Verhältnis möglicherweise sogar kurzfristig zu entwickeln und zu verbessern, und zwar im lokalen und regionalen Bereich.

### 10.5.1 Patient und Arzt als Partner in lokalen Netzwerken

In einzelnen Bundesländern arbeiten bereits solche lokalen und regionalen Netzwerke, in denen Ärzte und Selbsthilfegruppen kooperieren. Dort werden z.B. Selbsthilfethemen in die ärztliche Fortbildung eingebracht, Selbsthilfegruppen werden bei der Suche nach ärztlichen Ansprechpartnern unterstützt, Ärzte erhalten einen Überblick über Aktivitäten von Selbsthilfegruppen in der jeweiligen Region. Sowohl Ärzte als auch Selbsthilfegruppen profitieren in vielfältiger Weise von einer derartigen Zusammenarbeit in regionalen Netzwerken.

Ein regionales Netzwerk könnte insgesamt das örtliche und regionale Gesundheits-Geschehen transparenter machen, könnte zu kommunalen und regionalen Gesundheitskonferenzen führen und Notwendigkeiten weiterer Vernetzung sichtbar machen.

In Frankreich habe ich erfahren, wie eine Kooperation von Ärzten, Wissenschaftlern, Patienten und Selbsthilfegruppen regional und überregional selbst auf einem so abgelegenen Gebiet wie dem der seltenen Erkrankungen erfolgreich und unabhängig arbeiten kann: Forschungsprojekte werden angeregt und finanziell unterstützt, Patienten und Ärzte haben Zugang zu einer Art zentraler Datenbank von Adressen und aktuellen Informationen. Dabei hat man durchaus ein waches Bewusstsein für die Notwendigkeit von Datenschutz. Langfristig erwartet man dort durch diese Investitionen deutliche Synergieeffekte.

### 10.5.2 Patient und Arzt als Partner bei der Krankenhausreform

Patienten sind inzwischen selbstbewusster, informierter und mündig, auch sie sind Experten im Krankenhaus und können befragt und angehört werden. Sie könnten nützliche Vorschläge machen zu Organisationsabläufen und zur Alltagsgestaltung im Krankenhaus, z.B. in einem gar nicht so banalen Bereich wie dem der Krankenhauskost (die in manchen Einrichtungen eher krank macht als den Gesundungsprozess unterstützt). Wenn allerdings wegen des Kostendrucks das Pflegepersonal den Dienst im Laufschritt absolvieren muss und Ärzte mit unerträglich langen Arbeitszeiten belastet werden, dann sehe ich kaum Möglichkeiten, Partizipative Entscheidungsfindung (Shared Decision Making) im Krankenhaus zu verwirklichen. Arbeitshetze und Stress lassen wenig Platz für Kommunikation mit den Patienten. Auf der Strecke bleibt unter solchen Bedingungen die psychosoziale Betreuung des Patienten bei gleichzeitiger Konzentration auf Apparate-Medizin oder standardisierte medizinische Leistungen. Hier könnten Patienten-Selbsthilfegruppen ergänzende Betreuung leisten, auf sie sollte der Patient hingewiesen werden, sie sollten im Krankenhaus präsent sein.

### 10.5.3 Patient und Arzt als Partner in der Qualitätsgesicherten Versorgung

Die Region als Ort der Versorgung sollte für Ärzte und Patienten transparent sein. Der Beginn der Evaluation von medizinischen Einrichtungen und die Entwicklung von Qualitätsstandards für ihre Leistungen kann aus Patientensicht ein Schritt auf dem richtigen Wege sein. Wenn evaluierte Register und Adressen von Kliniken und Ärzten für Selbsthilfegruppen oder sogar für Patienten zugänglich sind, ermöglicht das z.B. bei chronischen Erkrankungen die Hilfe zur Selbsthilfe. Das Wissen über Möglichkeiten der Lebensgestaltung bei chronischen Erkrankungen, das Selbsthilfegruppen erarbeitet haben, muss genutzt werden. Der Patient selbst kann nützliche Vorschläge machen und seine Kenntnisse bei der Versorgung chronisch Erkrankter einbringen.

### 10.5.4 Patient und Arzt als Partner bei der Gesundheitsförderung

Böse Zungen behaupten, an Gesundheit wird nichts verdient, also werde eine Gesundheitserziehung vernachlässigt. Die Erziehung zum mündigen Patienten müsste schon in den Bildungseinrichtungen einsetzen. Gerade in diesem Bereich können Patienten- und Selbsthilfegruppen stetige und fundierte Arbeit leisten. Auch hier sind Patienten Partner der anderen Beteiligten am Gesundheitswesen.

## 10.6 Zusammenfassung

Der selbstbewusste, informierte und mündige Patient und der schon in der Ausbildung in Kommunikationstechniken geschulte Arzt werden die Qualität medizinischer Versorgung verbessern und eine rationellere Nutzung der medizinischen Ressourcen ermöglichen. Hier liegt ein enormes Kostensenkungspotential. Das ist sicher nicht der einzige Grund, warum dieses Modell im Augenblick gefördert wird. Sogar aus der Froschperspektive des Patienten gesehen ergeben sich viel versprechende Ansätze. Arzt und Patient der Zukunft können mit einem sich wandelnden Rollenverständnis aufeinander zugehen. Ein Patienten – Arzt-Verhältnis im Sinne einer Partizipativen Entscheidungsfindung sowohl auf der Ebene Arzt – Patient in der Praxis als auch auf institutioneller Ebene wäre ein entscheidender Schritt auf dem Weg, die Reformen im Gesundheitswesen zu gestalten.

# 11 Brauchen wir den Diplompatienten? – oder: Patientenbeteiligung erfordert Kompetenz

*Christoph Kranich*

## 11.1 Einleitung

Patienten sollen sich beteiligen: partizipativ – besser: partnerschaftlich – an der medizinischen und pflegerischen Behandlung entsprechend dem neuen Paradigma des *Shared Decision Making*; aber auch in politischen Gremien, beispielsweise dem Gemeinsamen Bundesausschuss, wo Patientenorganisationen seit der letzten Gesundheitsreform mit beratender Stimme vertreten sind (§ 140 f–g SGB V). Wie soll das gehen? Woher soll der Alltagspatient das Wissen und den Mut nehmen, seinem Arzt nicht mehr als leidender Bittsteller, sondern als selbstbewusster Partner gegenüber zu treten? Und wie soll er in der Lage sein, bei komplizierten Entscheidungen in Ausschüssen der gemeinsamen Selbstverwaltung kompetent mitzureden?

Bei den Projekten der *Partizipativen Entscheidungsfindung*, also der Patientenbeteiligung auf der Mikroebene, ist allgemein anerkannt, dass viele Ärzte noch Schwierigkeiten haben, ihre Patienten als Partner zu akzeptieren, und es ist nur konsequent, dass in allen zehn Modellprojekten, die von der Bundesregierung gefördert wurden, eine Schulung der Ärzte auf der Tagesordnung stand (www.patient-als-partner.de). Dagegen wurde die Notwendigkeit, auch Patienten zu schulen, nur von einem Projekt gesehen – obwohl gerade unter den Fachleuten, die dieses neue Paradigma verbreiten und verankern wollen, sicher niemand bestreiten wird, dass Patienten durchschnittlich viel ungünstigere Voraussetzungen für die Partnerschaft mit dem Arzt mitbringen als umgekehrt.

Im Rahmen der Patientenbeteiligung bei politischen Entscheidungen, also auf der Makroebene, sieht es noch schlechter aus, dort ist noch überhaupt nicht ernsthaft über einen Kompetenzerwerb für die neuen Patientenvertreter nachgedacht worden. Sie wurden einfach „ins kalte Wasser geworfen". Sicher werden sie nach den ersten Erfahrungen Schulung und Unterstützung verlangen.

Man muss angesichts dieser Defizite gewiss nicht gleich den „Diplompatienten" fordern – zumal dieser Begriff bereits von einer pfiffigen Selbsthilfegruppe für ein einziges (zugegeben, wichtiges) Krankheitsbild vereinnahmt wurde (www.mamazone.de) und auch sicher nicht alle Patienten das gleiche Wissen brauchen.

Aber was brauchen sie denn? Ich stelle ein Modell der Patientenkompetenz vor, das von der individuellen bis zur politischen Ebene reicht und für alle wesentlichen Situationen, die Patienten meistern müssen, etwas bereithält.

## 11.2 Die vier Stufen der Patientenkompetenz

Jede Patientin braucht andere Kompetenzen, je nachdem ob sie Diabetes, Rheuma oder eine ganz seltene Krankheit hat, ob sie durch ihre Krankheit völlig aus der Bahn geworfen wird oder sie relativ problemlos in ihr Leben integrieren kann, ob sie bestens behandelt wird oder nur unzureichend oder gar falsch. Der Bedarf an Patientenkompetenz ist einerseits abhängig von den konkreten Lebensumständen, die durch Biografie und Krankheit geformt werden. Andererseits erleben alle Patienten das gleiche, für die meisten undurchschaubare Gesundheitssystem, dem sich viele ausgeliefert fühlen, und das schafft einen gleichartigen Kompetenzbedarf.

Patientenkompetenz hat zwei Aspekte: Wissen und Können. Wissen ist für die meisten Fähigkeiten, neben dem Üben, eine notwendige Vorstufe. Es schafft Überblick, Selbstbewusstsein, Sicherheit. Zum Können wird es durch Üben und Trainieren oder aber durch einschneidende Erlebnisse und deren Einordnung und Verarbeitung.

Zunächst möchte ich die notwendige Patientenkompetenz nach vier Stufen differenzieren, die ganz verschiedene, aufeinander aufbauende Anforderungen stellen. Jede Stufe setzt idealtypisch die vorige voraus. Ich konzentriere mich auf die zweite und vierte Stufe, deren Anforderungen an die Patientin noch relativ neu und höchst aktuell erscheinen, während die erste und dritte Stufe bereits gewohnter und erprobter sind.

### 11.2.1 Selbstkompetenz

Auf der ersten Stufe geht es um die Bewältigung einer Krankheit, den Umgang mit sich selbst. Was ist diese Krankheit? Wie entsteht sie? Wie kann ich sie begreifen? Wie wird sie behandelt? Hier entstehen Fragen nach medizinischem Wissen und nach dem Umgang damit, nach seiner Suche und vor allem nach seiner Bewertung. Wo finde ich gesichertes Wissen über meine Krankheit: Im Internet? In den goldenen Blättern? In laienverständlicher Fachliteratur? Oder muss ich lernen, wissenschaftliche Studien zu lesen? Woran erkenne ich seriöse Informationen, die wirklich vom Patientenwohl geleitet sind? Welchen Ratschlägen kann ich bedenkenlos folgen? Da geht es auch um den Umgang mit der verbleibenden Unsicherheit, vor allem bei schwer deutbaren Symptomen, unklaren Verdachtsdiagnosen oder unvorhersehbaren Verläufen, wie sie gerade in der diagnostischen Phase in vielen Krankengeschichten vorkommen.

Ein zweiter Bereich der Selbstkompetenz ist der Umgang mit den Folgen für mein Leben. Bin ich bereit, die Einschränkungen durch eine chronische Krankheit zu akzeptieren, zum Beispiel wenn ich meinen Beruf nicht mehr ausüben kann? Gelingt es mir, die Krankheit nicht nur als „bösen Feind" abzuwehren, sondern mich produktiv mit ihr auseinander zu setzen und sie vielleicht sogar anzunehmen (*coping*), sie unter Umständen sogar als Chance zu begreifen, mein Leben in neue Bahnen zu lenken, neue Perspektiven zu finden („Krankheit als Weg")? Führt sie mich schließlich zu einem neuen Gefühl für mich und mein Leben – und meine Krankheit(en)?

### 11.2.2 Beziehungskompetenz

Auf der zweiten Stufe geht es um die Beziehung, vor allem die zum Arzt. Das moderne Ideal ist hier die *Partizipative Entscheidungsfindung* anstelle der alten paternalistischen Forderung nach *compliance*, verstanden als bloße Folgsamkeit [Scheibler 2004; Scheibler, Pfaff 2003]. Partnerschaft erfordert auf beiden Seiten die Bemühung um ein Gleichgewicht, trotz aller Unterschiede. Natürlich ist der Arzt der Experte für medizinisches Wissen und Können – aber die Patientin ist Expertin für ihr Leben, ihr Schicksal, ihre Werte und Entscheidungen. Beide sind Spezialisten auf unterschiedlicher Ebene. Juristisch ist die Patientin sogar mächtiger: Ohne ihre Einwilligung ist jede medizinische Behandlung eine strafbare Körperverletzung. Praktisch ist sie jedoch meist auf den Arzt und alle anderen Gesundheitsarbeiter als Ratgeber, Begleiter und Helfer angewiesen.

Auf dieser Stufe braucht die Patientin nicht nur Wissen über Krankheiten und Therapien. Sie sollte auch einschätzen können, wie medizinisches Wissen zustande kommt, wie Wissenschaft funktioniert. Sie muss auf dieser Kompetenzstufe noch nicht unbedingt selbst die Validität der Ergebnisse einer neuen Therapiestudie nachprüfen können, aber sie sollte wissen, wie man mit Statistik manipulieren und sogar lügen kann, und entsprechende Fragen stellen können.

Auch über das Gesundheitssystem sollte sie etwas wissen, denn der Arzt ist einer der wichtigsten Vertreter dieses Systems. Hinter ihm stehen nicht nur die Ärztekammer, die Kassenärztliche Vereinigung und mindestens eine medizinische Fachgesellschaft, sondern möglicherweise auch Unternehmen der Pharmaindustrie, beispielsweise als Sponsoren der letzten Fortbildung oder als Autoren von Therapieleitlinien. Die wichtigste Frage der Patienten ist jedoch die nach der Qualität der Leistungserbringer [Kranich et al. 2003]. Künftig werden Patienten zum Beispiel lernen müssen, die strukturierten Qualitätsberichte der Krankenhäuser zu lesen.

Schließlich braucht die Patientin Wissen über ihre Rechte. Sie muss wissen, dass sie schon mit dem Gang zum Arzt und dem Präsentieren ihrer Symptome einen Behandlungsvertrag abschließt. Und dass der Arzt sie so gut aufklären muss, dass sie alles versteht (wenn sie das will), weil ohne ihre Einwilligung nichts geht. Leider ist gelegentlich auch Wissen über den Umgang mit einem Verdacht auf Behandlungsfehler nötig: Welche Wege gibt es da? Wer hilft ihr? Wie findet sie eine Patientenberatungsstelle, einen guten Rechtsanwalt, einen Gutachter?

Auch auf dieser Stufe ist nicht nur Wissen gefordert, sondern etliche Fähigkeiten, zum Beispiel Selbstbewusstsein. Eine besondere Kompetenz ist es auch, die Partizipative Entscheidungsfindung zusammen mit dem Arzt als Prozess zu durchlaufen, der möglicherweise durch mehrere Schleifen führt. Denn im Gegensatz zur eher linear verlaufenden Arzt-Patient-Beziehung im traditionellen paternalistischen Modell (und auch im Modell des *informed consent*) wird für die *Partizipative Entscheidungsfindung* meist ein spiraliger Verlauf beschrieben: Die Patientin überprüft das mit dem Arzt Besprochene zusammen mit ihrer Familie, ihren Freunden, ihrer Selbsthilfegruppe oder einer Beratungsstelle ihres Vertrauens. Denn für ihr Leben ist sie die Expertin, nicht der Arzt. Erst wenn sie sich sicher ist über den Nutzen einer vorgeschlagenen Behandlung, willigt sie ein.

### 11.2.3 Sozialkompetenz

Wenn die Patientin in einer Selbsthilfegruppe auf andere Patienten mit der gleichen oder einer ähnlichen Krankheit trifft, braucht sie weitere Kompetenzen. Zur *Gruppenfähigkeit* gehört, dass sie sich selbst zurücknehmen und auch Andere gelten lassen kann, dass sie zuhören kann, dass sie ihre eigenen Erfahrungen in Beziehung zu denen Anderer setzen kann; und schließlich auch, dass sie damit umgehen lernt, wenn ihr ein Gruppenmitglied trotz gleicher Krankheit völlig fremd ist. Denn die Selbsthilfegruppe ist in der Regel eine Ein-Punkt-Initiative: Nur die Krankheit ist das Verbindende. Alles andere kann völlig verschieden sein: politische und religiöse Überzeugungen, Herkunft, Hautfarbe, Gewohnheiten... Hier geschieht Lernen auch auf ganz anderen Feldern als denen des Gesundheitswesens.

### 11.2.4 Demokratiekompetenz

Die vierte Stufe stellt nun die höchsten Anforderungen, geht es doch um das gesellschaftliche und politische Leben und seine ganz eigenen Mechanismen. Hier muss die Patientin über sich hinauswachsen, denn sie ist nicht mehr für sich selbst hier, sondern Stellvertreterin aller Patienten. Auch wenn sie nur eine bestimmte Patientengruppe repräsentieren muss, etwa die Diabetiker oder die Rheumatiker, ist sie stets im Blickpunkt des öffentlichen Interesses als Teil *der* Patientenvertretung in wichtigen Gremien.

Auf dieser Ebene muss die Patientin über ein fundiertes aktives Systemwissen verfügen, also das Gesundheitssystem in seinen Funktionen durchschauen und verantwortlich aktiv beeinflussen können. Obwohl Patientenvertreter bisher nur beratend und nur an einigen Gremien beteiligt sind, ist damit doch ein fast revolutionär zu nennender Systemwechsel eingeleitet: Die Beteiligung wird die Akzeptanz der getroffenen Entscheidungen in der Bevölkerung erhöhen – zumindest wird sie als Argument benutzt, um diese Akzeptanz zu fördern. Also muss unbedingt die größtmögliche Kompetenz der beteiligten Patienten eingefordert werden. Andernfalls wäre die Beteiligung ein Missbrauch der Patienten für die Ziele Anderer!

Um in Gremien mit den Vertretern und Funktionären von Ärzten, Krankenhäusern, Krankenkassen und vielen weiteren Institutionen mitreden, Anträge stellen und meinungsbildend mitdiskutieren zu können, braucht die Patientin neben dem Wissen um die Funktionsweisen des Systems ein hohes Maß an rhetorischen Fähigkeiten. Sie sollte nicht nur die speziellen Sprach- und Ausdrucksformen auf dieser Ebene des Diskurses kennen und Manöver der Überredung oder Täuschung durchschauen können, sie muss zusätzlich auch über ausreichende eigene Ausdrucksformen verfügen, um ihre Stellungnahmen wirksam einbringen zu können.

Auf dieser Stufe ist gegenüber den vorigen Stufen eine noch höhere Wissenschafts- und Methodenkompetenz nötig. Die Entscheidungen des Gemeinsamen Bundesausschusses sollen evidenzbasiert sein, das heißt den neuesten Stand der Wissenschaft und Forschung abbilden – wenn die Patientin davon nichts versteht, kann sie nicht mitreden und würde ihren Auftrag völlig verfehlen. Ja sie muss nicht nur wissen, was evidenzbasierte Medizin ist und wie sie arbeitet, sie muss auch noch die wissenschaftliche Diskussion darüber mitverfolgen können – etwa wenn es darum geht, wie evident eine Wissenschaft, die nur Studienergebnisse auswertet, überhaupt sein kann, wenn gar nicht alle Studien, die durchgeführt wurden, auch veröffentlicht sind, also die einfließende Wissensbasis schon selektiert ist.

Noch etwas ist dringend erforderlich, ich nenne es Mandat-Kompetenz. Die Patientin muss auf dieser Stufe nicht primär ihre eigene Meinung vertreten, sondern die der Patientenschaft, für die sie ihre Funktion ausübt. Neben der schon auf der dritten Stufe geforderten Fähigkeit, die eigene Betroffenheit zu relativieren und in einen Kosmos verschiedener Krankheits-Erfahrungen einzubetten, ist hier auch die Abstimmung von Positionen nötig, gelegentlich muss die Patientin vielleicht sogar in einem Gremium eine Meinung vertreten, die ihrer persönlichen ganz und gar nicht entspricht.

## 11.3 Die Zielgruppen für Patientenkompetenz

Die vier Stufen der Patientenkompetenz sind nicht gleichermaßen für alle Patienten wichtig und nötig:

▲ Selbstkompetenz wird allen chronisch Kranken nutzen, das sind schätzungsweise mehr als 40 Prozent aller Arzneimittel-Patienten [WIdO 1999].
▲ Beziehungskompetenz dürfte für fast Jeden hilfreich sein, da die Mehrzahl von uns irgendwann einmal zum Arzt gehen muss.
▲ Sozialkompetenz brauchen vor allem die drei bis vier Millionen Menschen, die bisher in Selbsthilfegruppen zusammengeschlossen sind.
▲ Auf der vierten Stufe müssen gegenwärtig schätzungsweise rund tausend Patienten und Patientenvertreter über Demokratiekompetenz verfügen.

## 11.3 Die Zielgruppen für Patientenkompetenz

Natürlich werden nicht alle, für die Patientenkompetenz nötig wäre, diese auch erwerben wollen. Doch die Bereitschaft zum Lernen ist von vielen Faktoren abhängig, und da ist das persönliche Betroffensein durch Krankheit, Lebenskrise oder ähnliche einschneidende Erlebnisse gewiss einer der stärksten.

### 11.3.1 Bisherige Bildungsangebote sind nur ein bescheidener Anfang

Die Wissens-Bestandteile der Patientenkompetenz sind lehr- und lernbar, zum Beispiel das Verstehen des Gesundheitssystems oder der Umgang mit den Ergebnissen wissenschaftlicher Studien. Für die notwendigen Fähigkeiten gilt das nur teilweise; so sind etwa Selbstbewusstsein oder Gruppenfähigkeit stark auf entsprechende Persönlichkeitsmerkmale als notwendige Grundlage angewiesen. Und für einen dritten Bereich lassen sich durch systematische Bildungsprogramme allenfalls Anregungen geben: Die Integration einer Krankheit in die individuelle Biographie und das persönliche Wachstum muss jede Kranke letztlich ganz alleine leisten – gewiss aber ist Unterstützung hilfreich, etwa durch andere Kranke in der Selbsthilfegruppe, oder durch gedankliche Anregungen, die auch aus einem Kurs kommen können, in vielen Fällen auch durch psychotherapeutische Hilfe. Aber auch was nicht direkt systematischer Schulung zugänglich ist, kann in Kursen, Seminaren oder anderen Schulungsveranstaltungen angesprochen werden und Anregungen zur eigenen Auseinandersetzung vermitteln.

Einige Elemente der Patientenkompetenz sind bereits Bestandteil von Bildungsprogrammen: Spezialisierte Kliniken bieten krankheitsbezogene Patientenschulungen an; Krankenkassen trainieren chronisch Kranke, etwa im Rahmen der Disease-Management-Programme. Solche Schulungen beziehen sich jedoch in der Regel nur auf krankheitsbezogenes Wissen, meist nur für die häufigsten Krankheiten und allenfalls noch für Themenfelder, die gerade irgendwo in der öffentlichen Diskussion sind. Auch viele Selbsthilfe-Organisationen bieten ihren Mitgliedern Fortbildung an, meist jedoch ebenfalls krankheitsbezogen.

Anders die Angebote der Selbsthilfe-Kontaktstellen. Sie richten sich an Mitglieder aller Selbsthilfegruppen, unabhängig von der jeweiligen Krankheit, und vermitteln Gesichtspunkte zur Arbeit in und mit der Gruppe, also in meiner Begrifflichkeit zur Sozialkompetenz. Wir bieten in Hamburg über die Volkshochschule einen Kurs „Patientenkompetenz" an, bei dem es nicht um eine bestimmte Krankheit geht, sondern um die Kompetenzen der ersten und zweiten Stufe, den Umgang mit Krankheit (bei sich selbst oder bei anderen) und die Beziehung zum Arzt. Ein sehr viel weiter gehendes und zugleich spezielleres Angebot gibt es an der Universität Hamburg im Rahmen der „§-65-b-Programme", die die Krankenkassen seit der Gesundheitsreform 2000 finanziell unterstützen: Patientenvertreter lernen in einem einwöchigen Kurs den Umgang mit wissenschaftlichen Studien, um die Fallstricke scheinbar wissenschaftlicher Aussagen erkennen zu können.

Sicher habe ich hier nur einen kleinen Teil der bereits irgendwo erprobten Kurse und Programme erwähnt. Aber auch wenn ich alle kennen und nennen würde: sie sind noch nicht mehr als Tropfen auf heiße Steine, wenn man sie mit dem dargestellten Bedarf vergleicht. Und sie betreffen meist kaum oder gar nicht die beiden besonders wichtigen Stufen der Patientenkompetenz: die Beziehungskompetenz auf der zweiten Stufe, die erst eine partnerschaftliche Arzt-Patienten-Kommunikation ermöglicht, und die Demokratiekompetenz als Voraussetzung für eine Mitwirkung in gesundheitspolitischen Gremien.

## 11.3.2 Plädoyer für eine Patientenakademie

Schon vor 14 Jahren hat der Sachverständigenrat des Gesundheitswesens den „benevolenten Paternalismus", die Haltung wohlwollend-bevormundender Fürsorge, der Ärzte für obsolet erklärt und als zeitgemäße Forderung eine partnerschaftliche Arzt-Patient-Beziehung dagegen gestellt [Sachverständigenrat 1992]. Wenige Jahre später sprach die Konferenz der europäischen Gesundheitsminister vom „dreiseitigen Sozialpakt" zwischen Patienten, Leistungserbringern und Kostenträgern und davon, dass alle drei die gleichen Möglichkeiten erhalten sollen, die öffentliche Meinung mitzuprägen [Europarat 1996]. Hier haben wir die oben angedeuteten neuen Paradigmen auf der Mikro- und Makroebene – in meinem Schema sind das die Stufen 2 und 4. Wir sind nun endlich so weit, die Umsetzung dieser Forderungen zu erleben und damit die ersten Schritte zu tun.

Wenn es stimmt, dass Patienten umso weniger mündige Kunden sind, desto kränker sie sind, dann müssen wir sehr viel dafür tun, dem entgegenzuwirken. Nicht nur durch ein paar verstreute Kurse an dieser und jener Volkshochschule zu diesem und jenem krankheitsbezogenen Thema. Etwas Größeres ist nötig: Patientenbildung muss zur Normalität werden. So wie die Behandlung einer Krankheit nach Standards und Leitlinien der Medizin erfolgt, so muss es auch Standards und Leitlinien für die Patientenbildung geben – und zwar nicht nur auf Krankheiten bezogen, sondern gerade auch auf den höheren Stufen der Patientenkompetenz.

Die Bundesregierung hat mit ihren Gesundheitsreformen 2000 und 2004 die Anstöße dafür gegeben und den Weg frei gemacht, dass das neue Paradigma der Patientenautonomie sowohl im Arzt-Patienten-Kontakt als auch auf der demokratischen Ebene umgesetzt werden kann. Aber sie hat noch nicht wirklich die notwendigen Voraussetzungen dafür geschaffen. Die Ergebnisse der Projekte zur Partizipativen Entscheidungsfindung müssen effektiv fortgesetzt werden und als Vorbilder für das neue Paradigma weite Verbreitung und Nachahmung finden – und die Patientenschulung in ihr Programm aufnehmen. Auch die kollektive Patientenbeteiligung braucht endlich Maßnahmen der Kompetenzentwicklung – und auch eine kritische Auswertung und Evaluation.

Wenn sich die Politik nicht dem Vorwurf aussetzen will, beide Projekte nur als Alibi für „Wir-tun-doch-was" in die Welt gesetzt zu haben, sollte sie sich schnellstens um die Voraussetzungen für das langfristige Überleben kümmern, beispielsweise durch so etwas wie eine „Patientenakademie". Das müsste nicht ein fester Ort sein, nicht eine Universität, sondern eher ein Netzwerk, das sich über ganz Deutschland spannt. Sie müsste die bisher schon bestehenden Angebote der Patientenbildung aufgreifen, viele neue Angebote hinzufügen und das Ganze qualitativ absichern, also Standards und Leitlinien für die Patientenbildung auf allen vier Stufen formulieren und deren Anwendung evaluieren. Am Ende müsste es – mindestens für die vierte Stufe, die Beteiligung an Entscheidungsgremien – so etwas wie qualifizierte, zertifizierte oder diplomierte Patienten geben, die nachweislich über die Fähigkeiten verfügen, die als Kernkompetenzen für diese Stufe definiert wurden.

Das klingt schrecklich formal, sehr utopisch und anspruchsvoll. Aber ist es uns wirklich ernst mit dem Ernstnehmen der Patienten? Dann sollten wir sie ebenso schulen und bilden wie wir das ganz selbstverständlich auf anderen Feldern auch tun.

## Literatur

Scheibler F (2004) Shared Decision-Making. Von der Compliance zur partnerschaftlichen Entscheidungsfindung. Huber, Bern

Scheibler F, Pfaff H (Hrsg.) (2003) Shared Decision-Making. Der Patient als Partner im medizinischen Entscheidungsprozess. Juventa, Weinheim

Kranich C, Vitt KD (Hrsg.) (2003) Das Gesundheitswesen am Patienten orientieren. Qualitätstransparenz und Beschwerdemanagement als Gradmesser für ein patientenfreundliches Gesundheitssystem. Acht europäische Länder im Vergleich. Mabuse, Frankfurt

WIdO (Wissenschaftliches Institut der Ortskrankenkassen) (1999) Krankenhaus Report http://wido.de/khr_1999.html

Sachverständigenrat für die Konzertierte Aktion im Gesundheitswesen (1992) Ausbau in Deutschland und Aufbruch nach Europa. Jahresgutachten. Nomos, Baden-Baden

Europarat. Fünfte Konferenz der europäischen Minister für Gesundheit (1996) Warschau 7.–8.11.1996: Soziale Herausforderungen an die Gesundheit: Gerechtigkeit und Patientenrechte im Kontext von Gesundheitsreformen

# 12 Patientenbeteiligung aus der Sicht der Patientenorganisation

*Gerhard Englert*

## 12.1 Aufgaben von Selbsthilfegruppen und Selbsthilfeorganisationen

Selbsthilfegruppen lassen sich beschreiben als Zusammenschlüsse von Menschen, die das Gefühl haben, unter einem gemeinsamen Problem zu leiden, und die zusammenkommen, weil sie etwas dagegen unternehmen möchten. Die Aufgaben von *gesundheitsbezogenen Selbsthilfegruppen* entwickeln sich aus den jeweiligen Krankheiten und Behinderungen. Bei aller Unterschiedlichkeit bestimmt jedoch immer der Wunsch von Betroffenen nach verständlicher und verlässlicher Information zur Krankheit/Behinderung sowie nach einem Austausch von Erfahrungen zum Leben mit Krankheit/Behinderung die Arbeit der örtlich oder regional tätigen Selbsthilfegruppen.

Die Aufgaben und insbesondere die Strukturen von *gesundheitsbezogenen Selbsthilfeorganisationen* (Patientenorganisationen) leiten sich aus den jeweiligen Bedürfnissen der chronisch kranken/behinderten Menschen, den daran orientierten Unterstützungsmöglichkeiten im Rahmen der Selbsthilfe sowie aus der Geschichte der jeweiligen Organisation ab [Englert, Niermann 1996]. Diese wird, wie bei anderen Institutionen auch, von Menschen unterschiedlichster Eigenart geprägt. Entsprechend unterschiedlich kann die Organisation der Selbsthilfe ausfallen, auch wenn die Bedürfnislage und das Unterstützungspotential gleich oder ähnlich sind.

Bei aller Unterschiedlichkeit lassen sich jedoch Aufgabenbereiche feststellen, in denen alle gesundheitsbezogenen Selbstfeorganisationen aktiv sind [Englert, Niermann 1996]:

- Organisation von Erfahrungsaustausch zwischen Betroffenen, im Einzelgespräch oder in Gruppen,
- Information: in Broschüren, bei Veranstaltungen oder durch Beratungsdienste,
- Vermittlung zu kompetenten professionellen Beratern und zu behinderungs-/krankheitsgerechten therapeutischen und rehabilitativen Maßnahmen,
- Interessenvertretung.

Die Interessenvertretung ist ein wichtiges Aufgabenfeld gerade der bundesweit tätigen Selbsthilfeorganisationen, da für isoliert vor Ort tätige Selbsthilfegruppen eine starke Interessenvertretung kaum möglich ist. Zu den wichtigsten Tätigkeitsfeldern der gesundheitsbezogenen Selbsthilfeorganisationen gehört dabei die kollektive Interessenvertretung im Bereich des Gesundheitswesens. Dabei stehen nicht die individuelle Beziehung zwischen Erbringer von gesundheitsbezogenen Leistungen und Patient im Vordergrund der Arbeit, sondern Bemühungen um Verbesserungen in der Versorgung für alle chronisch kranken/behinderten Menschen.

Aktivitäten, die auf die Durchsetzung von Patientenrechten und Patientensicherheit sowie auf Verbesserung der individuellen Beziehung zwischen Patient und Leistungserbringer ausgerichtet sind, gehören ebenfalls, allerdings unterschiedlich intensiv, zu den Aufgaben der Selbsthilfeorganisationen.

## 12.2 Grundsätze für die kollektive Interessenvertretung der Selbsthilfeorganisationen im Bereich des Gesundheitswesens

### 12.2.1 Ziele und Aufgaben der patientenorientierten Interessenvertretung

Ziel einer patientenorientierten kollektiven Interessenvertretung ist es, darauf hinzuwirken und daran mitzuwirken, dass ein Gesundheitssystem geschaffen wird und erhalten bleibt, in dem für chronisch kranke/behinderte Menschen eine qualifizierte Versorgung (Beratung und Behandlung) gesichert ist. Die Bemühungen um ein patientengerechtes Gesundheitssystem müssen dabei auf die Bereiche medizinische Versorgung, pflegerische Versorgung, psychosoziale und soziale Versorgung abzielen. In allen Bereichen ergeben sich Aufgaben des Qualitätsmanagements bezüglich des Versorgers, der Versorgungseinrichtungen und -prozesse, der Kommunikation zwischen den Versorgern und der Zugänglichkeit der Versorgungseinrichtungen.

Die Bundesrepublik Deutschland verfügt über ein insgesamt gutes Gesundheitssystem, das jedoch Defizite in verschiedenen Versorgungsbereichen und zudem im Bereich der Kommunikation und der interdisziplinären Zusammenarbeit aufweist. Außerdem ist die Leistungsfähigkeit des Systems und seiner Versorgungseinrichtungen für den Patienten weitgehend nicht transparent.

### 12.2.2 Voraussetzungen und Möglichkeiten der krankheits-/behinderungsspezifischen Interessenvertretung

Für die Interessenvertretung im Bereich des Gesundheitswesens ist es an erster Stelle wichtig zu wissen, an welchen Stellen der gesundheitsbezogenen Beratungs- und Behandlungsprozesse die vorhandenen Möglichkeiten unzureichend oder gar nicht zum Einsatz kommen. Selbsthilfeorganisationen sammeln dazu die ihnen aus dem Kreis der Mitglieder und von sonstigen Betroffenen zugehenden Informationen, stellen sie zusammen und analysieren sie. Manche Selbsthilfeorganisationen veranlassen oder organisieren auch gesonderte Untersuchungen zur Feststellung der aktuellen Situation in einzelnen Bereichen der professionellen Versorgung.

Die bei der Auswertung der gesammelten Erfahrungen und mit den gegebenenfalls durchgeführten Untersuchungen gewonnenen Erkenntnisse sind der Ausgangspunkt für Aktivitäten zur Verbesserung der Versorgungssituation. Möglichkeiten einer Einflussnahme sind dabei:

- die Herausgabe oder Veranlassung von Schriften (Veröffentlichungen, Broschüren, Bücher),
- die Ausarbeitung von Stellungnahmen mit Vorschlägen oder Forderungen zur Verbesserung der Versorgung und ihre Verbreitung innerhalb der zuständigen Fachbereiche, der Entscheidungsträger im Gesundheitswesen und gegebenenfalls in der Öffentlichkeit,
- die Zusammenarbeit mit relevanten Fachgruppen und Fachverbänden,
- die Mitarbeit in Fachgremien (Arbeitsgruppen der Fachverbände und von sonstigen Organisationen z.B. des Gemeinsamen Bundesausschusses),
- die proaktive Initiierung von Arbeitsgruppen (eigene oder der Fachverbände) zur Bearbeitung von Versorgungsdefiziten und Ausarbeitung von Versorgungs-Leitlinien und die Beteiligung an deren Arbeit.

Diese Möglichkeiten werden von den einzelnen gesundheitsbezogenen Selbsthilfeorganisationen in unterschiedlichster Weise genutzt.

## 12.2.3 Besondere Möglichkeiten der Selbsthilfeorganisationen bei der krankheits-/behinderungsspezifischen Interessenvertretung

Gesundheitsbezogene Selbsthilfeorganisationen haben bei ihren Aktivitäten im Bereich des Gesundheitswesens besondere Möglichkeiten, zu patientenorientierten Verbesserungen der Versorgung beizutragen. Sie haben einen weitgehend unverfälschten Zugang zu den tatsächlichen Bedürfnissen der Betroffenen. Dies erklärt sich aus folgenden Gegebenheiten:

- Gleichbetroffene können sich aufgrund des eigenen Erlebens besser in die Situation eines chronisch kranken/behinderten Menschen einfühlen und haben deshalb eine größere Nähe und einen umfassenden Zugang zu dessen tatsächlichen Unterstützungsbedürfnissen.
- Zwischen Gleichbetroffenen bestehen keine oder nur geringe Hemmschwellen, über die tatsächlichen Schwierigkeiten zu reden. Dies ist besonders wichtig bei krankheits-/behinderungsbedingten Schwierigkeiten im Intimbereich.
- Gleichbetroffene haben, auch aus Eigeninteresse, ein besonders starkes Interesse an einer umfassenden, bedarfsgerechten Versorgung. Die professionellen Versorger interessieren sich i.a. nur für ihren Versorgungsbereich.
- Von Betroffenen geleitete Selbsthilfeorganisationen haben eine größere Glaubwürdigkeit bei der krankheits-/behinderungsspezifischen Interessenvertretung in den verschiedenen Versorgungsbereichen.

Hinzu kommt, dass die Mitarbeiter von Selbsthilfeorganisationen als Betroffene einen eigenständigen Beitrag zur Versorgung von chronisch kranken/behinderten Menschen leisten können. Sie können am eigenen Beispiel überzeugend beweisen, dass auch mit einer chronischen Krankheit/Behinderung ein sinnerfülltes Leben möglich ist. Sie können so Mut machen, die chronische Krankheit/Behinderung anzunehmen. Diese Unterstützung ist grundlegend, da alle anderen Versorgungsmaßnahmen gefährdet sind, wenn Betroffene im Weiterleben keinen Sinn mehr sehen. Gesundheitsbezogene Selbsthilfeorganisationen bieten diese Hilfe unter anderem in Form von Besucherdiensten (Besuche im Krankenhaus oder zu Hause) oder Beratungsstellen an.

## 12.3 Beispiele für die kollektive Interessenvertretung von Selbsthilfeorganisationen im Bereich des Gesundheitswesens

Die dargestellten Möglichkeiten der kollektiven Interessenvertretung im Bereich des Gesundheitswesens werden zunächst am Beispiel der Selbsthilfeorganisation Deutsche ILCO veranschaulicht. Damit lässt sich auch beispielhaft darstellen, welche umfangreichen Aktivitäten erforderlich sein können, um Verbesserungen in der Versorgung chronisch kranker/behinderter Menschen zu erreichen. Die Deutsche ILCO fördert auch alle Bemühungen um eine Verbesserung der individuellen Beziehung zwischen Patient und Leistungserbringer. Allerdings ist der Unterstützungsbedarf in diesem Bereich nicht sehr ausgeprägt.

Neue Möglichkeiten der kollektiven Interessenvertretung für Selbsthilfeorganisationen durch Antrags- und Beratungs-Beteiligung an Entscheidungsprozessen bietet seit Januar 2004 die Patientenvertretung in den Gremien des Gemeinsamen Bundesausschusses. Die Darstellung erster Erfahrungen zeigt, dass dabei schrittweise Erfolge zu erzielen sind.

## 12.3.1 Interessenvertretung der Deutschen ILCO im Gesundheitssystem

**Die Deutsche ILCO – Selbsthilfe von Stomaträgern und Menschen mit Darmkrebs**

Die Deutsche ILCO wurde im Jahr 1972 gegründet, zunächst als Vereinigung von Stomaträgern (Menschen mit künstlichem Darmausgang oder künstlicher Harnableitung). Seit Beginn des Jahres 2005 bietet sie auch Menschen mit Darmkrebs ihre Unterstützung an.

Die Ziele und Aufgaben der Deutschen ILCO sind in einem Selbstauftrag [Deutsche ILCO 2005] festgelegt. Die ILCO-Arbeit zielt darauf ab, Stoma- und Darmkrebsbetroffenen beizustehen, dass sie auch mit dem Stoma und mit einer Darmkrebserkrankung selbstbestimmt und selbstständig handeln können. Dazu dienen vor allem Information in Wort und Schrift, Erfahrungsaustausch und Beratung zu Fragen des täglichen Lebens mit einem Stoma bzw. der Darmkrebserkrankung sowie unabhängige Interessenvertretung bei Stoma- und bei Darmkrebsbezogenen Anliegen. Die Deutsche ILCO bemüht sich zudem um den Abbau der Tabuisierung des Stomas und des Darmkrebses. Sie setzt sich für eine hochwertige qualitätsgesicherte professionelle Versorgung ein und dafür, dass die benötigten Stomaartikel und Arzneimittel ohne unzumutbare finanzielle Belastung zur Verfügung stehen. Die Deutsche ILCO unterstützt weiterhin Initiativen zur Förderung der Ursachenforschung und der Prävention.

Die Deutsche ILCO hat heute 9.500 Mitglieder (darunter 8.000 Betroffene) und über 300 Gruppen im gesamten Bundesgebiet.

**Aktivitäten**

Die Aktivitäten der Deutschen ILCO im Bereich Interessenvertretung im Gesundheitssystem gründen sich auf Erfahrungen, die insbesondere bei der zentralen Informations- und Beratungsstelle des ILCO-Bundesverbandes gesammelt und verwertet werden. In Ergänzung dazu wurde eine Reihe von Untersuchungen durchgeführt bzw. initiiert, um zuverlässige Daten zu den Bedürfnissen von Stomaträgern und zur Versorgungssituation zu erhalten. Die wichtigsten dieser Untersuchungen werden nachfolgend dargestellt.

Unter Einbeziehung der so gewonnenen Erkenntnisse versuchte und versucht der ILCO-Bundesverband mit Hilfe aller oben aufgeführten Möglichkeiten der Einflussnahme die Versorgung von Stomaträgern zu verbessern. Dies wird an Beispielen aus Untersuchungen aufgezeigt.

**Belastungen und Unterstützungsbedarf von Stomaträgern**

Bereits im Jahr 1990 wurde im Auftrag der Deutschen ILCO vom Zentrum für Psychosomatik der Medizinischen Hochschule Hannover erstmals eine Studie „Die Lebenssituation von Stomaträgern" erarbeitet [Künsebeck 1994]. Eine weitere Untersuchung der Deutschen ILCO „Belastungen und Unterstützungsbedarf von Stomaträgern" [Englert 2004], gefördert durch den Förderpool „Partner der Krankenkassen", erbrachte wichtige Erkenntnisse für die Arbeit der Deutschen ILCO. Von den insgesamt 344 antwortenden ILCO-Mitgliedern werden folgende Belastungsfaktoren als besonders stark empfunden:

- eine befürchtete Eigenbeteiligung an den Kosten der Stomaartikel,
- verminderte körperliche Belastbarkeit nach der Operation,
- Angst vor dem Wiederauftreten der Grundkrankheit (z.B. Krebs, Morbus Crohn).

Diese Ergebnisse bestätigten bereits vorliegende Erfahrungen, aus denen der Bedarf an verstärkter Interessenvertretung (besonders im Bereich „Hilfsmittelversorgung") hervorging sowie der Wunsch nach mehr Information zu den Grundkrankheiten. Damit rückte auch das Thema „Darmkrebs" stärker in den Vordergrund. Zusätzliche Überlegungen führten dazu, dass sich die Deutsche ILCO nun zu einer Vereinigung von Stomaträgern und Menschen mit Darmkrebs weiter entwickeln wird.

**Hilfsmittelversorgung**
Die sachgerechte Versorgung von Stomaträgern mit Hilfsmitteln (Stomaartikeln) ist eine wesentliche Voraussetzung für das Gelingen aller Versorgungsmaßnahmen und damit für das Erreichen der Rehabilitation. Der ILCO-Bundesverband überprüfte deshalb mehrfach die aktuelle Situation bei der Versorgung mit Stomaartikeln.

Die Untersuchung „Versorgung mit Hilfsmitteln" ist Teil der zurzeit noch nicht veröffentlichten Untersuchung „Die ambulante Versorgung von Stomaträgerinnen und Stomaträgern" aus dem Jahr 2004. Die Mehrheit der befragten 925 Stomaträger (80 %) gab an, dass sie zufrieden bis sehr zufrieden mit den im Moment von ihnen verwendeten Stomaartikeln ist. Dieses Ergebnis zeigt, dass die aktuelle Versorgung mit Hilfsmitteln gut ist, sofern Probleme, die im ersten Jahr nach der Operation häufiger auftreten können, schnell gelöst werden. Dazu sind zeitnah und ortsnah erreichbare Angebote einer eingehenden Beratung in der Auswahl und im Gebrauch der Stomaartikel sowie qualifizierte Behandlungsmaßnahmen bei Problemen notwendig. Die Interessenvertretung der Deutschen ILCO ist zurzeit darauf gerichtet, bestehende Angebote zu sichern und zu ergänzen.

**Ambulante Versorgung von Stomaträgern**
Die Untersuchung „Die ambulante Versorgung von Stomaträgerinnen und Stomaträgern" wurde im Jahr 2004 im Auftrag der Deutschen ILCO und mit Förderung durch den BKK-Bundesverband vom Arbeitsbereich Medizinsoziologie der Medizinischen Hochschule Hannover (Prof. S. Geyer, Dipl.-Soz. U. Gerken) durchgeführt. Es konnten insgesamt 925 Fragebögen ausgewertet werden. Es zeigte sich u.a., dass 8,6% der befragten Stomaträger in den Kliniken hinsichtlich Stomaversorgung und Stomanachsorge gänzlich uninformiert geblieben sind. Es ist deshalb erforderlich, auf eine Verbesserung der Information in den Kliniken zu drängen. Eine stomabezogene schriftliche Entlassinformation könnte dabei bei kürzeren Liegezeiten hilfreich sein.

**Aktivitäten zur Einflussnahme: Schriften**
Um auf Defizite bei der professionellen Versorgung von Stomaträgern aufmerksam zu machen, Vorschläge zum Abbau dieser Defizite zu verbreiten, aber auch um auf die eigenständigen Beiträge von Stomaträgern zur Versorgung hinzuweisen, hat die Deutsche ILCO eine Reihe von Schriften herausgegeben:
- „Verbesserung der Lebensqualität von Stomaträgern",
- „Die Rehabilitation des Stomapatienten – eine multidisziplinäre Aufgabe",
- „Die Versorgung des Stomapatienten – Fortschritte und Defizite",
- „Die Beratung des Stomaträgers",
- „Die Rehabilitation des Stomaträgers".

**Grundlegende Stellungnahmen**
Neben einer Vielzahl von Stellungnahmen zu aktuellen Gesetzesvorhaben oder Versorgungs-Richtlinien ist es ein wichtiges Anliegen der Deutschen ILCO, aus vorliegenden Erfahrungen Defizite im Versorgungssystem für Stomaträger festzustellen sowie Hinweise auf notwendige und mögliche Weiterentwicklungen des Systems zu geben. Dabei ist es besonders wichtig, das Versorgungssystem als Ganzheit zu betrachten und so auch Vernetzungen zwischen den Versorgungseinheiten und die Kommunikation zwischen diesen zu erfassen.

Im Jahr 1999 wurde der erste Forderungskatalog „Forderungen der Deutschen ILCO zur Rehabilitation von Stomaträgern" veröffentlicht. Diese Stellungnahme verweist auf Defizite in der Qualität der medizinischen Versorgung, in der Qualität und Verfügbarkeit der Stomaberatung sowie in der Qualität der stationären Anschlussrehabilitation. Die Stellungnahme enthält auch konkrete Forderungen zum Abbau dieser Defizite.

Der Forderungskatalog wird zurzeit aktualisiert.

**Zusammenarbeit mit Fachgruppen und Fachverbänden**

Die Deutsche ILCO arbeitet besonders aktiv mit Ärzten und Kliniken im Gebiet der Viszeralchirurgie und Koloproktologie zusammen. Sie ist Mitglied von Fachverbänden und nutzt die Zusammenarbeit mit anderen gesundheitsbezogenen Selbsthilfeorganisationen in Dachverbänden oder Arbeitsgemeinschaften, um Interessenvertretung im Gesundheitssystem zu betreiben.

**Mitarbeit in Fachgremien**

Seitdem vom Gesetzgeber die stärkere Einbeziehung von Patientenvertretern, insbesondere in die Arbeitsgremien des Gemeinsamen Bundesausschusses, eingeführt wurde, nimmt auch die Zahl der Einladungen zur Mitarbeit in Arbeitsgruppen der Fachverbände zu. Dabei fällt auf, dass Ärzteverbände deutlich größeres Interesse als die Krankenkassen haben, die Erfahrungen der Selbsthilfeorganisationen in ihre Arbeit einzubeziehen.

Die Deutsche ILCO war u.a. beteiligt an der Ausarbeitung der Leitlinien „Diagnostik, Therapie und Nachsorge des kolorektalen Karzinoms" (Deutsche Krebsgesellschaft) und „Kolorektales Karzinom: Prävention, Diagnostik und Therapie 2004" (Deutsche Gesellschaft für Verdauungs- und Stoffwechselkrankheiten).

Die Beteiligung an den Arbeitsgremien des Gemeinsamen Bundesausschusses erstreckt sich zurzeit auf die Spruchkörper und die Unterausschüsse „Ambulante Behandlung im Krankenhaus", „Heil- und Hilfsmittel" sowie „Rehabilitation".

**Initiierung von Arbeitsgruppen**

Die Zahl der Stomaträger in Deutschland ist mit etwa 80.000 Betroffenen zu gering, um bei der Festlegung von Präferenzen für die Leitlinien zu erreichen, dass die Versorgung von Stomaträgern an vorderer Stelle steht. Deshalb bemüht sich die Deutsche ILCO, die Erarbeitung von Leitlinien und Qualitätskriterien bei den Fachgesellschaften zu initiieren oder eigene multidisziplinäre Arbeitsgruppen damit zu beauftragen. Bis jetzt konnten mit eigenen Arbeitsgruppen folgende Leitlinien erarbeitet werden:

- „Die Beratung des Stomaträgers" (2000). Diese Leitlinie wurde von der Deutschen Gesellschaft für Chirurgie und der Deutschen Gesellschaft für Verdauungs- und Stoffwechselkrankheiten übernommen.
- „Die stationäre Rehabilitation des Stomaträgers" (2003).

Auf Anregung der Deutschen ILCO wurden im Jahr 2004 von der Deutschen Gesellschaft für Verdauungs- und Stoffwechselkrankheiten und der Deutschen Gesellschaft für Koloproktologie unter Mitwirkung der Deutschen ILCO „Zertifizierungskriterien für chirurgische Kliniken zur Stomatherapie" entwickelt.

### 12.3.2 Patientenbeteiligung im Gemeinsamen Bundesausschuss

Neben den bisherigen Akteuren im Gesundheitswesen (Krankenkassen, Kassenärzten und Krankenhäusern) haben seit Beginn des Jahres 2004 Vertreter der Patientinnen und Patienten Antrags- und Mitberatungsrecht in den Gremien des Gemeinsamen Bundesausschusses. Diese sehen es als wesentliche Aufgabe an, bei den Entscheidungen des Bundesausschusses für mehr Transparenz und Patientenorientierung zu sorgen, wobei Aspekte der Lebensqualität sowie alters-, geschlechts- und lebenslagenspezifischer Belange der Patientinnen und Patienten Berücksichtigung finden sollen. Die für die Entsendung der Patientenvertreter maßgeblichen Organisationen sind die im Deutschen Behindertenrat zusammenarbeitenden Selbsthilfeorganisationen sowie 3 Beraterverbände.

Diese Organisationen bewerten das erste Jahr ihrer Beteiligung insgesamt positiv. Allerdings hat sich die Patientenseite mit ihren Positionen nicht immer durchsetzen können: Ein Beispiel für eine erfolgreiche Mitwirkung ist die Richtlinie zur Definition "schwerwiegender chronischer Erkrankungen" (Chroniker-Richtlinie). Diese hatte der alte Bundesausschuss schon 2003 verabschiedet. Sie wurde nach massiver öffentlicher Kritik insbesondere von Seiten der Patientinnen und Patienten 2004 erneut beraten und entsprechend geändert. Es gelten nun nicht nur der Grad der Behinderung oder die Pflegestufe, sondern auch die Einschränkung der Lebensqualität als Kriterium für den Schweregrad einer chronischen Erkrankung. In einer weiteren Überarbeitung wurden Erleichterungen beim jährlichen Nachweis chronischer Erkrankungen erreicht. Nur zum Teil erfolgreich waren die Bemühungen beim Ausschluss verschreibungsfreier Arzneimittel (OTC) aus dem Leistungskatalog der Krankenkassen. Der Gemeinsame Bundesausschuss war beauftragt, eine Liste dieser Ausnahmepräparate zu erstellen. Die Liste fand trotz einiger schon erreichter Verbesserungen nicht die Zustimmung der Patientenvertreter, weil der Einsatz solcher OTC-Präparate für das Nebenwirkungsmanagement oder die Sekundärprophylaxe nicht ausreichend berücksichtigt wurde. Die Patientenseite konnte allerdings durchsetzen, dass dies 2005 nachgeholt und die Liste regelmäßig und zeitnah angepasst wird.

Diese neue Form der Patientenbeteiligung wird sicherlich in Zukunft verstärkte Möglichkeiten eröffnen, eine patientengerechtere Versorgung von chronisch kranken/behinderten Menschen zu erreichen.

## 12.4 Chancen und Schwierigkeiten der Patientenbeteiligung

Gesundheitsbezogene Selbsthilfeorganisationen mussten über viele Jahre darum kämpfen, dass ihre Erfahrungen in die Entwicklungs- und Entscheidungprozesse zur Versorgung chronisch kranker/behinderter Menschen einbezogen wurden, meistens nicht sehr erfolgreich. Gerade in den letzten Jahren, verstärkt dann mit dem GMG, ist ein Bewusstseinswandel in Gang gekommen, der leider noch nicht alle Beteiligten erfasst hat.

Allerdings werden die zunehmenden Angebote und Verpflichtungen für die Selbsthilfeorganisationen zu einem Problem. Auf der einen Seite eröffnen sich neue Möglichkeiten, die vorliegenden Erfahrungen zur Versorgung chronisch kranker/behinderter Menschen direkt in die Entwicklungs- und Entscheidungprozesse einzubringen. Damit ergeben sich größere Chancen, einen Abbau bestehender Defizite hin zu einer patientengerechteren Versorgung zu erwirken. Auf der anderen Seite entstehen eine Vielzahl neuer Aufgaben und Verpflichtungen, zusätzlich zur bisherigen Arbeit der Selbsthilfeorganisation. Bei den meisten Selbsthilfeorganisationen führen diese zu einer noch größeren Überlastung der größtenteils ehrenamtlichen Mitarbeiter.

Für die Einbeziehung weiterer hauptamtlicher Mitarbeiter fehlen den meisten Selbsthilfeorganisationen verlässliche finanzielle Voraussetzungen. Die Mitgliedsbeiträge und Spenden sowie die Selbsthilfeförderung durch die gesetzlichen Krankenkassen reichen nicht aus. Diese Finanzierungsquellen sind zudem in ihrer Höhe nicht sicher. Es sind deshalb weitere Möglichkeiten einer verlässlichen und unabhängigen finanziellen Förderung zu schaffen. Bei einer zunehmenden Einbeziehung hauptamtlicher, nicht betroffener Mitarbeiter besteht allerdings die Gefahr, dass Glaubwürdigkeit und Patientenorientierung bei der Interessenvertretung verloren gehen.

Die gesundheitsbezogenen Selbsthilfeorganisationen stehen damit vor der schwierigen Aufgabe, gleichzeitig auf Angebote der Zusammenarbeit mit Sachverstand einzugehen und Mitarbeiter im Kreis der Betroffenen zu finden, die Kompetenz, Interesse und Zeit für das schwierige Aufgabenfeld der Interessenvertretung mitbringen. Dies ist eine Herausforderung, die neue Wege in der Gewinnung und Einbeziehung ehrenamtlicher Mitarbeiter verlangt. Die Selbsthilfeorganisationen müssen sich dieser Herausforderung stellen, um die Angebote der Beteiligung, die sich sicherlich noch verstärken werden, zum Wohle chronisch kranker/behinderten Menschen nutzen zu können.

Trotz dieser Schwierigkeiten ist es den Selbsthilfeorganisationen gerade in den letzten Jahren gelungen, durch sachbezogene und kompetente Beiträge zu den Entwicklungs- und Entscheidungsprozessen als Gesprächspartner zunehmend akzeptiert und z. T. auch geschätzt zu werden. Diese Beteiligung eröffnet neue Möglichkeiten, die Ziele Transparenz, Patientenorientierung und Beachtung der Lebensqualität sowie alters-, geschlechts- und lebenslagenspezifischer Belange bei der Weiterentwicklung des Gesundheitssystems zu verfolgen.

**Literatur**

Deutsche ILCO e.V. (2005) Selbstauftrag der Deutschen ILCO. http://www.ilco.de (1.1.2005)

Englert G, Belastungen, Unterstützungs- und Informationsbedarf von Stomaträgern – Ergebnisse einer Fragebogenuntersuchung. ILCO-PRAXIS (2004), 1, 41–46

Englert G, Niermann T (1996) Die Bedeutung der Selbsthilfegruppen für behinderte und chronisch kranken Menschen. In: Zwierlein E (Hrsg.), Handbuch Integration und Ausgrenzung, 207–216. Luchterhand Neuwied, Kriftel, Berlin

Künsebeck HW (1994) Die Lebenssituation von Stomaträgern – Ergebnisse einer ILCO-Untersuchung, In: Englert G, Winkler R (Hrsg.), Die Versorgung des Stomapatienten – Fortschritte und Defizite, 51–63. Deutsche ILCO e.V. Freising

# 13 Selbsthilfe und Beteiligung von Patienten im Gesundheitswesen

*Jürgen Matzat*

## 13.1 Einleitung

Die moderne Medizin ist unglaublich erfolgreich. Mit ihren chirurgischen und pharmakologischen Wundertaten hat sie zu einer ungeahnten Lebenserwartung für unsere Bevölkerung beigetragen. Allerdings hat dieser Erfolg auch eine geradezu paradoxe Nebenwirkung: die Zahl der Kranken, genauer gesagt der chronisch Kranken, nimmt nicht ab, sonder ständig zu. Leben kann gerettet werden, aber es kommt nicht zu einer Heilung im klassischen Sinne einer restitutio ad integrum, sondern allenfalls zu einer „bedingten Gesundheit". Neben der (Über-) Lebensdauer rückt zunehmend die verbleibende Lebensqualität in den Blickpunkt. Es geht um Coping (Bewältigung der Erkrankung), Leben mit Krankheit, Rehabilitation und Reintegration, um mögliche Teilhabe an gesellschaftlichem Leben. All dies hat in der Medizinerausbildung noch zu wenig Berücksichtigung gefunden.

Das Versagen des ansonsten so erfolgreichen Medizinsystems in gewisser Hinsicht ist eine der Ursachen für die Entfaltung der Selbsthilfe-Bewegung in unserem Land. Das Fehlen von angemessener Information und Kommunikation wird bei allen Patientenbefragungen als größter Mangel beklagt, wie auch die fehlende Hilfe beim Übergang aus stationärer Behandlung zurück in das Alltagsleben. Wenn man dies alles von den Profis nicht (oder nicht ausreichend, oder nicht in angemessener Weise) erhält, dann sucht man es anderswo, z. B. bei gleichermaßen Betroffenen, möglichst bei solchen, die schon länger Erfahrung mit derselben Krankheit gesammelt haben. Allmählich wird so die Dominanz der Experten aufgeweicht. Patienten sind heutzutage besser informiert denn je, und sie wollen vermehrt mitbestimmen bei ihrer persönlichen Behandlung und bei der Gestaltung des Medizinsystems insgesamt.

## 13.2 Selbsthilfe im Gesundheitswesen

Die Rolle der Selbsthilfe im Gesundheitswesen wird gelegentlich (und sicher in freundlicher Übertreibung) als die einer „vierten Säule" beschrieben [Matzat 1995] – neben den Praxen der niedergelassenen Ärzte, den Krankenhäusern und dem öffentlichen Gesundheitsdienst. Zuletzt wurde ihre neuerdings stärker wahrgenommene Bedeutung auch dadurch dokumentiert, dass die Gesundheitsberichterstattung des Bundes sich in einem eigenen Themenheft mit „Selbsthilfe im Gesundheitsbereich" befasste [Hundertmark-Mayser et al. 2004]. Die Selbsthilfe-Bewegung, wenn dieser Begriff nicht zu anspruchsvoll klingt, tritt in dreierlei Weise in Erscheinung: in Form von Selbsthilfe*gruppen*, Selbsthilfe-*Organisationen* und Selbsthilfe-*Kontaktstellen*. So hat es auch seinen Niederschlag in der deutschen Gesetzgebung gefunden (vgl. § 20, 4, SGB V und § 29 SGB IX). In ähnlicher Weise wie hierzulande – wenn auch nirgends in solchem Ausmaß – hat sich die Selbsthilfe in vielen Ländern Europas entwickelt [vgl. Gielen 2004].

Die Zahl der örtlichen Selbsthilfegruppen wird aufgrund von empirisch gestützten

Hochrechnungen auf 70.000 bis 100.000 geschätzt mit ca. 3 Millionen Mitgliedern. Zum Vergleich: Die im Deutschen Bundestag vertretenen Parteien haben ca. 2 Millionen Mitglieder. Basis hierfür sind Erhebungen, die von der wissenschaftlichen Begleitforschung im Rahmen zweier Modellprogramme der Bundesregierung in den 80er und 90er Jahren durchgeführt wurden [Braun, Opielka 1992; Braun et al. 1997].

Allein im Gesundheitsbereich haben sich etwa 100 überregionale Selbsthilfe-Organisationen von chronisch kranken und behinderten Menschen mit ca. 1 Million Mitgliedern in der Bundesarbeitsgemeinschaft Hilfe für Behinderte (BAGH) zusammengeschlossen. Eine etwa gleich große Anzahl von Selbsthilfe-Organisationen chronisch kranker und behinderter Menschen gehört dem Deutschen Paritätischen Wohlfahrtsverband (DPWV) an. Die Deutsche Hauptstelle für Suchtfragen (DHS) bildet das Dach für eine große Anzahl von Gruppen der Abstinenz- und Selbsthilfeverbände in der Suchtkrankenhilfe. „In Deutschland treffen sich wöchentlich fast 200.000 Menschen in 7.500 Sucht-Selbsthilfegruppen" [Hüllinghorst 2001].

Nach einer neueren Untersuchung [Meyer et al. 2004] bestehen bundesweit ca. 5.000 „Psycho-Selbsthilfegruppen" zu Themen wie Angst, Depression, Essstörungen u.ä.

In etwa 300 Städten und Kreisen der Bundesrepublik [vgl. Thiel 2004] lassen sich lokale Anlaufstellen identifizieren, an die sich alle Interessierten, ob Betroffene, Angehörige oder Fachleute, wenden können, um Fragen bezüglich Selbsthilfegruppen zu klären, und zwar unabhängig von der spezifischen Thematik. Dort hat man den besten Überblick über die Selbsthilfegruppen-Szene vor Ort, vor allem auch über die Vielzahl der „unorganisierten" Gruppen, die den o.g. Dachverbänden *nicht* angehören. Insbesondere die professionell und hauptamtlich betriebene Variante einer solchen Einrichtung, „Kontaktstelle für Selbsthilfegruppen" genannt [vgl. Matzat 1999], hat sich als infrastrukturelles Unterstützungsangebot für Selbsthilfegruppen und daran interessierte Bürger bewährt. Wenn auch eine formale Mitgliedschaft nur bei einem Teil der Selbsthilfe-Kontaktstellen besteht, lässt sich die Deutsche Arbeitsgemeinschaft Selbsthilfegruppen (DAG SHG) e.V. als Spitzenorganisation für dieses Selbsthilfe-Segment betrachten.

## 13.3 Zur Definition von Selbsthilfegruppen

Der Fachverband Deutsche Arbeitsgemeinschaft Selbsthilfegruppen e.V. definiert folgendermaßen:

*„Selbsthilfegruppen sind freiwillige, meist lose Zusammenschlüsse von Menschen, deren Aktivitäten sich auf die gemeinsame Bewältigung von Krankheiten, psychischen oder sozialen Problemen richten, von denen sie – entweder selber oder als Angehörige – betroffen sind. Sie wollen mit ihrer Arbeit keinen Gewinn erwirtschaften. Ihr Ziel ist eine Veränderung ihrer persönlichen Lebensumstände und häufig auch ein Hineinwirken in ihr soziales und politisches Umfeld. In der regelmäßigen, oft wöchentlichen Gruppenarbeit betonen sie Authentizität, Gleichberechtigung, gemeinsames Gespräch und gegenseitige Hilfe. Die Gruppe ist dabei ein Mittel, die äußere (soziale, gesellschaftliche) und die innere (persönliche, seelische) Isolation aufzuheben. Die Ziele von Selbsthilfegruppen richten sich vor allem auf ihre Mitglieder und nicht auf Außenstehende; darin unterscheiden sie sich von anderen Formen des Bürgerengagements. Selbsthilfegruppen werden nicht von professionellen Helfern geleitet; manche ziehen jedoch gelegentlich Experten zu bestimmten Fragestellungen hinzu."* [Deutsche Arbeitsgemeinschaft Selbsthilfegruppen 1987].

Diese Definition betont die Wirkung der Gruppenselbsthilfe „nach innen", auf die unmittelbar Beteiligten und Engagierten, ohne die soziale und politische Dimension auszuklammern. Es geht im Wesentlichen um Probleme, zu deren Lösung individuelle Erkenntnis- und Veränderungsprozesse beitragen können, weniger um die Interessenvertretung und die Hoffnung auf Veränderung Anderer oder „der Verhältnisse". Als eine besondere Ausprägung gelten die sog. Gesprächs-Selbsthilfegruppen. Im Vordergrund ihrer Arbeit steht die emotionale Be- oder Verarbeitung von Krankheiten und Krisen. Sie machen sich in besonderer Weise das Gruppenprinzip und die Heilkraft des Wortes zu nutze. „Reden hilft!" heißt ein dazu passender Slogan. Meist etwa sechs bis zwölf Personen treffen sich zu wöchentlichen Sitzungen von ca. 90 Minuten Dauer. Diese Art Selbsthilfegruppe steht in der Tradition der professionellen Psychotherapie, wie sie sich seit dem zweiten Weltkrieg vor allem in Nordamerika und in Europa verbreitet hat. Man könnte verkürzt sagen, es handelt sich um eine „Gruppentherapie ohne Therapeut". Hier wird im Engagement betroffener Bürger ein Beitrag zur psychologisch-psychotherapeutischen Basisversorgung der Bevölkerung im weitesten Sinne geleistet. Gesprächs-Selbsthilfegruppen haben ihre Stärke in der Bearbeitung seelischer Probleme im Sinne neurotischer, psychosomatischer oder funktioneller Störungen, aber auch bei der seelischen Verarbeitung anderer Krankheiten und Krisen. Sie stiften neues „Kohärenzgefühl" im Sinne des Salutogenese-Konzepts von Antonovsky [vgl. Thiel 2001] und tragen so zu Genesung und Gesunderhaltung bei. Ihre Gruppendynamik lebt von der unmittelbaren persönlichen Begegnung („face-to-face"), von der Entwicklung vertrauensvoller kontinuierlicher Beziehungen untereinander, von Offenheit und Selbstenthüllungsbereitschaft, von Introspektion und Einfühlung, von aktivem Zuhören und dem Angebot neuer Sichtweisen, ausgehend von den Lebens- und Leidenserfahrungen der anderen Betroffenen. Viele Mitglieder solcher Selbsthilfegruppen haben auch schon in irgendeiner Form professionelle psychotherapeutische Hilfe erfahren, von wenigen Beratungsgesprächen etwa im Rahmen von stationären Reha-Maßnahmen über längerfristige ambulante Behandlungen bis zu Aufenthalten in psychiatrischen oder psychosomatisch-psychotherapeutischen Fachkliniken. Sie suchen Selbsthilfegruppen auf als eine Form der Nachsorge, als „Auffrischung" bei erneuten Problemen oder auch parallel als Ergänzung zu einer Einzeltherapie. Insbesondere unter Aspekten der Prävention (hier im Sinne von Rückfallprophylaxe), der Stabilisierung von professionell erzielten Behandlungserfolgen und der Rehabilitation (vor allem der psychosozialen) kommt diesen Gruppen eine enorme Bedeutung zu, die sicherlich auch ökonomisch zu Buche schlägt; ein Beitrag zur Kostendämpfung, der von engagierten Betroffenen selber erbracht wird.

Die hohe Drop-out-Quote, also das vorzeitige Ausscheiden von Teilnehmern, ist ein zentrales Problem gerade für Gesprächs-Selbsthilfegruppen, da diese in besonderer Weise auf die kontinuierliche und verlässliche Teilnahme und Beteiligung ihrer Mitglieder am Gruppenprozess angewiesen sind. Es muss neben dem eigenen Leidensdruck auch ein hohes Maß an Verantwortlichkeit für die anderen und für die Gruppe als Gesamtes bei allen Beteiligten vorhanden sein. Gruppenselbsthilfe kann überhaupt nur gelingen bei einem hohen Maß von Engagement der Beteiligten.

## 13.4 Psychologische Wirkmechanismen

Unsystematisch und ohne jeden Anspruch auf Vollständigkeit sollen im Folgenden einige Überlegungen vorgestellt werden, welche Wirkprinzipien und Konzepte, die in der professionellen Psychotherapie, insbesondere der Gruppentherapie ausgearbeitet wurden, möglicherweise auch für Selbsthilfegruppen gültig sind.

„Modell-Lernen" ist für die Ausbildung und Modifikation menschlichen Verhaltens besonders bedeutsam. Wir schauen nach dem, was andere machen, und richten uns danach – mehr oder weniger jedenfalls. Am interessantesten sind uns dabei prominente, mächtige und erfolgreiche Zeitgenossen, solche, die uns persönlich nahestehen (Familie, Bezugsgruppe), und diejenigen, die uns ähnlich sind. Letzteres ist in Selbsthilfegruppen per definitionem der Fall; wegen unserer Gleichbetroffenheit sitzen wir ja hier zusammen. Die Bewältigungsstrategien der anderen Gruppenmitglieder werden beobachtet, hilfreiche Elemente übernommen und andere zu vermeiden gesucht.

„Verstärkungsmechanismen" wie Lob und Anerkennung kommen in Selbsthilfegruppen selbstverständlich zur Anwendung, beispielsweise wenn jemand davon berichtet, dass er bestimmte Ängste und Hemmungen überwinden konnte, dass er suchtmittelfrei geblieben ist oder dass er sein Verhalten gegenüber Angehörigen, Arbeitskollegen oder Ärzten zum Positiven verändert hat.

Die „Verbalisierung emotionaler Inhalte" ist besonders in der Gesprächs- oder klientenzentrierten Psychotherapie (nach Rogers) entwickelt worden. Gefühle sollen bewusst und durch Benennung besser be- und verarbeitbar gemacht werden. Was einen bislang nur quälte und umtrieb, kann nun besprochen werden. Genau dies erleben viele Selbsthilfegruppen-Mitglieder zum ersten Mal. Es ist äußerst eindrucksvoll, hierzu die Sichtweise von Selbsthilfegruppen-Mitgliedern zu hören [z.B. Matzat 2004, S. 57ff.], von denen manche nirgends so persönlich über ihr Krankheitserleben sprechen, wie in der Gruppe.

Die Analyse von „Übertragung" und „Widerstand", zentrale Konzepte der Tiefenpsychologie, wird man in Selbsthilfegruppen sicherlich nur in Ausnahmefällen finden. Aber die Frage nach möglichen Zusammenhängen mit der eigenen Biographie, mit Kindheit, Eltern und Partnerbeziehung wird in Selbsthilfegruppen durchaus gestellt. Man könnte sagen, es wird „gedeutet" – gewiss ein Horror für Vertreter der (professionellen) reinen Lehre. Natürlich besteht die Gefahr „wilden Analysierens", und es mag durchaus gelegentlich zu Irritationen, Missverständnissen und Verunsicherungen kommen. Aber Patienten in Deutschland nach der Jahrtausendwende sind nicht so naiv, wie viele Fachleute es sich vorstellen. Auch psychoanalytisches Wissen, Begriffe und Konzepte, sind in breite Schichten der Bevölkerung eingesickert. Wirkliche Gefahr übermäßigen Psychologisierens muss man wohl am ehesten dort wittern, wo Deutung zur Waffe wird – ganz so wie in jeder anderen privaten Beziehung auch.

Die „identifikatorische Resonanz" beschreibt einen Mechanismus, der den inneren Zusammenhang, die tiefe menschliche Beziehung in Selbsthilfegruppen bewirkt. Dies geht weit hinaus über pflichtgemäße Solidarität, Genossenschaft oder Kameraderie. Ähnlich wie „Einfühlung" oder „Empathie" geht es um ein unbewusstes inneres Mitschwingen, das sich zwischen Menschen spontan einstellen kann. „Betroffenheit" hat sich in unserer Sprache so rasant verbreitet, dass sie inzwischen schon völlig verbraucht und bedeutungslos erscheint. Aber „geteiltes Leid ist halbes Leid", weiß schon der Volksmund. Mit wem ließe sich Leid besser teilen, als mit dem, der dasselbe erfährt oder erfahren hat.

„Helper therapy principle" hat der Amerikaner Frank Riesman [1965] genannt, was man schlicht übersetzen könnte mit „Helfen hilft". Es gibt ein gutes Gefühl von Kompetenz und Selbstwirksamkeit, wenn man anderen beistehen kann.

„Social support", Unterstützung, Wertschätzung und Ermutigung durch Zugehörigkeit zu einer Gruppe, ist ein zentraler salutogenetischer bzw. rehabilitationsfördernder Faktor. Herkömmliche Netzwerke zerfallen aber zusehends in unserer modernen Gesellschaft mit ihren Anforderungen an Mobilität und Flexibilität, und chronisch kranke und behinderte Menschen dürften davon besonders betroffen sein. Sie können eben nicht so schnell wie die anderen, sie sind von Vorurteilen, Diskriminierung und Außenseiterdasein bedroht. Die Selbsthilfegruppe kann ein neues Netzwerk für sie darstellen.

Der Psychotherapieforscher Klaus Grawe [1995, S.130 ff.] postuliert nach der Sichtung einer Unzahl von Studien zur Psychotherapieforschung vier zentrale Wirkfaktoren:
- „Ressourcenaktivierung", d.h. Anknüpfen an positive Möglichkeiten, Eigenarten, Fähigkeiten und Motivation der Patienten,
- „Problemaktualisierung", d.h. die Realerfahrung der jeweiligen Problematik im therapeutischen Prozess und das Erleben von Bedeutungsveränderungen,
- „Aktive Hilfe zur Problembewältigung", d.h. konkrete Unterstützung im alltäglichen Umgang mit den Problemen und
- „motivationale Klärung", d.h. das Bewusstmachen von Ängsten, Wünschen und Hoffnungen.

Es dürfte klar sein, dass auf allen vier Dimensionen, insbesondere der ersten und der dritten, Selbsthilfegruppen den Betroffenen eine außerordentlich hoffnungsvolle Perspektive bieten.

Wenn nun nach allem Anschein durchaus psychotherapeutische Prozesse in Selbsthilfegruppen ablaufen und dort unter günstigen Bedingungen auch Wirkungen erzielt werden können, dann stellt sich die Frage, ob die Teilnahme an einer Selbsthilfegruppe professionelle Psychotherapie ersetzen kann. Den Fachleuten zum Troste: wohl nur in manchen Fällen.

## 13.5 Selbsthilfe-Organisationen

Ganz anders als mit den weitgehend innenorientierten Selbsthilfe*gruppen* oder den politisch bewusst „abstinenten" Anonymous-Gruppen verhält es sich mit den großen Selbsthilfe-*Organisationen*. Sie sind sehr wohl in der gesundheits- und sozialpolitischen Arena präsent, jede für sich, oft aber auch vertreten durch ihre Dachorganisationen, wie Bundesarbeitsgemeinschaft Hilfe für Behinderte (BAGH) oder Deutscher Paritätischer Wohlfahrtsverband (DPWV) [vgl. Englert, Niermann 1996]. Diese nehmen in dem schwer überschaubaren Feld eine Mediatoren- und Bündelungsfunktion wahr, teilweise sogar eine gewisse ordnungspolitische Funktion in der Vermittlung zwischen Selbsthilfe-Szene, Staat und Öffentlichkeit. Zugehörigkeit zu solchen Dachverbänden wird von Außenstehenden vielfach als eine Art Garantie für Seriosität gesehen.

Sie nehmen Einfluss auf Gesetzgebungsverfahren, werden als Sachverständige gehört und vertreten die Interessen der Betroffenen ähnlich einer „Patientengewerkschaft". Sie sind weitgehend anerkannte Partner der Krankenkassen und Rentenversicherungen, der Ärzteschaft und in einigen Fällen auch der pharmazeutischen Industrie. Besonders wichtig ist den Vertretern dieser Verbände immer wieder der Hinweis auf ihre demokratische Legitimation (neben der durch die Betroffenen-Kompetenz).

Eine höchst problematische „Nebenwirkung" der steigenden und inzwischen weithin anerkannten fachlichen Kompetenz auf Seiten der Selbsthilfe, gepaart mit den dort vorherrschenden hohen moralischen Werten von Engagement, Solidarität und Zuwendungsbereitschaft, liegt allerdings darin, dass staatliche Stellen und zuständige Institutionen des Gesundheitswesens die Selbsthilfe nur allzu gerne, und zwar mit zunehmender Häufigkeit, als wohlfeile Abschiebemöglichkeit für unliebsame oder schwierige Fälle sehen; Selbsthilfe als „billiger Jakob" der psychosozialen Versorgung. Gerade in Zeiten verknappter Mittel und der sog. „Kostenexplosion im Gesundheitswesen" ist die Gefahr der Instrumentalisierung von Selbsthilfe und freiwilligem Engagement im Gesundheitswesen nicht von der Hand zu weisen. Hier wäre es allerdings auch Aufgabe der Selbsthilfe, Grenzen deutlich zu machen und sich gegen solchen Missbrauch zu wehren.

## 13.6 Selbsthilfe-Förderung und Partizipation

Seit dem 1. Januar 2000 ist nun der neue § 20, Abs. 4, SGB V in Kraft. Er lautet:

*„1. Die Krankenkasse soll Selbsthilfegruppen, -organisationen und -kontaktstellen fördern, die sich die Prävention oder die Rehabilitation von Versicherten bei (...) Krankheiten zum Ziel gesetzt haben. 2. Die Spitzenverbände der Krankenkassen beschließen gemeinsam und einheitlich ein Verzeichnis der Krankheitsbilder, bei deren Prävention oder Rehabilitation eine Förderung zulässig ist; sie haben die Kassenärztliche Bundesvereinigung und Vertreter der für die Wahrnehmung der Interessen der Selbsthilfe maßgeblichen Spitzenorganisationen zu beteiligen. 3. Die Spitzenverbände der Krankenkassen beschließen gemeinsam und einheitlich Grundsätze zu den Inhalten der Förderung der Selbsthilfe; eine über die Projektförderung hinausgehende Förderung der gesundheitsbezogenen Arbeit von Selbsthilfegruppen, -organisationen und -kontaktstellen durch Zuschüsse ist möglich. 4. Die in Satz 2 genannten Vertreter der Selbsthilfe sind zu beteiligen. 5. Die Ausgaben der Krankenkasse für die Wahrnehmung ihrer Aufgaben nach Satz 1 sollen insgesamt im Jahr 2000 für jeden ihrer Versicherten einen Betrag von einer Deutschen Mark umfassen; sie sind in den Folgejahren entsprechend der prozentualen Veränderung der monatlichen Bezugsgröße (...) anzupassen."*

Als für die Selbsthilfe „maßgebliche Spitzenorganisationen" wurden die Bundesarbeitsgemeinschaft Hilfe für Behinderte (BAGH), der Deutsche Paritätische Wohlfahrtsverband (DPWV) und die Deutsche Arbeitsgemeinschaft Selbsthilfegruppen (DAG SHG) anerkannt. Die vom Gesetz jetzt eindeutig vorgeschriebene Selbsthilfegruppen-Förderung wurde von der GKV jedoch bisher nur teilweise realisiert. Nach Angaben des BMGS wurde der Selbsthilfe auch im Jahre 2003 erst 65% des vorgesehenen Fördervolumens von inzwischen 0,53 € pro Versicherten zur Verfügung gestellt [Hundertmark-Mayser 2004]. Stiefkinder der GKV-Förderung sind nach wie vor die Selbsthilfe-Kontaktstellen [Balke 2001], die als Infrastruktur zur fachlichen Anregung, Unterstützung und Beratung vor allem auf pauschale Zuschüsse angewiesen sind, um ihre Informations- und Beratungsleistungen verlässlich und qualifiziert für alle Versicherten erbringen zu können. Die Mitwirkung von besser informierten und qualifizierten Patienten als „Ko-Produzenten von Gesundheit" [Badura, Schellschmidt 1999], aber auch als Interessenvertretung von Betroffenen gegenüber Kostenträgern und Leistungserbringern, waren bislang in unserem selbst verwalteten Gesundheitswesen in keiner Weise vorgesehen, und man tut sich auch jetzt noch sehr schwer damit.

Eine völlig neue Dimension von Patientenbeteiligung wurde durch die Neukonzipierung des Gemeinsamen Bundesausschusses im Jahre 2004 bewirkt. Da, wo alle angeblich schon immer den „Patienten im Mittelpunkt" stehen sahen, soll er nun tatsächlich beteiligt werden, im wahrsten Sinne des Wortes mit am Tisch sitzen. Nach der Patientenbeteiligungsverordnung (gem. § 140 SGB V) wurden vier Organisationen (Deutscher Behindertenrat, Deutsche Arbeitsgemeinschaft Selbsthilfegruppen, Bundesarbeitsgemeinschaft der PatientInnenstellen und Bundesverband der Verbraucherberatungsstellen) vom BMGS berufen. Sie sind berechtigt, sachkundige Personen zu benennen, und zwar einvernehmlich, die als Vertreter von Patienteninteressen an den verschiedenen Gremien des Gemeinsamen Bundesausschusses teilnehmen (vgl. Kap. 7 und 12 in diesem Buch). Sie haben Antrags- und Rederecht, jedoch kein Stimmrecht. Die Anzahl der Patientenvertreter richtet sich jeweils nach der der Kassenvertreter. Sie werden jedoch nicht als eine „Bank" bezeichnet, wie die der Leistungserbringer (Ärzte, Zahnärzte, Krankenhäuser) bzw. der Kostenträger (gesetzliche Krankenkassen). Allein die Anwesenheit der sachkundigen Personen dürfte Atmosphäre und Umgangsformen in den Sitzungen verändern, und Beschlüsse müssen nun wohl in anderer Weise argumentativ begründet werden. Im Sinne einer „Diskursverstrickung" [nach Francke, Hart 2001] wird die reale Begegnung bisher bestehende Fantasien (möglicherweise sogar Zerr- oder Feindbilder) durch realistischere Wahrnehmungen ersetzen. Wo Konfrontation befürchtet wurde, könnte sich Kooperation entwickeln. Inwieweit jedoch diese Beteiligungsmöglichkeiten tatsächlich Verbesserungen für Patienten erbringen oder womöglich nur zur Legitimation sachlich und ökonomisch „unabweisbarer Zwänge" dienen werden, lässt sich bei der Kürze des bisherigen Prozesses noch nicht beurteilen [vgl. Danner, Matzat 2005]. Das Ergebnis ist offen, aber die Chance unverkennbar, unser Gesundheitssystem durch gemeinsame Anstrengung der Beteiligten humaner und effizienter zu gestalten.

## Literatur

Badura B, Schellschmidt H (1999) Sozialwissenschaftlicher Gutachtenteil. In: Badura B et al. (Hrsg.), Bürgerorientierung des Gesundheitswesens. Nomos, Baden-Baden

Balke K, Förderung der Selbsthilfekontaktstellen durch die Krankenkassenverbände im Jahr 2000. NAKOS-Info (2001), 66, 5–9

Braun J, Opielka M (1992) Selbsthilfeförderung durch Selbsthilfekontaktstellen. Kohlhammer, Stuttgart

Braun J, Kettler U, Becker I (1997) Selbsthilfe und Selbsthilfeunterstützung in der Bundesrepublik Deutschland. Kohlhammer, Stuttgart

Danner M, Matzat J, Patientenvertretung beim Gemeinsamen Bundesausschuß – ein erstes Resümee. Verhaltenstherapie und Psychosoziale Praxis (2005), 1, 141–144

Deutsche Arbeitsgemeinschaft Selbsthilfegruppen (1987) Selbsthilfegruppen-Unterstützung. Ein Orientierungsrahmen. Eigenverlag, Gießen

Englert G, Niermann T (1996) Die Bedeutung von Selbsthilfegruppen für behinderte und chronisch kranke Menschen. In: Zwierlein E (Hrsg.), Handbuch Integration, Luchterhand, Neuwied

Francke R, Hart D (2001) Bürgerbeteiligung im Gesundheitswesen. Nomos, Baden-Baden

Gielen P (2004) Selbsthilfe-Unterstützung in Europa: Ein Überblick. In: Selbsthilfegruppenjahrbuch, Deutsche Arbeitsgemeinschaft Selbsthilfegruppen, 161–172

Grawe K, Grundriß einer Allgemeinen Psychotherapie. Psychotherapeut (1995), 40, 130–145

Hüllinghorst R (2001) Selbsthilfegruppen für Suchtkranke: zwischen allen Stühlen? In: Selbsthilfegruppenjahrbuch 2001, 53–61. Deutsche Arbeitsgemeinschaft Selbsthilfegruppen, Gießen

Hundertmark-Mayser J, Endgültige Zahlen für die Selbsthilfeförderung durch die Krankenkassen im Jahr 2003. NAKOS-Info (2004), 80, 15–16

Hundertmark-Mayser J et al. (2004) Selbsthilfe im Gesundheitsbereich, Robert Koch-Institut (Hrsg.), Heft 23 der Gesundheitsberichterstattung des Bundes. RKI, Berlin

Matzat J (1995) Zur Rolle von Selbsthilfegruppen im Gesundheitswesen. In: Hölling G, Petersen E (Hrsg.), Zukunft der Gesundheit, 243–248. Mabuse, Frankfurt

Matzat J (1999) Kontaktstellen für Selbsthilfegruppen – Professionelle Hilfe zur Selbsthilfe. In: Günther P, Rohrmann E (Hrsg.), Soziale Selbsthilfe – Alternative, Ergänzung oder Methode sozialer Arbeit?, 205–217. Universitätsverlag C. Winter, Heidelberg

Matzat J (2004) Wegweiser Selbsthilfegruppen. Eine Einführung für Laien und Fachleute. Psychosozial-Verlag, Gießen

Meyer F et al., Self-Help groups for psychiatric and psychosomatic disorders in Germany – themes, frequency and support by self-help advice centres. J Public Health (2004), 12, 359–364

Riesman, F, The helper therapy principle. Social Work (1965), 5, 27–32

Thiel W (2001) Welche Bedeutung hat die salutogenetische Sichtweise für Selbsthilfegruppen? In: Selbsthilfegruppenjahrbuch 2001, Deutsche Arbeitsgemeinschaft Selbsthilfegruppen, 156–162. Gießen

Thiel W, NAKOS-Recherche „Rote Adressen" 2004/2005: Sechzehn Selbsthilfe-Unterstützungsangebote mehr als im Vorjahr. NAKOS-Info (2004), 80, 18–20

# 14 Der Transfer der Partizipativen Entscheidungsfindung in die allgemeinmedizinische Praxis

*Wilhelm Niebling*

## 14.1 Hintergrund

Die Grundversorgung aller Patienten mit körperlichen oder seelischen Gesundheitsstörungen in der Notfall-, Akut- und Langzeitversorgung ist der wesentliche Aufgabenbereich der Allgemeinmedizin. Bei der Interpretation von Symptomen und Befunden ist es von besonderer Bedeutung, den Patienten, sein Krankheitskonzept, sein persönliches Umfeld und seine Lebensgeschichte zu berücksichtigen und zu würdigen. Basis dafür ist eine auf Dauer angelegte Arzt-Patienten-Beziehung [DEGAM 2002]. Diese hat in den vergangenen Jahren einen tief greifenden Wandel erfahren. Wir erleben den Abschied vom tradierten (und lieb gewonnenen) paternalistisch geprägten Arzt-Patienten-Verhältnis. Legislative Maßnahmen beschleunigen diesen Prozess ebenso wie moderne Medien mit einer exponentiell anwachsenden Informationsflut. Wohin wird der Weg führen? Steht am Ende der Entwicklung der informierte Patient (Konsument), der gezielt Leistungen von Ärzten (Anbietern) abfordert im „Supermarkt Gesundheitswesen, an dessen Ausgang keine Kassen stehen" [Niebling 2004]. Im Spannungsfeld dieser beiden Pole wurde in den letzten Jahren das Konzept Partizipativen Entscheidungsfindung von Arzt und Patient entwickelt. Dabei gelangen Patient und Arzt gleichberechtigt auf der Basis geteilter Informationen zu einer gemeinsam verantworteten Übereinkunft. Verbesserungen der Patientenzufriedenheit, des Arzt-Patienten-Verhältnisses, der Compliance und klinischer Ergebnisse sind in Studien belegt [Härter 2004]. Kann dieses Entscheidungsmodell in den hausärztlichen Alltag übertragen werden? Welche Barrieren sind zu überwinden? Welche Vorteile ergeben sich? Und schließlich: Was sind die notwendigen Voraussetzungen, um das Prinzip der Partizipativen Entscheidungsfindung zu einem integralen Bestandteil unseres hausärztlichen Handelns werden zu lassen?

## 14.2 Patientenbeispiel 1

Die 42-jährige Frau W. ist Kassiererin in einem Supermarkt. Sie klagt in der Sprechstunde über einen „Hexenschuss", den sie sich im Geschäft beim Einsortieren von Ware zugezogen habe. Vor etwa 10 Jahren sei sie nach einem ähnlichen Ereignis fast vier Wochen arbeitsunfähig gewesen und erst nach einer „Serie von Spritzen und Massagen" wieder auf die Beine gekommen. Nun sei sie beunruhigt, da während der letzten Monate immer wieder Kreuzschmerzen von kurzer Dauer aufgetreten seien. Sie befürchte einen Bandscheibenvorfall. Im weiteren Gespräch wird von der Patientin die Bitte nach einer raschen röntgenologischen Abklärung, der Verordnung von Massagen und der Verabreichung von „Schmerzspritzen" vorgetragen. Die weitere Exploration ergibt keine Warnhinweise für eine ernsthafte Ursache der Beschwerden. Die körperliche Untersuchung zeigt eine schmerzhaft eingeschränkte Beweglichkeit der Lendenwirbelsäule, eine Verspannung der paralumbalen Rückenmuskulatur, jedoch keine neurologischen Ausfälle. Mein Vorschlag, auf eine bildgebende Diagnostik zunächst zu verzichten und – statt intramuskulärer Injektionen – ein einfaches Schmerzmittel in Tablettenform einzunehmen, wird von der Patientin ebenso skeptisch aufgenommen wie der Ratschlag, möglichst aktiv zu bleiben, Bettruhe zu vermeiden und nach fünf Tagen zu versuchen wieder zur Arbeit zu gehen. Erst nach einem längeren Gespräch und der Aushändigung eines Patientenfaltblattes mit Informationen zum natürlichen Krankheitsverlauf unkomplizierter Kreuzschmerzen (DEGAM-Leitlinie 3 Akuter Kreuzschmerz) erklärt sich die Patientin mit dem geplanten Vorgehen einverstanden. Bei einer nach drei Tagen vereinbarten Verlaufskontrolle sind die geklagten Beschwerden weitgehend abgeklungen.

## 14.3 Patientenbeispiel 2

Am Freitag um 17h kommt Herr S. unangemeldet in meine Sprechstunde. Der 51jährige Gastwirt raucht seit seinem 16. Lebensjahr 30–40 Zigaretten täglich. Sein Körpergewicht liegt bei einer Körperlänge von 173 cm bei 110 kg. Herr S. gibt an, seit gut drei Monaten immer wieder ein „Stechen direkt über dem Herz" gespürt zu haben. Da vor zwei Wochen sein Schwiegervater „tot umgefallen" sei, sei er beunruhigt, wolle wissen, ob das Herz in Ordnung und es nicht sinnvoll sei, Tabletten einzunehmen oder sich „einen Herzkatheter" machen zu lassen, damit „so was bei ihm nicht passieren kann". Die körperliche Untersuchung des schwergewichtigen Patienten ergibt einschließlich des Blutdruckes keine Auffälligkeiten. Da der Patient nur in Situationen wie der geschilderten unsere Sprechstunde aufzusuchen pflegt, schlage ich ihm eine gründliche Untersuchung einschließlich eines Belastungs-EKG und der Bestimmung von Laborparametern vor. Dabei finden sich mit Ausnahme erhöhter Blutfette und einer familiären Belastung (der Vater des Patienten ist mit 64 Jahren an einem Herzinfarkt verstorben) keine weiteren wegweisenden Befunde. Aus den vorliegenden Daten ermittle ich im Beisein des Patienten online mit Hilfe des PROCAM-Risiko-Scores (www.chd-taskforce.com) eine Risikoabschätzung innerhalb der nächsten 10 Jahre einen Herzinfarkt zu erleiden. Dieser Wert liegt mit 13,4 % in einem mittleren Bereich. Um diese Zahl verständlicher zu machen, erkläre ich Herrn S., dass von 100 gleichaltrigen Patienten mit der identischen Risikokonstellation wahrscheinlich 13 in den nächsten 10 Jahren einen unter Umständen tödlichen Herzinfarkt erleiden werden. Außerdem verweise ich auf den ausgedruckten zahlenmäßigen Anteil der verschiedenen Risikofaktoren, wobei Alter und Geschlecht eine unbeeinflussbare Rolle spielen. Rauchen und erhöhtes LDL-Cholesterin schlagen mit jeweils neun Punkten gleichwertig zu Buche. Auf meine Frage, was sein aktiver Beitrag zur Reduktion des geschätzten Risikos sein könnte, wird die Beendigung des Tabakkonsums genannt. Ich bestärke den Patienten in seinem Vorhaben, biete weitere Hilfe an und schlage zusätzlich vor, das vorhandene Übergewicht durch eine ausgewogene Ernährung („Mittelmeer-Kost") und eine Steigerung der körperlichen Aktivität anzugehen. Wenige Wochen später (Herr S. hat drei Kilogramm abgenommen und bislang tatsächlich das Rauchen beendet!) kommt die Frage nach dem Ausmaß der möglichen Risikominderung durch Einnahme eines Cholesterinsenkenden Medikamentes. Ich erkläre, dass die Risikoreduktion durch Änderung des Lebensstiles vergleichbar der einer medikamentösen Intervention sei. Rein rechnerisch bedeute dies etwa zwei bis vier Herzinfarkte weniger. Man könne auf Grund der Wahrscheinlichkeitsaussagen jedoch nicht vorhersagen, ob Herr S. zu der kleinen Gruppe von zwei bis vier Patienten gehören wird, die von der Intervention profitieren werden, oder zu den 96–98 Betroffenen, die daraus keinen Nutzen ziehen werden. Ich bestärke den Patienten in seiner Entscheidung, den eingeschlagenen Weg weiter zu verfolgen.

## 14.4 Kommentar

Zugegeben – auf den ersten Blick scheinen beide Beispiele etwas verklärt und idealisiert den oft mühseligen Weg der Entscheidungsfindung in der allgemeinärztlichen Praxis darzustellen. Vorgestellt werden jedoch zwei häufige Beratungsanlässe, bei denen ärztliche Erfahrung, Patienteneinschätzung und -erwartung sowie evidenzbasierte Leitlinienempfehlungen und Ergebnisse klinischer Studien nur schwer auf einen gemeinsamen Nenner gebracht werden können. Erleichtert wird eine gemeinsam getragene Entscheidung durch klar vermittelte Informationen, die auf der eigenen Erfahrung und externer Evidenz begründet sind. Deutlich wird auch, dass Partizipative Entscheidungsfindung im hausärztlichen Bereich nicht so sehr das gemeinsame Abwägen von Für und Wider zweier gleichwertiger therapeutischer oder diagnostischer Optionen bedeutet, sondern häufig den Verzicht auf diagnostische oder therapeutische Alternativen.

## 14.5 Anwendungsbereiche

*Lebensbegleitende und -verändernde Erkrankungen* wie Diabetes mellitus, arterielle Hypertonie, depressive Störungen oder Asthma bronchiale erfordern ein therapeutisches Bündnis zwischen Hausarzt und Patient, der gleichzeitig in seiner Rolle als Spezialist der eigenen Erkrankung unterstützt und bestärkt werden soll.

*Risikoabschätzung und –kommunikation* mit dem Ziel, den möglichen Nutzen einer ins Auge gefassten Maßnahme für den Patienten zu maximieren, heißt hingegen Risiken möglichst gering zu halten. Dabei ist besonders auf eine für Patienten nachvollziehbare Darstellung von Begriffen wie relative und absolute Risikoreduktion oder der NNT (number needed to treat) zu achten (s. a. Kap. 3). Es gilt der Grundsatz: „Keine Zahlen ohne Worte" [„no numbers without words", Herxheimer 2005]. Je schmaler der Grat zwischen Nutzen und Risiko einer erörterten Maßnahme wird, desto exakter und umfangreicher müssen Patienten informiert werden.

Die Erörterung des möglichen individuellen Nutzens aber auch der sich ergebenden Risiken von *Screeninguntersuchungen* oder von *Arzneimittelverordnungen* sind weitere wichtige Felder der Partizipativen Entscheidungsfindung.

## 14.6 Vorteile

Die langfristige *Kenntnis des Patienten und seines Umfeldes*, seiner *Einstellung zu Krankheit und Gesundheit* sowie seiner *Erwartungen und Präferenzen*, seiner Hoffnungen und Befürchtungen erleichtern den Transfer der gemeinsamen Entscheidungsfindung in den allgemeinärztlichen Alltag. Frühere Erfahrungen bei der Bewältigung von Krankheiten und belastenden Ereignissen, die Abschätzung der Ressourcen des Patienten selbst oder seiner Familie sind Ergebnisse einer *erlebten Anamnese*.

## 14.7 Barrieren und Lösungsmöglichkeiten

*Mangel an Zeit*, die *Unfähigkeit zuzuhören* und eine *unverständliche Wissenschaftssprache* kritisieren Patienten an ihren Ärzten [Stötzner 2001]. Der Informationsaustausch nach beiden Seiten, die Darlegung einer Wahlmöglichkeit sowie die Entwicklung eines Abwägens- und Entscheidungsprozesses erfordern Zeit. Zeit, die wir Ärzte oft nicht haben (oder nicht zu haben glauben). So werden Patienten in den USA nach durchschnittlich 22 Sekunden vom Arzt unterbrochen, der dann das Gespräch übernimmt [Marvel 1999]. *Defizite in der kommunikativen Kompetenz* mögen hier eine zusätzliche Rolle spielen. So zeigte sich, dass Hausärzte, die in der Technik der Partizipativen Entscheidungsfindung geschult worden waren, bei der Betreuung von Patienten mit depressiven Störungen nicht mehr Zeit aufwenden mussten als die Teilnehmer der Kontrollgruppe, die keine Schulung erhalten hatte (s. a. Kap. 19). Realistisch gesehen wird der initiale Mehraufwand an Zeit vermutlich im weiteren Betreuungsverlauf eingespart werden können.

*Mangel an Information und Partizipation* werden als weitere Hindernisse bei der Umsetzung einer gemeinsamen Entscheidungsfindung von Arzt und Patient genannt [Klemperer 2003]. Die Vermittlung valider, verzerrungsfreier und nicht von Interessen beeinflusster Informationen ist eine Herausforderung, die wir Hausärzte alleine nicht leisten können. Wir sind auf zuverlässige Informationsquellen und aufbereitete Evidenz angewiesen. Unsere Aufgabe ist jedoch, zusammen mit dem Patienten zu entscheiden, inwieweit Ergebnisse klinischer Studien oder Empfehlungen aus Leitlinien auf den individuellen Fall übertragen werden können und ob sie den Erwartungen und Präferenzen des jeweiligen Patienten entsprechen.

Eine oft geäußerte Befürchtung ist der *unangemessene und inflationäre Einsatz von Partizipativer Entscheidungsfindung* bei harmlosen Befindlichkeitsstörungen wie Erkältungskrankheiten oder Prellungen. Dabei kann der Wunsch nach Partizipation bei betroffenen Patienten weit mehr vom Ausmaß der subjektiven Beeinträchtigung als von der objektiven Einschätzung des vorliegenden Krankheitsbildes durch den Arzt bestimmt sein. Wenig von dem, was täglich in unserer Praxis geschieht, ist durch methodisch einwandfreie Studien belegt. In vielen Situationen gelingt es auch nicht, alternative Optionen darzulegen und gemeinsam mit dem Patienten abzuwägen. Gibt es nur eine Möglichkeit, wird der Entscheidungskorridor schmal sein; er wird breiter beim Vorliegen mehrerer oder vieler Alternativen.

Partizipative Entscheidungsfindung erfordert den einsichtigen Patienten. Diese Voraussetzung fehlt z.B. bei dementen Patienten, bei Kindern oder bei unüberwindlichen Kommunikationshindernissen. Probleme entstehen auch in Notfallsituationen, die ein rasches Handeln erfordern oder bei Patienten, die ausschließlich auf komplementärmedizinisches Vorgehen fixiert sind.

Eine weitere fundamentale Bedingung ist die *freie Entscheidung* von Arzt und Patient. Die Frage nach einer möglichen Einschränkung unserer Entscheidungsfreiheit durch ökonomische und bürokratische Zwänge sowie durch interessengesteuerte Informationen muss ein jeder für sich selbst beantworten. Bleibt die Frage: Wie frei ist der Patient? Beeinträchtigt die Schwere einer Erkrankung die Entscheidungsfähigkeit und den Informationsbedarf eines Patienten? Wie viel Wahrheit verkraftet ein unheilbar kranker oder sterbender Patient? Diese Fragen bergen eine erhebliche ethische Dimension und Sprengkraft und sind nur unter Berücksichtigung der individuellen Situation und der Bedürfnisse des Patienten zu beantworten.

## 14.8 Zusammenfassung

Der Transfer der Partizipativen Entscheidungsfindung in die allgemeinärztliche Praxis erfordert:
- die Entwicklung einer Partnerschaft mit dem Patienten,
- Kenntnisse bezüglich der Einstellung, der Erwartungen und der Wünsche der Patienten,

## 14.8 Zusammenfassung

- valide Informationen und Daten und deren Anpassung an die individuelle Situation des Patienten,
- eine klare und eindeutige Sprache,
- kommunikative Kompetenz,
- Zeit,
- die Integration in die Aus-, Weiter- und Fortbildung von Ärzten.

### Literatur

DEGAM (Deutsche Gesellschaft für Allgemeinmedizin und Familienmedizin), Fachdefinition. http://www.degam.de/fachdefinition.htm (20.02.05)

Härter M, Partizipative Entscheidungsfindung (Shared Decision Making)- ein von Patienten, Ärzten und der Gesundheitspolitik geforderter Ansatz setzt sich durch. Z ärztl Fortbild Qual Gesundh wes (2004), 98, 89–92

Herxheimer A, Communicating with patients about harms and risks. PLoS Med (2005), 2, e42

Klemperer D, Arzt-Patient-Beziehung: Entscheidung über Therapie muss gemeinsam getroffen werden. Dtsch Ärztebl (2003), 100, 753–755

Marvel MK, Epstein R M, Flowers K et al., Soliciting the patient's agenda: have we improved? JAMA (1999), 281, 283–287

Niebling W, Tempora mutantur. Z Allg Med (2004), 80, 223

Stötzner K, Einbindung von Patienten und ihren Anliegen in die evidenzbasierte Medizin. Z ärztl Fortbild Qual Gesundh wes (2001), 95, 131–136

# 15 Partizipative Entscheidungsfindung aus dem Blickwinkel der Versorgungsforschung

*Fülöp Scheibler, Holger Pfaff*

In diesem Kapitel soll das Konzept der Partizipativen Entscheidungsfindung (PEF; engl. Shared Decision Making) als ein neues Element der Versorgungsforschung in Deutschland vorgestellt werden. Dazu soll zunächst begründet werden, warum dieses Konzept im Rahmen der Versorgungsforschung sinnvoll und notwendig ist und welche Verbesserungen im Gesundheitswesen durch die Etablierung der PEF zu erwarten sind. Anhand ausgewählter Beispiele sollen Umsetzungsmöglichkeiten der PEF im Rahmen der Versorgungsforschung dargestellt und diskutiert werden. Drittens sollen zukünftige Herausforderungen an den Forschungsgegenstand der PEF aus dem Blickwinkel der Versorgungsforschung benannt werden.

## 15.1 PEF als Gegenstand der Versorgungsforschung

Die ständige Kongresskommission „Deutscher Kongress für Versorgungsforschung", die aus einem Zusammenschluss von 31 wissenschaftlichen medizinischen Fachgesellschaften besteht, hat im Jahr 2003 die Aufgaben der Versorgungsforschung in vier Punkten zusammengefasst:
1. Beschreibung und Analyse der Versorgungssituation,
2. hierauf aufbauend Entwicklung von Versorgungskonzepten,
3. wissenschaftliche Begleitung der Umsetzung (Implementierung) neuer Versorgungskonzepte und
4. Evaluierung neuer und alter Versorgungskonzepte im medizinischen Alltag [Badura et al. 2003].

Warum das Konzept der PEF gerade im Rahmen der Versorgungsforschung eine besondere Bedeutung bekommt, kann am Beispiel des amerikanischen Atlas der Gesundheitsversorgung aus Dartmouth (engl. Dartmouth Atlas of Healthcare) erläutert werden [Wennberg 2004]. Ziel dieses Projektes war es, für bestimmte Erkrankungen die regionale Behandlungsvarianz (Practice Variation) abzubilden. In Abbildung 15.1 ist beispielsweise zu sehen, wie unterschiedlich Patienten mit derselben Erkrankung in unterschiedlichen Krankenhäusern Floridas behandelt wurden. Grundsätzlich scheinen Patienten in Krankenhäusern der Westküste deutlich invasiver behandelt worden zu sein, als diejenigen an der Ostküste. Unabhängig von der Indikation haben Patienten in Fort Myers im Vergleich zum amerikanischen Durchschnitt eine 1,5-fach erhöhte Wahrscheinlichkeit, ein künstliches Hüftgelenk eingesetzt bekommen. In Miami ist die Wahrscheinlichkeit dagegen nur halb so groß wie der amerikanische Durchschnitt. Pointiert ausgedrückt bedeutet das, dass nicht die Ärzte entscheiden, welche Behandlungsalternative implementiert wird, sondern der Fahrer des Krankenwagens, indem er entscheidet, welches Krankenhaus er anfährt. Weinstein und Mitarbeiter [2004] ziehen daraus zwei zentrale Schlüsse:
1. Behandlungsvarianz ist ein Indikator für PEF: Wenn in einem Bereich medizinische Behandlungsvarianzen bestehen, deutet dies auf medizinische Unsicherheit hin. Mindestens in diesen Fällen sollte die Meinung des Patienten das Zünglein an der Waage sein.

2. Die systematische Erfassung der Wirksamkeit medizinischer Verfahren (Outcomes-Research, Evidence Based Medicine) kann unerwartete Behandlungsvariationen verringern.

Aus diesen beiden Schlussfolgerungen wird ersichtlich, dass PEF und Versorgungsforschung zusammenhängen bzw. dass PEF ein integraler Bestandteil der Versorgungsforschung sein sollte.

## 15.2 Wie entsteht medizinische Unsicherheit?

Jedes Behandlungsverfahren durchläuft im Zuge seiner Entwicklung unterschiedliche Phasen. Am Anfang existieren unterschiedliche Methoden mit jeweils geringer Evidenz. Hier besteht noch wissenschaftliche Unsicherheit und ein Wettbewerb unterschiedlicher Behandlungsverfahren. In dieser Phase sollten Patienten über die aktuell besten (bzw. über gleichwertige) Alternativen aufgeklärt werden und über die Wahl der Behandlung mitentscheiden. Ab einem gewissen Zeitpunkt ist ausreichend Evidenz vorhanden, aufgrund derer sich die Überlegenheit einer Alternative abzeichnet. Bei einem deutlichen Vorteil eines bestimmten Behandlungsverfahrens sollte das medizinische Personal dieses empfehlen. Bei aus klinischer Perspektive geringen Unterschieden zweier oder mehrerer Verfahren sollten Patienten in einem Partizipativen Entscheidungsprozess mitentscheiden.

Beispielsweise zeigt sich in einem aktuellen Cochrane Review zur Insulinbehandlung von Diabetikern ein leichter klinischer Vorteil schnell wirksamer Analog-Insuline im Vergleich zu Human-Insulinen [Siebenhofer et al. 2004]. Gleichzeitig sind die Langzeiteffekte und -nebenwirkungen dieser neuen Präparate noch weitestgehend unbekannt. Die Autoren kommen daher zu folgender Schlussfolgerung:

> **Schlussfolgerungen der Cochrane-Gutachter**
> „Unsere Analyse zeigt lediglich einen geringen Vorteil schnell-wirksamer Analog-Insuline in der Behandlung von Diabetespatienten auf. Solange keine Daten zur Langzeiteffektivität und -sicherheit vorliegen, empfehlen wir eine vorsichtige Reaktion auf die energische Bewerbung von Analog-Insulinen. Vor dem Hintergrund vorhandener Ängste vor einer potentiell krebsfördernden Wirkung wurden aus bisherigen Studien Patienten in fortgeschritteneren Stadien der Erkrankung ausgeschlossen. Aus Sicherheitsgründen ist eine Langzeitbeobachtung von größeren Patientenzahlen, die kurzwirksame Analog-Insuline benutzen, notwendig. Außerdem bedarf es wissenschaftlich fundierter Studien bei schwangeren Frauen, um die Sicherheit für Mutter und ungeborenes Kind besser einschätzen zu können" [Siebenhofer et al. 2004, S. 16; Übers. F.S.]

Dieses Beispiel ist idealtypisch für die Erfordernis von PEF im Rahmen der Versorgungsforschung: Im beschriebenen Fall handelt es sich um eine Risikoabwägung (Trade-Off). Patienten mit Diabetes Typ I, die sich für die schnell wirksamen Analog-Insuline entscheiden, verbessern kurzfristig, aber nur geringfügig ihre Hämoglobin-Werte (HBA1c) und verringern geringfügig ihr Risiko einer Unterzuckerung (hypoglykämisches Ereignis). Im Austausch dafür nehmen sie die bisher unbekannten Langzeitrisiken und -nebenwirkungen in Kauf (ein möglicher Weise erhöhtes Krebsrisiko und eine eventuell beschleunigte Progredienz des Krankheitsverlaufes).

Die Entscheidung, aktuelle Vorteile gegen zukünftige Risiken einzutauschen, kann der Arzt dem Patienten nicht abnehmen. Er sollte sie daher mit dem Patienten diskutieren und die Entscheidung mit ihm

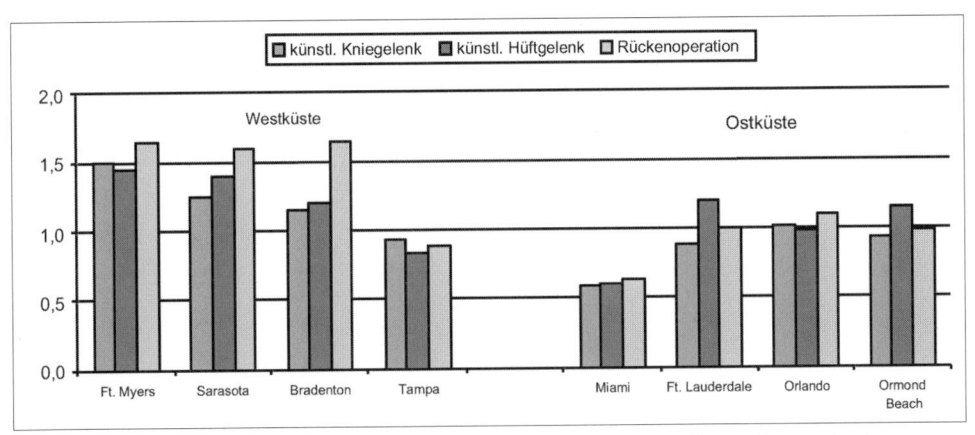

**Abb. 15.1:** Behandlungswahrscheinlichkeiten für drei chirurgische Eingriffe in acht Krankenhauseinweisungsgebieten Floridas im Vergleich zum amerikanischen Durchschnitt [nach Weinstein et al. 2004, 84]

gemeinsam treffen. Tatsächlich wird zumindest die öffentliche Diskussion zu diesem Thema bisher eher unsachlich geführt. Wie Patienten in diesem Bereich von ihren Ärzten über die Therapiealternativen aufgeklärt werden und ob sie mitentscheiden können, ist derzeit noch unerforscht.

An diesem Beispiel sollte deutlich gemacht werden, dass gerade im Fall medizinischer Innovationen sowohl die PEF als auch eine konsequente, wissenschaftliche Evaluierung vorhandener Versorgungskonzepte erforderlich sind. Alle Bereiche, in denen die aktuelle medizinische Evidenz uneindeutig ist, in denen also die Autoren von Metaanalysen bzw. HTAs (Health Technology Assessments) keine eindeutigen Empfehlungen aussprechen können, sind für eine PEF prädestiniert. Die Notwendigkeit von PEF vor dem Hintergrund bestehender Versorgungsvarianz (Practice Variation) bzw. immanenter Innovationszyklen im Gesundheitswesen sind nur zwei der Begründungen für die Notwendigkeit der PEF. Als weitere Gründe werden häufig die veränderten Präferenzen der Patienten, politische, ethische, gesundheitsökonomische oder epidemiologische Argumente angeführt [Scheibler et al. 2003].

## 15.3 Der Forschungsbedarf

Betrachtet man den Forschungsbereich der PEF aus der Perspektive der Versorgungsforschung, so liefert der Abgleich der vier oben genannten Aufgaben der Versorgungsforschung mit dem aktuellen Stand der Forschung zur PEF interessante Hinweise auf den Forschungsbedarf. Die von der ständigen Kongresskommission formulierten Ziele zwei und drei (Entwicklung von Versorgungskonzepten und deren wissenschaftliche Begleitung) werden im Forschungsfeld der PEF international in großem Umfang und in den unterschiedlichsten Indikationsgebieten umgesetzt. Für die unterschiedlichsten Behandlungsentscheidungen finden sich mittlerweile Medizinische Entscheidungsprogramme (engl. Decision Aids), die in wissenschaftlichen Forschungsprojekten entwickelt und teilweise bereits in randomisierten und kontrollierten Studien auf ihre Wirkung hin evaluiert wurden [O'Connor et al. 2003]. Eine alphabetische Liste vorhandener Entscheidungsprogramme findet sich auf der Homepage des Ottawa Health Research Institute (http://decisionaid.ohri.ca/index.html).

In Deutschland gab insbesondere der Förderschwerpunkt des BMGS einen deutlichen Impuls, um in diesem Forschungsbereich die Lücke zum internationalen Forschungsstand zu schließen (http://www.patient-als-partner.de).

Die Aufgaben eins und vier der ständigen Kongresskommission sind hingegen auch in der internationalen Forschung zur PEF noch eher unterentwickelt. Auf diese beiden Probleme soll im Folgenden näher eingegangen werden.

### 15.3.1 Aufgabe 1: Beschreibung und Analyse der Versorgungssituation

Ein Teil der Patienten wurde schon immer in Behandlungsentscheidungen einbezogen. Das Neue am Forschungsfeld der PEF ist die Tatsache, dass diese Variable operationalisiert, also messbar gemacht wurde. Eine notwendige Voraussetzung für die Erstellung einer Datengrundlage ist das Vorhandensein valider und möglichst international vergleichbarer Messinstrumente. Gerade in diesem Punkt sind im deutschsprachigen Raum, u.a. von der Methodenarbeitsgruppe des BMGS-Förderschwerpunktes, wichtige Vorarbeiten geleistet worden [Giersdorf et al. 2004, vgl. Beitrag von Simon et al. in diesem Buch].

Studien zur Beschreibung und Analyse der PEF liefern eine wichtige Datengrundlage für die Bewertung der aktuellen Versorgungssituation. Insbesondere Fragestellungen zur Über-, Unter- oder Fehlversorgung erfordern einen validen Datensatz, der diese Variablen enthält. Mögliche Fragestellungen in diesem Forschungsbereich, am ebengenannten Beispiel des Diabetes Mellitus dargestellt, finden sich in Tabelle 15.1.

Eine systematische Gliederung dieses Forschungsbereiches ergibt drei unterschiedliche Ebenen und zwei verschiedene inhaltliche Felder (Tabelle 15.2). Als Ebenen lassen sich lokale Interventionsstudien, repräsentative Patientenbefragungen und allgemeine Bevölkerungsumfragen unterscheiden. Die Themen derartiger Befragungen gliedern sich in die Erfassung der Präferenzen (der Patienten und/oder des medizinischen Personals) und die Untersuchung tatsächlich erfolgter Entscheidungen.

## 15.4 Systematische Gliederung des Forschungsbereiches

### 15.4.1 Lokale Interventionsstudien

In den meisten Interventionsprojekten zur PEF werden in bestimmten Indikationsgebieten die Präferenzen und die tatsächliche erfolgte Entscheidungsfindung vor und nach einer Intervention erforscht. Die Baseline-Daten dieser Interventionsprojekte liefern erste Erkenntnisse für eine spezifische Patientengruppe (Tabelle 15.2, Zellen A und B). Diese Studien dienen meist der Messung eines bestimmten Effektes (z.B. der Veränderung der Lebensqualität durch Anwendung des Entscheidungsprogramms). Die Repräsentativität der Stichprobe wird jedoch in den meisten Fällen nicht geprüft. Daher ist der Schluss

**Tab. 15.1:** PEF und Versorgungsforschung: Mögliche Fragestellungen

- Wollen Patienten mit Diabetes mellitus bei ihren Behandlungsentscheidungen mitreden?
- Unterscheiden sich diese Präferenzen in Abhängigkeit von spezifischen Patientencharakteristika (Alter, Geschlecht, Erkrankungsstadium, ...)
- Unterscheiden sich diese Präferenzen in unterschiedlichen kulturellen Kontexten?
- In welchem Ausmaß entscheiden Patienten aktuell über ihre Behandlung mit?
- Welche Konsequenzen lassen sich daraus für die Versorgungspraxis ableiten?
- ...

**Tab. 15.2:** Bereiche der PEF aus Sicht der Versorgungsforschung

|  | Präferenz | Entscheidung |
|---|---|---|
| Lokale (Interventions-)Studien | A | B |
| Repräsentative Patientenbefragungen | C | D |
| Allgemeine Bevölkerungsumfragen | E | F |

von den absolut gemessenen Ausprägungen dieser meist lokal eingegrenzten Patientengruppe auf die Grundgesamtheit nicht immer möglich. Auf Grundlage dieser Studien kann also überprüft werden, ob ein bestimmtes Entscheidungsprogramm bei einer definierten Patientengruppe eine Wirkung zeigt. Man weiß jedoch nicht mit Sicherheit, ob sie von der Mehrzahl der Patienten überhaupt gewünscht wird bzw. im klinischen Alltag praktisch umgesetzt wird.

### 15.4.2 Repräsentative Patientenbefragungen in bestimmten Indikationsgebieten

Neben der Aufklärung über Nutzen und Risiken der jeweiligen Therapieoption werden von O'Connor und Mitarbeitern die Gewichtung der persönlichen Präferenzen (Weighting Personal Values) und die Hilfe bei der Umsetzung der gewählten Behandlungsalternative (Coping) als zentrale Bausteine von Entscheidungsprogrammen angeführt (http://decisionaid.ohri.ca/cred.html). Um den Stand der PEF in einem bestimmten Indikationsbereich zu ermitteln, bedarf es daher der systematischen Überprüfung dieser drei Kriterien. Es ist beispielsweise durchaus möglich, dass bereits zum gegenwärtigen Zeitpunkt alle deutschen Patienten mit Diabetes Mellitus detailliert über die Möglichkeiten der Insulintherapie informiert werden. Dieser Fall ist nicht unwahrscheinlich, da in diesem sehr kostenintensiven Indikationsgebiet schon seit geraumer Zeit großer Wert auf gute Information der Patienten und eine patientenzentrierte Versorgung gelegt wurde. Information und patientenzentrierte Versorgung stellen zentrale Voraussetzungen der PEF dar, müssen jedoch nicht zwangsläufig zu einer Mitentscheidung der Patienten führen. Fraglich ist daher, ob den Patienten genügend Hilfestellung geboten wird, ihre persönlichen Präferenzen zu ermitteln und die gewählte Alternative praktisch umzusetzen. Daten, die eine Antwort auf diese Frage liefern könnten, fehlen bislang.

Um derartige Versorgungsdefizite zu vermeiden, bedarf es repräsentativer Umfragen in den entsprechenden Indikationsbereichen. Wenn also beispielsweise im Rahmen der strukturierten Behandlungsprogramme eine PEF politisch gefordert wird, muss aus Sicht der Versorgungsforschung zunächst der aktuelle Stand der PEF bzw. der zusätzliche Bedarf ermittelt werden, bevor mit der Planung eventueller Interventionen begonnen werden kann. Repräsentative Patientenbefragungen in bestimmten Indikationsgebieten sind in Tabelle 15.2 in den Zellen C und D dargestellt.

Forschungspraktisch bietet es sich an, derartige Forschungsprojekte an bereits etablierte Verfahren der Primärdatenerhebung anzukoppeln. In vielen Indikationsbereichen werden bereits regelmäßige Messungen der Lebensqualität durchgeführt. Im Rahmen der strukturierten Behandlungsprogramme sind sie sogar gesetzlich vorgeschrieben. Ebenso sind im Rahmen der Qualitätssicherung regelmäßige Patientenbefragungen vorgeschrieben. Diese Befragungen können mit verhältnismäßig geringem Aufwand um die Instrumente zur Erfassung relevanter PEF-Indikatoren ergänzt werden [Scheibler et al. 2005]. Die Ergebnisse dieser Studien eignen sich neben der Beantwortung wissenschaftlicher Fragestellungen auch für das Benchmarking unterschiedlicher Versorgungseinrichtungen. Beispielsweise werden im Rahmen des QiN-Programms (Qualitätssicherung in der Nephrologie; [Stoffel et al. 2004]) oder im Rahmen der Zertifizierung von Brustzentren in NRW in jährlichen Patientenbefragungen neben der Zufriedenheit und Lebensqualität auch Instrumente zur Erfassung der PEF eingesetzt. Diese ermöglichen ein Benchmarking der teilnehmenden Häuser auch im Bereich der PEF.

### 15.4.3 Allgemeine Bevölkerungsumfragen

Allgemeine Bevölkerungsumfragen zur PEF sind noch äußerst selten [Dierks et al. 2001, Floer et al. 2004]. Diese Art der Beschreibung und Analyse der Versorgungssituation ist in Tabelle 15.2 in den Zellen E und F dargestellt. Gerade um eine Unterversorgung mit PEF in bestimmten Gesundheitsbereichen aufzudecken, kann es nützlich sein, die allgemeine Bevölkerung zu befragen. Diese Befragungen können sich zum einen gezielt auf zukünftige primär-präventive Maßnahmen richten (vgl. z.B.: http://mammographie-screening-online.de/). Zum anderen könnten sich Bevölkerungsumfragen im PEF-Bereich auf in der Vergangenheit erlebte Kontakte mit dem medizinischen Personal beziehen. Aus derartigen Studien lassen sich Trends ableiten und internationale Vergleiche anstellen [Dierks et al. 2001]. Außerdem könnte sich aus den Ergebnissen ein Versorgungsbedarf in bestimmten Bereichen ergeben, der weder aus gesundheitspolitischer noch aus wissenschaftlicher Perspektive bekannt war und beachtet wurde.

Auf dieser Ebene der Datengewinnung ist die Erfassung der konkreten bzw. vergangenen Entscheidungssituation unabdingbar. Fragt man also in einer allgemeinen Bevölkerungsumfrage nach dem Wunsch nach Einbeziehung gesunder Menschen, ist zunächst nicht geklärt, welche Art der Entscheidungen den Angaben der Befragten zugrunde liegt. Diese kann von der Einnahme von Kopfschmerztabletten bis zu palliativmedizinischen Entscheidungen reichen. Die Aussagekraft allgemeiner Bevölkerungsumfragen zur allgemeinen Partizipationspräferenz bzw. zur allgemein wahrgenommenen Einbeziehung bleibt daher eher gering. Der Bezugspunkt der Befragten kann bei derartigen Befragungen beispielsweise mit Fallvignetten definiert werden [Ende et al. 1989]. Eine andere Möglichkeit besteht darin, die Befragten zu bitten, eine in der Vergangenheit tatsächlich erlebte Entscheidungssituation zu beschreiben und ihre Präferenzen bzw. Angaben zum erlebten Entscheidungsprozess auf diese Situation zu beziehen.

### 15.4.4 Aufgabe 4: Evaluierung neuer und alter Versorgungskonzepte im medizinischen Alltag

Die Evaluierung von PEF-Konzepten im praktischen Alltag, also der Wirksamkeitsnachweis, ist in den meisten Fällen bislang noch nicht erbracht worden. Die internationale Forschung zur PEF konzentriert sich jedoch zunehmend auf diese Frage. So ist beispielsweise auch das Thema der diesjährigen internationalen Konferenz für Shared Decision Making in Ottawa die praktische Implementierung der PEF (http://decisionaid.ohri.ca/ISDM2005/index.html).

Viele Forscher gehen davon aus, dass die Wirkung auch des wissenschaftlich am weitesten ausgereiften Programms nur gering ausfallen kann, wenn das medizinische Personal nicht von seinem Sinn überzeugt ist oder organisatorische Rahmenbedingungen einen routinemäßigen Einsatz verhindern. O'Cathain und Thomas [2004] stellen beispielsweise fest, dass die meisten medizinischen Entscheidungsprogramme bisher nur in klinischen Experimenten getestet wurden. Mit der Übertragbarkeit in die Alltagsanwendung würden sich dagegen nur die wenigsten Untersuchungen beschäftigen. Zeitmangel, Ängste der Patienten, fehlende oder falsche Information, und der Mangel an Willen und Fähigkeiten zur Partizipativen Entscheidungsfindung werden von den Praktikern häufig als Hinderungsgründe angeführt [Charles et al. 2004]. In einer Studie von Graham und Kollegen [2003] wurden die Komplexität der Programme, ihre Kosten, die mangelnde Verfügbarkeit, die Anwendbarkeit nur für bestimmte Patientengruppen und der zeitliche Aufwand als Hindernisse der Implementierung identifiziert. Die Akzeptanz von Entscheidungsprogrammen bei den Praktikern könnte beispielsweise dadurch gesteigert werden, dass sie frei zur Verfügung gestellt und auf diese Weise vom medizinischen Personal jederzeit erprobt werden könnten. Als weitere Faktoren, die eine Implementierung begünstigen, werden genannt [O'Cathain et al. 2004]:

- Berücksichtigung der Erfahrungen des medizinischen Personals,
- Fokussierung auf strukturelle Hindernisse, wie Zeit und organisatorische Probleme,
- aktive Interventionen auf unterschiedlichen Ebenen,
- Einbeziehung der Patienten und des medizinischen Personals bei der Entwicklung der Entscheidungsprogramme,
- Entwicklung eines Gesamtpaketes zur Implementierung von Entscheidungsprogrammen.

Als Implementationspaket für Medizinische Entscheidungsprogramme (engl. Decision-Aid-Implementation-Package) wird die zeitgleiche Intervention auf professioneller Ebene (Schulungen), Patientenebene (Entscheidungsprogramme) und Organisationsebene (partizipativer Entwicklungs- und Implementierungsprozess) bezeichnet [O'Cathian et al. 2004]. Betrachtet man diesen und andere Erfahrungsberichte und Forschungsergebnisse zur Implementierung von Entscheidungsprogrammen in Gesundheitsorganisationen, lassen sich starke Parallelen zu den Erkenntnissen auf dem Gebiet der Organisationsentwicklung feststellen [French et al. 1994]. Als zentrales Ergebnis gilt auch hier, dass mit der Implementierung von medizinischen Entscheidungsprogrammen eine gleichzeitige Veränderung der Organisationskultur einhergehen sollte. PEF erfordert ein radikales Umdenken von einer Sichtweise, die lediglich an medizinischen Endpunkten ausgerichtet ist, zu einem Typus der Interaktion, der darüber hinaus die Berücksichtigung subjektiver Präferenzen und die Maximierung der subjektiven Lebensqualität der Patienten als zentrale Ziele in den Vordergrund rückt [Loh et al. 2004]. Dieses Umdenken ist zu Recht mehrfach als ein Paradigmenwechsel bezeichnet worden [Anselm 2003, Kaplan 1999].

Eine zentrale Voraussetzung der Evaluation von Entscheidungsprogrammen ist die Festlegung geeigneter und wissenschaftlich prüfbarer Endpunkte (=Zielvariablen). In diesem Bereich herrscht auch in der internationalen Literatur bislang Uneinigkeit. Während in einigen Studien klinische oder ökonomische Endpunkte im Vordergrund stehen, betrachten andere nur die subjektiven Ergebnisse (Outcomes) der Patienten (Zufriedenheit, Entscheidungskonflikt, wahrgenommene Einbeziehung). Wiederum andere definieren die Erreichung eines politischen oder normativen Zieles als zentralen Endpunkt [vgl. Scheibler et al. 2003]. Auch die Festlegung mehrerer Zielgrößen, die parallel erhoben werden, ist in diesem Forschungsbereich keine Seltenheit. Aus der Perspektive der Versorgungsforschung ist es nicht unbedingt notwendig, sich auf einen oder wenige Endpunkte zu einigen. Notwendig wäre jedoch, die Ziele der jeweiligen Interventionsprojekte im Vorfeld klar zu deklarieren. Die parallele Erfassung mehrerer Endpunkte, von denen im Nachhinein lediglich die mit den größten Effektstärken berichtet werden, ist abzulehnen.

## 15.5 Zusammenfassung

In diesem Beitrag sollte gezeigt werden, dass PEF nicht nur als ein möglicher Gegenstand, sondern als integraler Bestandteil der Versorgungsforschung zu verstehen ist. Insbesondere bei Behandlungsentscheidungen, bei denen eine hohe Behandlungsvarianz (Practice Variation) oder unklare medizinische Evidenz vorliegt, ist aus dem Blickwinkel der Versorgungsforschung die Einbeziehung von Patienten in den Behandlungsprozess indiziert.

In zukünftigen Studien sollten vor allem zwei Bereiche der Versorgungsforschung auch auf den Gegenstand der PEF angewendet werden: die Beschreibung und Analyse der Versorgungssituation in den unterschiedlichen Indikationsbereichen und die Evaluation von Entscheidungsprogrammen im medizinischen Alltag. Dazu sind die Festlegung von zentralen Zielgrößen im Vorfeld einer Intervention und ihre valide Operationalisierung unabdingbar.

### Literatur

Anselm R (2003) Partner oder Person? Leistungkraft und Grenzen eines Paradigmas. In: Scheibler F, Pfaff H, Shared Decision Making: Der Patient als Partner im medizinischen Entscheidungsprozess, 26–33. Juventa, Weinheim

Badura B, Busse R, Gostomzyk J et al., Memorandum zur Versorgungsforschung in Deutschland: Situation – Handlungsbedarf – Strategien. www.dgch.de/dgch/upload/64/Memorandum%20zur%20Versorgungsforschung%201.0.pdf (21.02.05)

Charles C, Gafni A, Whelan T, Self-reported use of shared decision-making among breast cancer specialists and perceived barriers and facilitators to implementing this approach. Health Expect (2004), 7, 338–48

Dierks ML, Schwarz G (2001) The Future Patient. Abschlussbericht des nationalen Teilprojektes „The European Patient of the Future", Hannover

Ende J, Kazis L, Ash A et al., Measuring patients' desire for autonomy: decision making and information-seeking preferences among medical patients. J Gen Intern Med (1989), 4, 23–30

Floer B, Schnee M, Böcken J et al., Shared Decision Making: Gemeinsame Entscheidungsfindung aus Patientenperspektive. Dtsch med Wochenschr (2004), 129, 2343–2347

French WL, Bell CH, Zawacki RA (Hrsg.) (1994) Organization Development and Transformation: Managing Effective Change. McGraw-Hill, Boston

Giersdorf N, Loh A, Bieber C et al., Entwicklung eines Fragebogens zur Partizipativen Entscheidungsfindung. Bundesgesundheitsbl (2004), 47, 969–976

Graham ID, Logan J, O'Connor AM et al., A qualitative study of physicians' perceptions of three decision aids. Patient Educ Couns (2003), 50, 279–83

Kaplan RM, Shared medical decision-making: a new paradigm for behavioral medicine – 1997 presidential address. Ann Behav Med (1999), 21, 3–11

Loh A, Härter M, Partizipative Entscheidungsfindung (Shared Decision Making) in der stationären Versorgung. Public Health Forum (2004), 12, 15

O'Cathain A, Thomas KJ, Evaluating decision aids – where next? Health Expect (2004), 7, 98–103.

O'Connor AM, Stacey D, Entwistle V et al., Decision aids for people facing health treatment or screening decisions. Cochrane Database Syst Rev (2003), 2, pCD001431

Scheibler F, Pfaff H (2003) Shared decision-making: Ein neues Konzept der Professionellen-Patienten-Interaktion. In: Scheibler F, Pfaff H, Shared decision-making: Der Patient als Partner im medizinischen Entscheidungsprozess, 11–22. Juventa, Weinheim

Scheibler F, Stoffel MP, Barth C et al., Partizipative Entscheidungsfindung als neuer Qualitätsindikator in der Nephrologie: Eine bundesweite empirische Untersuchung. Med Klin (in Druck)

Siebenhofer A, Plank J, Berghold A et al., Short acting insulin analogues versus regular human insulin in patients with diabetes mellitus. Cochrane Database Syst Rev (2004), 4, pCD003287

Stoffel MP, Lauterbach KW, Baldamus CA et al., Leitliniengestütztes medizinisches Qualitätsmanagement in der Dialyse: Motivation und Aufbau eines Qualitätsmanagement-Systems sowie Integration früherer Erkrankungsstadien der chronischen Niereninsuffizienz. Z ärztl Fortbild Qual Gesundhwes (2004), 98, 609–616

Wennberg JE, Practice variation: implications for our health care system. Manag Care (2004), 13, 3–7

Weinstein JN, Bronner KK, Morgan TS et al., Trends and geographic variations in major surgery for degenerative diseases of the hip, knee, and spine. Health Aff (2004), 10, 81–89

# Teil III  Modellprojekte

# 16 Der Förderschwerpunkt „Patient als Partner im medizinischen Entscheidungsprozess" des Bundesministeriums für Gesundheit und Soziale Sicherung

*Franz Knieps*

## 16.1 Hintergrund und Entwicklung

Es ist ein vorrangiges Ziel des Bundesministeriums für Gesundheit und Soziale Sicherung (BMGS), die Rechte und Mitsprache von Patienten im Gesundheitssystem zu fördern. Dieses Ziel wird in vielen verschiedenen Initiativen deutlich. Gerade die Reformen im Bereich der gesetzlichen Krankenversicherung (GKV) aus den Jahren 1999 und 2003 haben sich des Themas verstärkt angenommen und die Beteiligung der Patientinnen und Patienten an den versorgungspolitischen Grundentscheidungen sowie die Stärkung ihrer Entscheidungskompetenzen vorangebracht. So haben die Patienten beispielsweise verbesserte Informationsmöglichkeiten über die Verwendung der Versicherungsbeiträge. Durch die Einführung der elektronischen Gesundheitskarte wird die Transparenz über das Leistungsgeschehen für die Patienten verbessert. Die Patienten entscheiden dabei selbst, in welchem Umfang Daten gespeichert werden sollen und wem sie diese Daten zugänglich machen wollen. Damit die partnerschaftliche Einbeziehung der Patientinnen und Patienten gelingt, müssen Patienten besser über Leistungen der Versorgung und neueste wissenschaftliche Erkenntnisse der Diagnostik und Therapie informiert werden. Dem widmet sich vor allem das im Herbst 2004 gegründete Institut für Qualität und Wirtschaftlichkeit im Gesundheitswesen. Das Institut wird für alle Bürgerinnen und Bürger verständliche Informationen zu Qualität und Effizienz der Versorgung bereitstellen. Patienten haben bei diesen Informationen die Gewähr, neutral informiert zu werden. Zudem wird die Bewertung von Leitlinien für die Diagnostik und Behandlung bestimmter Krankheiten wichtige Orientierung für Patienten liefern. Schließlich gibt die Berufung einer Patientenbeauftragten den Interessen der Patienten eine Stimme im Arbeitsbereich der Bundesregierung mit entsprechender Wirkung in der Öffentlichkeit. In verschiedenen Kapiteln dieses Buches wird auf das breite Spektrum der Patientenbeteiligung und -information eingegangen.

Der Förderschwerpunkt des BMGS ergänzt die Möglichkeiten der Patientenbeteiligung in einem wesentlichen Bereich. Er setzt dort an, wo es um das individuelle Arzt-Patienten-Verhältnis geht und damit um die Behandlung der Krankheit jedes Einzelnen, bei der sich alle Fortschritte in der Patientenorientierung letztendlich niederschlagen müssen.

Recherchen und Expertengespräche des BMGS in den Jahren 1999/2000 zum Thema „Einbeziehung von Patienten in den medizinischen Entscheidungsprozess" zeigten, dass Deutschland verglichen mit anderen Ländern noch einen großen Nachholbedarf hatte. So gab es bis dahin in Deutschland kaum Projekte, in denen Möglichkeiten zur Verbesserung der Einbeziehung von Patienten in den medizinischen Entscheidungsprozess direkt untersucht wurden, wenngleich auf vielen Gebieten Vorarbeiten geleistet wurden.

## 16.2 Resonanz auf die öffentliche Bekanntmachung und Auswahl der Projekte

Daher hat das BMGS im Oktober 2000 den Förderschwerpunkt „Patient als Partner im medizinischen Entscheidungsprozess" eingerichtet. Ziel des Förderschwerpunkts war es, modellhaft zu erproben, wie eine partnerschaftliche Beteiligung von Patientinnen und Patienten an der medizinischen Entscheidungsfindung im konkreten Behandlungsfall realisiert werden kann. Die Wahrnehmung spezifischer Patientenbedürfnisse sollte gestärkt werden und bei der Therapiewahl mehr Anerkennung erfahren. Die Patienten sollten darüber hinaus befähigt werden, ihre Mitverantwortung stärker wahrzunehmen und die Einrichtungen des Gesundheitssystems sinnvoll zu nutzen, um so zum Erfolg einer Behandlung beizutragen.

Auf die am 30.10.2000 vom BMGS veröffentlichte Förderrichtlinie „Patient als Partner im medizinischen Entscheidungsprozess" gingen 158 Anträge ein. Die Anträge kamen aus dem ganzen Bundesgebiet und aus allen Fachrichtungen. Besonders stark waren die Bereiche Gynäkologie, Onkologie, Allgemeinmedizin, Innere Medizin, Neurologie und Psychiatrie vertreten. Die geplanten Projekte waren sowohl im ambulanten als auch im stationären Bereich angesiedelt; etwa ein Drittel der Projekte war so konzipiert, dass sowohl die ambulante als auch die stationäre Behandlung ins Projekt einbezogen wurden.

Die unerwartet hohe Resonanz auf die Ausschreibung zeigte, dass in Deutschland viele Ärzte und Wissenschaftler bereits in den Startlöchern standen und vielfältige Projektideen hatten, wie eine stärkere Einbeziehung des Patienten in ihrem Fachgebiet verwirklicht werden kann. Dies unterstreicht den hohen Bedarf, den der Förderschwerpunkt aufgegriffen hat. Über die 158 Anträge hinaus gab es noch zahlreiche Anfragen, die nicht zu einem Antrag führten, jedoch ein breites Interesse am Gegenstand der Förderung bekundeten.

Die Auswahl der zu fördernden Projekte erfolgte durch ein fachlich übergreifendes Gutachtergremium aus Deutschland und

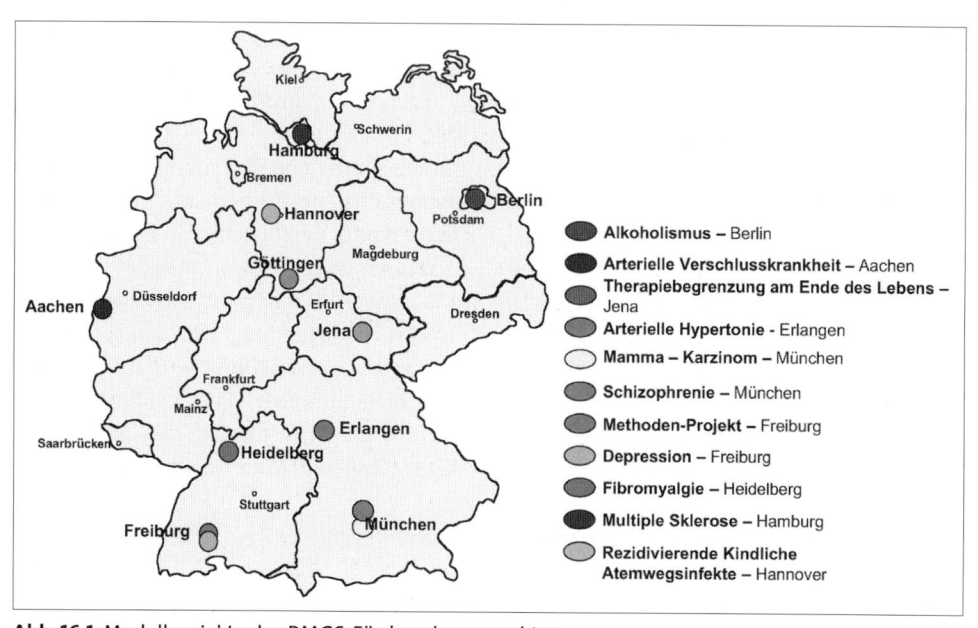

**Abb. 16.1:** Modellprojekte des BMGS-Förderschwerpunktes

dem Ausland. Zusätzlich fand eine schriftliche Bewertung durch Fachexperten der entsprechenden klinischen Fächer statt. Mit den zur Verfügung stehenden Fördermitteln von rund 3,3 Mio. Euro konnten unter Berücksichtigung der Gutachterempfehlungen schließlich zehn Projekte aus ganz unterschiedlichen medizinischen Bereichen für jeweils drei Jahre gefördert werden. Die meisten Projekte haben im Herbst/Winter 2001 ihre Arbeit aufgenommen und wurden Ende 2004 abgeschlossen. Die Standorte der geförderten Projekte sind in Abb. 16.1 dargestellt.

## 16.3 Projektübergreifende und internationale Zusammenarbeit im Förderschwerpunkt

Mit dem Ziel, sich über die methodischen Erfordernisse und Erfahrungen auszutauschen, wurde von den 10 geförderten Projekten eine Methoden-Arbeitsgruppe gegründet. Dabei wurde eine gemeinsame Datenbasis und -auswertung vereinbart und ein neues Instrument zur Bewertung von Partizipativer Entscheidungsfindung entwickelt (s. Beitrag von Simon et al. in diesem Buch). Es ist dem großen Engagement der Projektleiter und Projektmitarbeiter zu verdanken, dass dieser Mehrwert, der weit über die Ergebnisse der Einzelprojekte hinausgeht, erzielt werden konnte.

Projekte zur Mitentscheidung von Patienten bei der Behandlung von Krankheiten waren vor Beginn des Förderschwerpunktes in Deutschland weitestgehend Neuland. Nicht so im englischsprachigen Ausland. Hier wurden schon in den 80er Jahren Projekte zum Thema „Shared Decision Making" aufgenommen. Die Ärzte und Wissenschaftler im Förderschwerpunkt des BMGS haben daher intensiven Kontakt aufgenommen mit Ärzten und Wissenschaftlern in England und den USA. In der Zusammenarbeit konnten beide Seiten viel voneinander lernen. Im Projektverlauf zeigte sich, dass die Projekte auf breites Interesse in der nationalen und internationalen Fachwelt stießen. Die Erprobung der Partizipativen Entscheidungsfindung parallel in zehn verschiedenen Indikationen mit dem Ziel einer indikationsübergreifenden Datenauswertung ist auch international einmalig. Durch die gelungene Kontaktaufnahme mit internationalen Wissenschaftlern wurden neue Projekte bis hin zu einer gemeinsamen Antragstellung im Rahmen des Forschungsprogramms der Europäischen Union angestoßen.

## 16.4 Ergebnisse des Förderschwerpunktes

### 16.4.1 Patienteninformationen

In jedem Projekt wurden zunächst die bestehenden Patienteninformationen zu der betreffenden Krankheit gesichtet und in den meisten Fällen eine eigene Patienteninformation erstellt. Dabei wurden Patientenorganisationen und Betroffene einbezogen, um die Verständlichkeit und Patientensicht zu gewährleisten. Häufig wurden Entscheidungshilfen in Form von Entscheidungstafeln, Entscheidungsbäumen oder ähnlichem entwickelt.

### 16.4.2 Schulungen

Die Schulungen von Ärztinnen und Ärzten sowie nicht-ärztlichem Personal waren wichtige Bestandteile der Projekte. Es fanden Rollenspiele statt und Gespräche wurden teilweise mit Video aufgezeichnet und analysiert. Die Schulungen fanden in der Regel in mehreren Sitzungen statt und wurden von den Ärzten gut besucht und als hilfreich erlebt.

## 16.4.3 Erhebungsinstrumente

Erhebungsinstrumente (Fragebögen und Interviews) dienten im jeweiligen Projekt der Untersuchung, ob eine Partizipative Entscheidungsfindung von den Patienten bzw. Ärzten gewünscht wurde, ob sie stattgefunden hatte und welche Auswirkungen sie auf Parameter wie Zufriedenheit, Behandlungserfolg, Therapiewahl etc. hatte.

Eine zusammenfassende Übersicht der entwickelten Materialien und Methoden ist in Tab. 16.1 dargestellt.

Zusammenfassend wurden folgende gemeinsame Ergebnisse erzielt: Entgegen den Erwartungen vieler Ärzte möchten zwischen 80 und 90% der Patienten ausführlich informiert werden, auch über Risiken und Nebenwirkungen oder schlechte Prognosen. 70% und mehr möchten allein oder mit dem Arzt gemeinsam entscheiden. Qualitative Analysen und Interviews zeigen, dass selbst die Patienten, welche die Entscheidung dem Arzt allein überlassen möchten, davon ausgehen, dass dieser ihre persönlichen Werte und Präferenzen kennt und mit einbezieht. Die Behandlungsentscheidungen informierter Patienten fallen anders aus, sie führen zu einer aktiveren Krankheitsbewältigung. In einigen Projekten zeigt sich das in geänderten Therapieentscheidungen und verbesserten Behandlungsergebnissen.

Für eine detailliertere Darstellung wird auf die folgenden Kapitel dieses Buches verwiesen. Ingesamt belegen die im Rahmen der Förderung erarbeiteten Ergebnisse sowohl den Bedarf als auch die Akzeptanz der Partizipativen Entscheidungsfindung in Deutschland. Damit die Partizipative Entscheidungsfindung nicht nur ein Forschungsfeld bleibt, ist der nächste Schritt, die Umsetzung in den Alltag der medizinischen Versorgung, die eigentliche Herausforderung.

## 16.5 Umsetzung der Ergebnisse

Die Umsetzung von Forschungsergebnissen in die Routineversorgung ist durchaus kein Selbstläufer, selbst wenn die einzelnen Projekte sehr gute, allseitig akzeptierte Ergebnisse erzielen konnten. Die unter den Forschungs- und Studienbedingungen erreichten Ergebnisse können nicht einfach in die Praxis übertragen werden. Gründe hierfür sind vor allem die besonderen Bedingungen in der Erprobungsstudie (z.B. besondere Unterstützung von Ärzten/Ärztinnen und Patienten/Patientinnen, selektive Patientengruppen), die in der breiten Umsetzung

**Tab. 16.1:** Im Förderschwerpunkt entwickelte Materialien und Methoden

| |
|---|
| **Patienteninformationen in jedem Projekt:** |
| • ausführlich *in Wirkungen, Nebenwirkungen, Alternativen* |
| • unabhängig *von Produkten, Herstellern* |
| • evidenzbasiert *mit Erläuterung zentraler Fachbegriffe* |
| • patientenfreundlich *in Formulierung, Sichtweise, Illustration* |
| **Schulungen: Kommunikation/Partizipative Entscheidungsfindung (Shared Decision Making)** |
| • von ärztlichem und nicht-ärztlichem Personal |
| • Rollenspiele und Videoaufnahmen |
| • manualisiert und erprobt |
| **Erhebungsinstrumente:** |
| • gemäß internationalen Standards |
| • zur Erfassung der Entscheidungsbeteiligung, des Entscheidungsverhaltens, des Kommunikationsverhaltens |

nicht mehr zum Tragen kommen. Daher ist eine wissenschaftlich begleitete Einführung von neuen Forschungsergebnissen in die Versorgung (Implementierung) hilfreich. Seitens des BMGS wurden daher ergänzenden Fördermittel für Projekte zur „Modellhaften Umsetzung" bereitgestellt, um durch eine geförderte Implementierung zu einem aktiven Transfer der erfolgreich erprobten Maßnahmen aus dem Förderschwerpunkt „Patient als Partner im medizinischen Entscheidungsprozess" in die Breite der Versorgung beizutragen. Hierdurch soll auch der Bekanntheitsgrad sowie die Akzeptanz der Maßnahmen zur Partizipativen Entscheidungsfindung erhöht werden. Die kürzlich ausgewählten drei Projekte haben unter anderem zum Ziel, die Inhalte der Partizipativen Entscheidungsfindung zum Bestandteil des Medizinstudiums zu machen, Bausteine für die medizinische Fortbildung zu entwickeln sowie über „Train-the-Trainer"-Seminare für Patientenvertreter und andere Multiplikatoren das Wissen und die praktische Erfahrung bundesweit bei Ärzten und Patienten zu verbreiten.

## 16.6 Bewertung des Förderschwerpunktes und Ausblick

Das Ziel des BMGS, einen ideellen und einen materiellen Anschub für eine Verbesserung der Patientenbeteiligung bei medizinischen Entscheidungsprozessen zu geben, ist durch das große Engagement der beteiligten Wissenschaftler, Ärzte und Patienten in hervorragender Weise erreicht worden. Der Förderschwerpunkt hat in einem bisher in Deutschland wenig beachteten und bekannten Gebiet zu einem wesentlichen Fortschritt in Forschung und Praxis beigetragen. Die Ergebnisse erfahren internationale Beachtung und belegen den Bedarf und die Akzeptanz für Partizipative Entscheidungsfindung in Deutschland. Im Sinne der Stärkung der Patientenbeteiligung und der Weiterentwicklung in der Medizin bleibt zu hoffen, dass es nur noch eine Frage der Zeit ist, bis eine Partizipative Entscheidungsfindung selbstverständlicher Teil der medizinischen Versorgung wird. Hier sind im Wesentlichen die Partner der Selbstverwaltung gefragt, mit ihrer Zuständigkeit für ärztliche Qualitätssicherung und Fortbildung sowie ihren Anstrengungen für eine Versorgung, in der der Patient im Mittelpunkt steht.

# 17 Der Einfluss Partizipativer Entscheidungsfindung (PEF) auf die Behandlungszufriedenheit von chronischen Schmerzpatienten

*Christiane Bieber, Knut Georg Müller, Klaus Blumenstiel, Angelika Richter, Achim Hochlehnert, Stefanie Wilke, Wolfgang Eich*

## 17.1 Hintergrund

Bei der Behandlung chronischer Schmerzpatienten erweist sich die Arzt-Patienten-Interaktion oft als eine besondere Herausforderung, von der das Gelingen der Therapie entscheidend abhängt. Als prägnantestes Beispiel chronischer Schmerzsyndrome wird das Fibromyalgie-Syndrom (FMS) von den meisten Ärzten als besonders schwer beherrschbares Krankheitsbild beschrieben, bei dem es nicht selten zu Frustration auf Patienten- und Behandlerseite kommt. Das FMS ist durch generalisierte chronische Schmerzen im Bewegungsapparat, Tenderpoints und eine ausgeprägte vegetative Begleitsymptomatik charakterisiert [Wolfe et al. 1990]. Die pathophysiologischen Grundlagen der Erkrankung sind noch weitgehend ungeklärt, man geht heute von einem komplexen, multifaktoriellen Krankheitsgeschehen aus, bei dessen Entstehung und Aufrechterhaltung sowohl somatische als auch psychische und soziale Komponenten eine Rolle spielen [Eich et al. 2000]. Bei fehlenden kurativen Therapieansätzen beschränkt sich die Behandlung auf symptomatische und lindernde Maßnahmen.

FMS-Patienten berichten wiederholt über negative Erfahrungen mit dem medizinischen System. So wird beklagt, dass ihnen im medizinischen Kontext oft mit Unglauben und Skepsis begegnet wird, sie zurückgewiesen, ignoriert und ihre Beschwerden nicht ernst genommen werden [Werner et al. 2003]. Auf Patientenseite scheinen häufig ein Mangel an Informationen über die Erkrankung und überzogene, unrealistische Therapieerwartungen vorzuliegen, die zu einer unbefriedigenden Arzt-Patient-Beziehung [Blumenstiel et al. 2003] beitragen.

Ärzte charakterisieren FMS-Patienten häufig als krankheits- und medikamentenfixiert, fordernd, auf somatischen Erklärungsmodellen beharrend [Asbring et al. 2003] und fühlen sich aufgrund unzureichender Erklärungs- und Therapiemöglichkeiten in eine scheinbar ausweglose Behandlungssituation gedrängt. Aus ärztlicher Sicht sind sowohl Somatisierungscharakter als auch subjektive Unkontrollierbarkeit von Symptomen höchst prädiktiv für eine belastete Arzt-Patienten-Interaktion [Walker et al. 1997]. Ärzte neigen dazu, die Zufriedenheit ihrer FMS-Patienten systematisch zu unterschätzen [Dobkin et al. 2003], was sich zum Teil auch durch ihre eigene Unzufriedenheit mit der Behandlung erklären lässt.

Im hausärztlichen Kontext konnten der Zweifel an der ärztlichen Diagnose und Behandlung, das fehlende Verstehen ärztlicher Erklärungen und das Leiden an einer chronischen Erkrankung als die am meisten hervorstechenden Eigenschaften von High-Utilizern identifiziert werden [Sato et al. 1995]. Hohes Inanspruchnahmeverhalten lässt sich auch bei FMS-Patienten finden. So konnte gezeigt werden, dass sie nach der Schmerzgeneralisierung durchschnittlich fünf verschiedene Fachdisziplinen konsultieren [Müller et al. 2000] und durchschnittlich zehnmal jährlich ambulante Arztkontakte haben [Wolfe et al. 1997], wodurch immense Kosten im medizinischen System verursacht werden [Penrod et al. 2004]. Die durch das Krankheitsbild begünstigten Interaktionsschwierigkeiten mit FMS-Patienten erklären teilweise das erhöhte Inanspruchnahmeverhalten für medizinische Dienstleistungen, denn unzufriedene Patienten neigen zu Therapieabbrüchen und häufigem Arztwechsel [Spence et al. 1993]. Eine gestörte Arzt-Patient-Beziehung ist somit ein Hauptrisikofaktor für eine erhöhte Inanspruchnahme des medizinischen Systems.

Einen möglichen Lösungsansatz für die Herausforderungen bei der Behandlung von FMS-Patienten könnte das Vorgehen nach dem Modell der Partizipativen Entscheidungsfindung (PEF) darstellen. PEF beschreibt einen Interaktionsstil zwischen Arzt und Patient, beim dem Behandler ihre Patienten aktiv in medizinische Entscheidungsprozesse mit einbeziehen. Besonders geeignet scheint PEF zu sein, wenn mehrere gleichwertige Therapieoptionen mit unterschiedlichem Nutzen und Risiko zur Wahl stehen und es keine medizinisch einzig richtige Behandlungsmethode gibt [Charles et al. 1999], wie dies auch beim FMS der Fall ist. Ein wichtiges Kriterium von PEF ist der wechselseitige Informationsaustausch zwischen Arzt und Patient. Der Arzt stellt sein medizinisches Fachwissen zur Verfügung, klärt auf über Therapieoptionen, Risiken, Prognose. Der Patient legt im Gegenzug, ggf. unterstützt durch ärztliche Fragen, Ideen, Befürchtungen, persönliche Präferenzen offen, in die auch sein persönlicher Lebensstil und seine Werte mit einfließen. In einem Aushandlungs- und Einigungsprozess wird dann eine gemeinsame Therapieentscheidung getroffen, und beide Interaktionspartner verständigen sich darauf, diese umzusetzen. Obwohl vielen Ärzten durchaus bewusst ist, dass Erwartungen der Patienten bei Therapieentscheidungen berücksichtigt werden sollten, fehlt es ihnen oft an Kommunikationsfertigkeiten, um Wünsche und Erwartungen der Patienten zu erfragen und diese in gemeinsame Therapieentscheidungen mit einbeziehen zu können [Elwyn et al. 1999].

Ein Kommunikationstraining kann Ärzten die notwendigen Fertigkeiten für eine patientenzentrierte Kommunikation vermitteln, ihre Interviewtechniken verbessern und somit die Basis für PEF bilden [Hulsman et al. 1999; Roter et al. 1995; Smith et al. 1998]. Die Vermittlung notwendiger medizinischer Informationen an den Patienten ist ein weiterer Grundpfeiler der PEF und kann ergänzend zum ärztlichen Gespräch auch durch Entscheidungshilfen (Decision Aids) in Form von Informationsbroschüren, Videofilmen, Computerprogrammen etc. erfolgen [O'Connor et al. 1999]. Hierdurch werden ärztliche Ressourcen eingespart, eine umfassende Informationsvermittlung an den Patienten ist aber trotzdem gewährleistet.

Bislang gibt es keine Studien, die die Auswirkungen von PEF auf FMS-Patienten untersuchen. Wir gehen daher in der im folgenden dargestellten Studie der Frage nach, inwieweit ein Vorgehen nach PEF-Prinzipien die Arzt-Patienten-Interaktion bei FMS-Patienten verbessern kann. Die Effekte einer Patientenzentrierten, die PEF-Prinzipien berücksichtigenden ärztlichen Gesprächsführung in Kombination mit einer ergänzenden Informationsvermittlung über ein Informationsprogramm sollen mit einer reinen Informationsvermittlung sowie der Standardbehandlung verglichen werden. Unser Hauptzielkriterium ist die Qualität der Arzt-Patienten-Interaktion aus der Sicht der Patienten. Als Hypothese stellen wir auf, dass sich die Zufriedenheit der Patienten im Arztkontakt durch PEF verbessern lässt. Nebenzielkriterien sind Entscheidungskonflikte, Zufriedenheit mit der Entscheidung und interaktionelle Schwierigkeiten aus ärztlicher Sicht, bei denen wir ebenfalls eine positive Veränderung durch PEF erwarten.

## 17.2 Studiendesign und Untersuchungsmethoden

In einer Interventionsstudie wurden die Effekte von PEF bei FMS-Patienten überprüft. Die teilnehmenden Patienten wurden in drei Gruppen unterteilt.

Die **Interventionsgruppe I (PEF-Gruppe)** hatte Zugang zu einem Informationsprogramm über FMS und wurde zusätzlich von Ärzten behandelt, die ein spezielles Kommunikationstraining absolviert hatten. Nach Ansehen des Informationsprogramms bestand für sie die Möglichkeit, Unklarheiten und Fragen erneut mit ihrem Arzt zu klären.

Die **Interventionsgruppe II (Info-Gruppe)** hatte nur Zugang zum Informationsprogramm, wurde von „Standardärzten" behandelt und erhielt nach Ansicht des Informationsprogramms keine Rückkoppelungsmöglichkeit.

Die **Vergleichsgruppe** erhielt keines dieser beiden Interventionselemente, sondern wurde von „Standardärzten" in einer rheumatologischen Praxis und ohne zusätzliche Informationsgabe behandelt.

Allen drei Gruppen wurden von ihren behandelnden Ärzten die gleichen evidenzbasierten Behandlungsoptionen angeboten (sportliche Aktivität und Gymnastik, Physiotherapie, Entspannungstechniken, Integrierte Gruppentherapie für Fibromyalgie-Patienten (IGTF), Analgetika, Antidepressiva) [Blumenstiel et al. 2003].

Unsere Intervention umfasste die beiden Elemente Informationsvermittlung an Patienten und Schulung der Ärzte mittels Kommunikationstraining, die im Folgenden näher erläutert werden:

### 17.2.1 Kommunikationstraining

Als Basis für eine gemeinsame Entscheidungsfindung zwischen Arzt und Patient müssen die Ärzte in der Lage sein, eine Interaktionssituation herzustellen, welche nicht nur auf Fakten und Informationen ausgerichtet ist, sondern Gelegenheit für die Darstellung der subjektiven Befindlichkeit und Vorstellungen der Patienten und somit zum Aufbau einer tragfähigen Beziehung gibt. Das im Folgenden skizzierte Konzept zur Durchführung von Trainings zur ärztlichen Gesprächsführung hat sich seit Jahren bewährt und besteht aus mehreren Komponenten. Zum einen werden Behandler geschult, den Patienten auch im Hinblick auf Körpersprache, Mimik und non-verbale Äußerungen wahrzunehmen. Zum anderen lernen Behandler, sich selbst sowie die Wirkungen des Patientenverhaltens auf die eigene Person, ihre Antworten und Interventionen bewusst wahrzunehmen und zu analysieren. Formen der Explorationstechnik und Beziehungsgestaltung werden anhand von Rollenspielen geübt. Wesentliche Komponenten dabei sind: Zusammenfassen und Widerspiegeln, aktiv den Patienten zur Verbalisierung subjektiver Befindlichkeit, eigener Meinungen und Fragen anregen, Einstellungen und Befürchtungen des Patienten erfragen, Pausen zulassen, Einigungsprozesse zusammen mit dem Patienten schrittweise herstellen, selektives Mitteilen der eigenen Wahrnehmung der Interaktionssituation und der darin ggf. enthaltenen Widersprüche, z.B. über die therapeutische Zielsetzung und deren reale Möglichkeiten. Ein besonderer Schwerpunkt liegt darauf, den Ärzten zu vermitteln, wie Patienten in den Entscheidungsprozess mit einbezogen werden können und wie PEF-Schritte konkret umgesetzt werden.

### 17.2.2 Computerbasiertes Informationsprogramm für FMS-Patienten

Um Patienten zu befähigen, als gleichberechtigte Partner mit ihrem Arzt Therapieentscheidungen in Bezug auf ihr FMS zu treffen, sollten diese Zugang zu medizinischem Fachwissen über ihre Erkrankung haben. Deshalb entwickelten wir ein computerbasiertes Informationsprogramm für FMS-Patienten, das die Bereiche Symptome, Diagnosestellung, Pathogenese, Behandlungsmöglichkeiten mit erwarteten Effekten, unerwünschten Wirkungen und jeweiligen Vor- und Nachteilen sowie die Prognose behandelt. In dem Computerprogramm sind neben Textpassagen auch Bilder, Diagramme und kurze Videosequenzen enthalten, um die Informationen zu veranschaulichen und leichter verständlich zu gestalten. Das Informationsprogramm wurde in Übereinstimmung mit den Discern-Kriterien (ein standardisierter Qualitätsindex zu Gesundheitsinformationen für Verbraucher) erstellt und von AFGIS (Aktionsforum für Gesundheits-Informations-Systeme – dem deutschen Qualitätsstandard für medizinische Websites im Internet) zertifiziert.

### 17.2.3 Patienten

Die Studie wurde in der Rheuma- und Schmerzambulanz der Medizinischen Universitätsklinik Heidelberg sowie in den Praxen niedergelassener Rheumatologen durchgeführt. 133 Patienten, die die Kriterien des American College of Rheumatology für die Diagnose einer Fibromyalgie [Wolfe et al. 1990] erfüllten, zwischen 18 und 70 Jahren alt waren und ausreichende Deutschkenntnisse besaßen, wurden eingeschlossen. Ausschlusskriterien waren zusätzliche entzündlich rheumatische Erkrankungen und schwere somatische oder psychische Komorbiditäten. Patienten der beiden Interventionsgruppen wurden dabei in der Rheuma- und Schmerzambulanz der Medizinischen Universitätsklinik gesehen und konnten noch vor dem Erstkontakt auf einen der beiden Interventionsarme randomisiert werden. Die Patienten der Vergleichsgruppe wurden in den Praxen niedergelassener Rheumatologen rekrutiert.

### 17.2.4 Datenerhebung

Nach Diagnosestellung und schriftlicher Einwilligung der Patienten zur Studienteilnahme wurden die Therapieentscheidungen der Patienten durch die Ambulanz- und Praxisärzte nach einem standardisierten Verfahren protokolliert. Die Qualität der Arzt-Patienten-Interaktion wurde in einem kombiniert quantitativ-qualitativen Ansatz erhoben. Neben halbstandardisierten Interviews kamen nach dem Erstkontakt verschiedene Fragebögen zur Erfassung der Interaktion und des Entscheidungsprozesses auf Patienten- und Arztseite zum Einsatz. Zusätzlich füllten Patienten Fragebögen zu krankheitsbezogenen und soziodemographischen Variablen aus.

Die Fragebögen im Einzelnen waren:
- Fragebogen zur Arzt-Patienten-Interaktion (FAPI): Der Fragebogen, der für dieses Projekt entwickelt und zusammengestellt wurde, enthält 14 Fragen, die sich auf Aspekte des Arzt-Patienten-Gesprächs und der Arzt-Patienten-Beziehung aus der Sicht des Patienten beziehen.
- Fragebogen zur Entscheidungszufriedenheit (Satisfaction with Decision; SwD): Der in Zusammenarbeit mit der Arbeitsgruppe Untch in München übersetzte Fragebogen enthält 6 Fragen, die sich auf die Zufriedenheit des Patienten mit dem Ergebnis der Konsultation, d.h. mit der Entscheidung über das weitere Vorgehen, beziehen.
- Fragebogen zum Entscheidungskonflikt (Decisional Conflict Scale; DCS): Die 6 Fragen der DCS beschäftigen sich mit den möglichen Schwierigkeiten beim Prozess der Entscheidungsfindung selbst, ebenfalls aus der Sicht des Patienten.
- Der Fragebogen zur schwierigen Arzt-Patienten-Beziehung (Difficult Doctor Patient Relationship Questionnaire; DDPRQ): Der Fragebogen beschäftigt sich mit der Arzt-Patienten-Beziehung aus der Sicht des Arztes und besteht aus 10 Einzelfragen.

## 17.2.5 Statistische Analyse

Um Unterschiede zwischen den Untersuchungsgruppen bezüglich der Arzt-Patienten-Interaktion und der Entscheidungszufriedenheit der Patienten zu entdecken, wurden die Daten mittels Kovarianzanalyse ausgewertet. Dabei wurden psychosoziale Variablen und Krankheitsparameter (Depressivität, Schmerzintensität, Somatisierung, Alter) als Kovariate in das jeweilige Modell eingeschlossen. Einer möglichen Verzerrung der Ergebnisse aufgrund multiplen Testens wurde durch eine Bonferroni-Korrektur Rechnung getragen.

## 17.3 Ergebnisse

### 17.3.1 Stichprobe

85 FMS-Patienten aus einem universitären Setting erfüllten die Einschlusskriterien, erklärten sich zur Teilnahme bereit und wurden auf einen der beiden Interventionsarme randomisiert. Weitere 48 FMS-Patienten wurden als nicht randomisierte Vergleichsgruppe bei niedergelassenen Rheumatologen rekrutiert. Alle drei Gruppen waren bezüglich soziodemographischer Variablen vergleichbar (siehe Tab. 17.1). 93% der Patienten waren weiblichen Geschlechts, das Durchschnittsalter lag bei 50 Jahren, und 50% waren in Voll- oder Teilzeit berufstätig. Im Hinblick auf krankheitsbezogene Variablen zeigte sich, dass die Patientinnen der beiden Interventionsgruppen in Bezug auf Depressivität und Schmerzintensität leicht höhere Werte aufwiesen, als in der Vergleichsgruppe, so dass diese in der weiteren Auswertung als Kovariaten in die Analyse mit eingeschlossen wurden.

Tab. 17.1: Patienten

| | PEF-Gruppe | Info-Gruppe | Vergleichsgruppe |
|---|---|---|---|
| N | 44 | 41 | 48 |
| Alter in Jahren MW (SD) | 49,5 (11,3) | 50,4 (8,8) | 51,1 (8,3) |
| Geschlecht weiblich n (%) | 41 (93,2) | 37 (90,2) | 46 (95,8) |
| **Beschäftigungssituation** | | | |
| Voll- oder Teilzeit berufstätig | 21 (48,7) | 19 (46,3) | 27 (56,3) |
| arbeitslos | 7 (15,9) | 7 (17,1) | 7 (14,6) |
| Hausfrau, -mann | 7 (15,9) | 8 (19,5) | 5 (10,4) |
| berentet | 7 (15,9) | 7 (17,1) | 6 (12,5) |
| keine Angaben | 2 (4,6) | 0 | 3 (6,3) |
| **Familienstand** | | | |
| unverheiratet | 5 (11,4) | 3 (7,3) | 4 (8,3) |
| verheiratet | 31 (70,5) | 21 (51,2) | 35 (72,9) |
| geschieden, getrennt lebend | 7 (15,9) | 14 (34,2) | 6 (12,5) |
| verwitwet | 1 (2,3) | 3 (7,3) | 2 (4,2) |
| keine Angaben | 0 | 0 | 1 (2,1) |

### 17.3.2 Arzt-Patienten-Interaktion und medizinischer Entscheidungsprozess

Aus Patientensicht gab es zwischen den drei Gruppen signifikante Unterschiede in der Qualität der Arzt-Patienten-Interaktion (siehe Abb. 17.1). Nach dem ersten Arztkontakt beurteilte die PEF-Gruppe die Interaktion deutlich am günstigsten von allen drei Gruppen, aber auch die Info-Gruppe war zufriedener als die Vergleichsgruppe. Entscheidungskonflikte fielen in beiden Interventionsgruppen signifikant geringer aus als in der Vergleichsgruppe. Die Patienten beider Interventionsgruppen waren zufriedener mit ihren Entscheidungen als Patienten der Vergleichsgruppe und Patienten der PEF-Gruppe waren tendenziell am zufriedensten. Ärzte, die die PEF-Gruppe behandelten, zeigten eine Tendenz, ihre Patienten als weniger schwierig einzuschätzen, als Ärzte der Info-Gruppe. Die behandelnden Ärzte der Vergleichsgruppe gaben im Vergleich zu den Ärzten der beiden Interventionsgruppen die meisten Interaktionsschwierigkeiten an.

Im qualitativen Auswertungsteil der Studie wurden die Arztprotokolle und die Interviews des unabhängigen Untersuchers mit Hilfe der Grounded Theory von Glaser und Strauss [1967], Strauss und Corbin [1996] sowie der Inhaltsanalyse von Mayring [2000] untersucht. Im Anschluss daran wurden nach der Methode von Gerhardt [1995] Typen gebildet, um Aufschluss über die Wirkung der im Kommunikationstraining vermittelten Partizipativen Entscheidungsfindung zu erhalten. Dabei zeigten sich sehr deutliche Effekte des PEF-Kommunikationstrainings sowohl auf Patienten- als auch auf Ärzteseite: Patienten der PEF-Gruppe waren wesentlich zufriedener mit der Behandlung als Patienten der Info-Gruppe und konnten hierfür auch differenzierte Gründe angeben. Die PEF-Gruppe hatte sich bei den Ärzten verstanden und aufgehoben gefühlt und nannte als wichtigste Gründe hierfür „Akzeptanz" vor „Zeit" und den „Fachkenntnissen des Arztes." Auch im Umgang mit der Erkrankung kam es in der PEF-Gruppe zu deutlichen Verbesserungen: Nur die PEF-Gruppe berichtete, frühzeitig Präventionsmaßnahmen anzuwenden, und die Patienten gaben häufiger aktive Behandlungspläne an. Ein wichtiges qualitatives Ergebnis auf Patientenseite war die stärkste Verantwortungsübernahme für das eigene Befinden in der PEF-Gruppe. Die PEF-geschulten Ärzte konnten wesentlich differenziertere Aussagen über das Befinden und die Einstellungen ihrer Patienten machen und erlebten die Interaktion mit den Patienten als weniger anstrengend, empfanden seltener Gleichgültigkeit oder Unmut ihren Patienten gegenüber.

### 17.4 Diskussion und Schlussfolgerungen

Patienten der PEF-Gruppe schätzten die Qualität ihrer Arzt-Patienten-Interaktion als besonders gut ein und waren somit wesentlich zufriedener, als die anderen beiden Gruppen. Dies unterstützt unsere Hypothese, dass eine Behandlung im Einklang mit den PEF-Grundsätzen die Interaktion mit chronischen Schmerzpatienten verbessern kann und einen großen Beitrag zur Behandlungszufriedenheit leistet. Es darf davon ausgegangen werden, dass die kommunikationsgeschulten Ärzte über Interaktionsfertigkeiten verfügten, die den Kontakt mit ihren Patienten erleichterten. Positive Effekte von Kommunikationstrainings konnten bereits in vielen anderen Bereichen belegt werden [Hulsman et al. 1999; Roter et al. 1995; Smith et al. 1998]. Bedeutsam ist dieses Ergebnis vor allem vor dem Hintergrund einer großen Unzufriedenheit von FMS-Patienten im medizinischen Kontext [Asbring et al. 2003; Dobkin et al. 2003; Werner et al. 2003].

## 17.4 Diskussion und Schlussfolgerungen

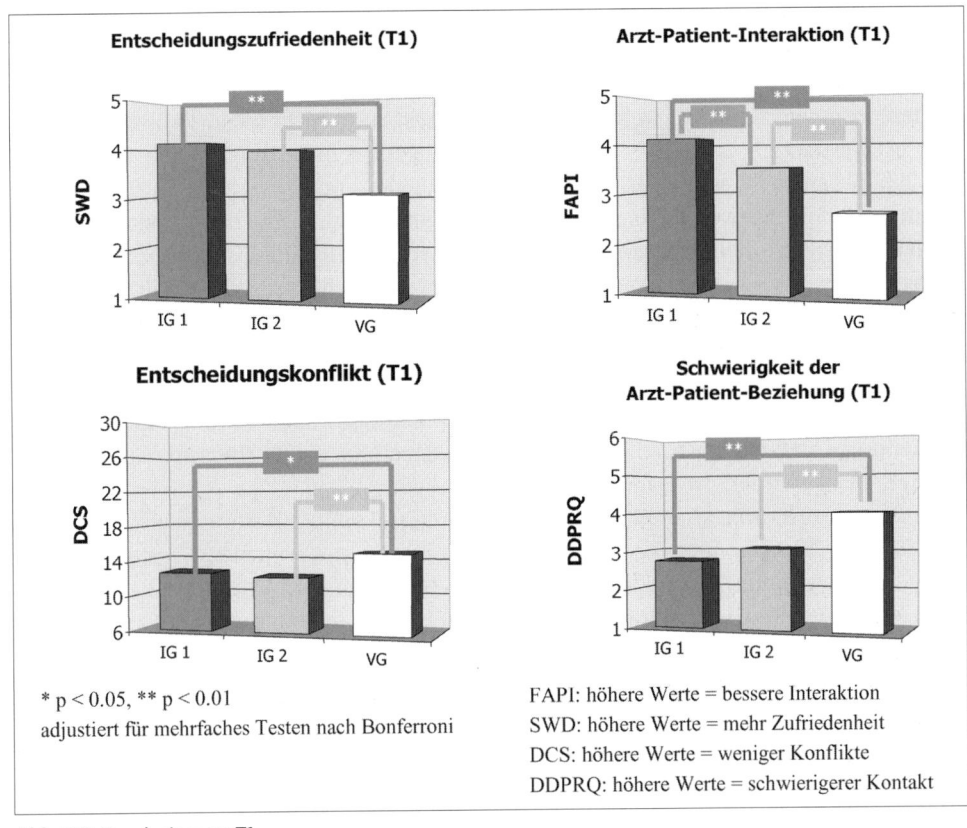

**Abb. 17.1:** Ergebnisse zu T1

* p < 0.05, ** p < 0.01
adjustiert für mehrfaches Testen nach Bonferroni

FAPI: höhere Werte = bessere Interaktion
SWD: höhere Werte = mehr Zufriedenheit
DCS: höhere Werte = weniger Konflikte
DDPRQ: höhere Werte = schwierigerer Kontakt

Interessanterweise war die Qualität der Arzt-Patienten-Interaktion in der Info-Gruppe zwar geringer als in der PEF-Gruppe, aber immer noch deutlich besser als in der Vergleichsgruppe. Dies weist darauf hin, dass bereits das PEF-Element Informationsvermittlung an den Patienten die Interaktion erleichtern kann, obwohl in unserem Fall die Informationsvermittlung über ein Computerprogramm und nicht durch den Arzt erfolgte. Patienten in unserem medizinischen System sind offenbar bislang so sozialisiert, dass sie keine ausführliche Informationsvermittlung erwarten und einfordern. Wird ihnen trotz anderer Erwartungen dann doch der Weg zu weiteren Informationen geebnet, fühlen Sie sich wahrscheinlich besonders ernst genommen und wertgeschätzt. Bei den Patienten könnte der Eindruck entstehen, dass sie an einen besonders engagierten Arzt geraten sind, der sich große Mühe gibt, ihnen zu helfen, indem er ihnen das Informationsprogramm zukommen lässt.

Ein anderer Aspekt des Informationsprogramms ist es, dass hierdurch das Informationsgefälle zwischen dem Arzt als medizinischem Experten und dem Patienten als Laien teilweise ausgeglichen wird. Diese Stärkung der Patientenposition könnte aus Patientensicht ebenfalls die Interaktion mit dem Arzt erleichtern.

PEF bei FMS-Patienten unterscheidet sich in einigen Punkten deutlich vom Vorgehen bei anderen Erkrankungsbildern, bei denen PEF bislang erfolgreich eingesetzt wurde: Mehrere Behandlungsoptionen können beim FMS miteinander kombiniert werden und schließen sich nicht gegenseitig aus [Bieber et al. 2004]. Außerdem sind therapeutische Entscheidungen nicht endgültig, sondern können revidiert werden. Nach unserem Verständnis kann die Behandlung von FMS-Patienten als ein Prozess von vielen aufeinander folgenden PEF-Ereignissen beschrieben werden, denn Therapieentscheidungen beim FMS werden kontinuierlich überprüft und falls notwendig angepasst [Müller et al. 2004].

Obwohl therapeutische Entscheidungen bei der Behandlung des FMS revidiert werden können und weniger einschneidend sind als bei potentiell lebensbedrohlichen Erkrankungen, wie z.B. Krebserkrankungen, zeigten die Patienten aller drei Gruppen deutliche Entscheidungskonflikte. Die Konflikte waren in den beiden Interventionsgruppen mit Zugang zu medizinischen Informationen jedoch signifikant geringer als in der Vergleichsgruppe. Dies lässt sich durch den Eindruck der Patienten erklären, besser über Vor- und Nachteile einer Behandlungsoption informiert zu sein. Es fällt leichter, eine Entscheidung zu treffen, wenn mögliche Konsequenzen besser eingeschätzt werden können. Zwischen den beiden Interventionsgruppen bestanden jedoch keine Unterschiede hinsichtlich möglicher Entscheidungskonflikte. Im Bezug auf Entscheidungskonflikte stellte die Behandlung durch kommunikationsgeschulte Ärzte somit offenbar keinen zusätzlichen Vorteil gegenüber einer reinen Informationsvermittlung dar. Die Darbietung medizinischer Informationen scheint bereits auszureichen, um Entscheidungskonflikte zu Behandlungsbeginn zu reduzieren. Ähnliche Effekte ließen sich im Hinblick auf die Entscheidungszufriedenheit nachweisen, denn bereits der Zugang zu medizinischen Informationen erhöhte die Zufriedenheit mit den Therapieentscheidungen. Patienten waren demnach überzeugter, die richtige Therapieoption gewählt zu haben, wenn sie besser über zur Verfügung stehende Behandlungsmöglichkeiten informiert waren. Die Behandlung durch kommunikationsgeschulte Ärzte ist zu Therapiebeginn noch nicht so notwendig, wie sie es vielleicht werden könnte, wenn erste Enttäuschungen und Rückschläge in der Therapie aufgetaucht sind, und der Patient noch mehr auf ärztliche Beratung angewiesen ist. Ergänzend ließ sich durch den qualitativen Auswertungsansatz herausarbeiten, dass die Patienten der PEF-Gruppe die stärkste Verantwortungsübernahme für die eigene Behandlung zeigten und Symptomen vorbeugten bzw. bereits frühzeitig auf diese reagierten.

Die kommunikationsgeschulten Ärzte der PEF-Gruppe zeigten im Vergleich mit den Ärzten der Info-Gruppe eine Tendenz, Patienten als weniger schwierig einzuschätzen. Gegen die Vergleichsgruppe war dieser Unterschied sogar signifikant. In Übereinstimmung mit anderen internationalen Studien [Stein et al. 1999; Wagner et al. 2002] konnten wir somit zeigen, dass ein Kommunikationstraining die Arzt-Patienten-Interaktion nicht nur für Patienten, sondern auch für die Behandler erleichtern kann. In der PEF-Gruppe kam es zwischen Ärzten und Patienten zu weniger Unstimmigkeiten, wenn es darum ging, realistische Therapieziele zu vereinbaren, denn Befürchtungen und Erwartungen konnten bereits während des Gesprächs ausgetauscht, diskutiert und angepasst werden. Ergänzend konnte im qualitativen Auswertungsansatz der Studie gezeigt werden, dass die PEF-geschulten Ärzte ihre Patienten als weniger anstrengend empfanden und seltener negative Gefühle gegenüber den Patienten aufkamen. Im Hinblick auf die Vergleichsgruppe schätzten auch Ärzte der Info-Gruppe ihre Patienten als weniger schwierig ein, die Signifikanz fiel hierbei allerdings geringer aus als in der PEF-Gruppe. Der Effekt lässt sich deshalb nicht ausschließlich durch das Kommunikationstraining erklären, sondern muss zum Teil auch auf das Informationsprogramm zurückgeführt werden. Gut informierte Patienten haben nicht nur realistischere Erwartungen in Bezug auf Therapieziele, sondern beteiligen sich auch aktiver an der eigenen Behandlung [Bieber et al. 2004]. Für Ärzte ist es leichter, Patienten zu behandeln, die einen Teil der Verantwortung für Durchführung und Gelingen der eigenen Therapie übernehmen. Patienten, die wohlüberlegte und gut informierte Behandlungsentscheidungen treffen, neigen auch eher dazu, sich an diese Entscheidungen zu halten und dürften daher ebenfalls eine bessere Therapietreue zeigen.

All diese Ergebnisse belegen auch im Einklang mit anderen Studien [Barry et al. 1997; Brody et al. 1989; Elwyn et al. 2004; Lerman et al. 1990], dass sowohl Patienten als auch Ärzte von einer Behandlung nach den PEF-Prinzipien deutlich profitieren können. Für Patienten konnten Entscheidungskonflikte reduziert und die Entscheidungszufriedenheit erhöht werden. Sowohl für Patienten, als auch für Ärzte erhöhte sich durch PEF die Behandlungszufriedenheit und Qualität der Interaktion im klinischen Kontakt. Wir kommen somit zur Schlussfolgerung, dass sich der Einsatz von PEF bei chronischen Schmerzpatienten sowohl für Patienten als auch für Behandler lohnt, und PEF in die klinische Routineversorgung implementiert werden sollte. Dies wird in einem Folgeprojekt angestrebt, in dem über den universitären Kontext hinaus PEF-Schulungen für Hausärzte und niedergelassene Fachärzte sowie Klinikärzte angeboten werden.

## Literatur

Asbring P, Narvanen AL, Ideal versus reality: physicians' perspectives on patients with chronic fatigue syndrome (CFS) and fibromyalgia. Soc Sci Med (2003), 57, 711–720

Barry M J et al., A randomized trial of a multimedia shared decision-making program for men facing a treatment decision for benign prostatic hyperplasia. Dis Manag Clin Out (1997), 1, 5–14

Bieber C et al., Partizipative Entscheidungsfindung (PEF) mit chronischen Schmerzpatienten – Der Patient als Partner im medizinischen Entscheidungsprozess. Bundesgesundheitsblatt Gesundheitsforschung Gesundheitsschutz (2004), 47, 985–991

Blumenstiel K et al., Das Fibromyalgiesyndrom – eine Übersicht und Standortbestimmung. Z Med Psychol (2003), 12, 39–47

Brody D S et al., Patient perception of involvement in medical care: relationship to illness attitudes and outcomes. J Gen Intern Med (1989), 4, 506–511

Charles C, Whelan T, Gafni A, What do we mean by partnership in making decisions about treatment? BMJ (1999), 319, 780–782

Dobkin PL et al., Patient-physician discordance in fibromyalgia. J Rheumatol (2003), 30, 1326–1334

Eich W et al., The role of psychosocial factors in fibromyalgia syndrome. Scand J Rheumatol (2000), 113, 1–3

Elwyn G et al., Achieving involvement: process outcomes from a cluster randomized trial of shared decision making skill development and use of risk communication aids in general practice. Fam Pract (2004), 21, 337–346

Elwyn G, Edwards A, Kinnersley P, Shared decision-making in primary care: the neglected second half of the consultation. Br J Gen Pract (1999), 49, 477–482

Gerhardt U (1995) Typenbildung. In: Flick U, von Kardorff E, Keupp HRL, Wolff St (Hrsg.), Handbuch qualitative Sozialforschung, 435–439. Beltz, Psychologie-Verlags-Union, Weinheim

Glaser B, Strauss A L (1967) The Discovery of Grounded Theory- Strategies for Qualitative Research. Aldine de Gruyter, New York

Hulsman RL et al. Teaching clinically experienced physicians communication skills. A review of evaluation studies. Med Educ (1999), 33, 655–668

Lerman CE et al., Patients' Perceived Involvement in Care Scale: relationship to attitudes about illness and medical care. J Gen Intern Med (1990), 5, 29–33

Mayring P (2000) Qualitative Inhaltsanalyse. Grundlagen und Techniken. Beltz, Deutscher Studien Verlag, Weinheim

Müller A, Hartmann M, Eich W, Inanspruchnahme medizinischer Versorgungsleistungen: Untersuchung an Patienten mit Fibromyalgiesyndrom. Schmerz (2000), 14, 77–83

Müller KG et al., Der Prozess der Partizipativen Entscheidungsfindung bei chronischen Schmerzpatienten. Evaluation und Modifikation von Therapieentscheidungen. Z Ärztl Fortbild Qual Gesundh wes (2004), 98, 95–100

O'Connor AM et al., Decision aids for patients facing health treatment or screening decisions: systematic review. BMJ (1999), 319, 731–734

Penrod JR et al., Health services costs and their determinants in women with fibromyalgia. J Rheumatol (2004), 31, 1391–1398

Roter DL et al., Improving physicians' interviewing skills and reducing patients' emotional distress. A randomized clinical trial. Arch Intern Med (1995), 155, 1877–1884

Sato T et al., Doctor-shopping patients and users of alternative medicine among Japanese primary care patients. Gen Hosp Psychiatry (1995), 17, 115–125

Smith RC et al., The effectiveness of intensive training for residents in interviewing. A randomized, controlled study. Ann Intern Med (1998), 128, 118–126

Spence SH, Sharpe L, Problems of drop-out in the self-help treatment of chronic, occupational pain of upper limbs. Behav Cogn Psychotherapy (1993), 21, 311–328

Stein TS, Kwan J, Thriving in a busy practice: physician-patient communication training. Eff Clin Pract (1999), 2, 63–70

Strauss AL, Corbin J (1996) Grounded Theory: Grundlagen qualitativer Sozialforschung. Psychologie Verlags Union, Weinheim

Wagner PJ, Lentz L, Heslop S D, Teaching communication skills: a skills-based approach. Acad Med (2002), 77, 1164

Walker EA et al., Predictors of physician frustration in the care of patients with rheumatological complaints. Gen Hosp Psychiatry (1997), 19, 315–323

Werner A, Malterud K, It is hard work behaving as a credible patient: encounters between women with chronic pain and their doctors. Soc Sci Med (2003), 57, 1409–1419

Wolfe F et al., A prospective, longitudinal, multicenter study of service utilization and costs in fibromyalgia. Arthritis Rheum (1997), 40, 1560–1570

Wolfe F et al., The American College of Rheumatology 1990 Criteria for the Classification of Fibromyalgia. Report of the Multicenter Criteria Committee. Arthritis Rheum (1990), 33, 160–172

# 18 Partizipative Entscheidungsfindung bei Multipler Sklerose

*Christoph Heesen, Jürgen Kasper, Sascha Köpke, Ingrid Mühlhauser*

## 18.1 Hintergrund

Die Multiple Sklerose (MS) ist mit 120.000 Erkrankten in Deutschland die häufigste zu größeren Behinderungen führende neurologische Erkrankung des jungen Erwachsenenalters. Die Erkrankung verläuft anfangs meist mit schubförmigen Zunahmen der Beeinträchtigung und Remissionen, im Verlauf dann oft mit einer schleichenden Zunahme der Beeinträchtigung (sekundär chronische MS). Eine kleinere Gruppe von Betroffenen hat einen schleichenden Verlauf von Beginn (primär chronische MS). Die psychischen, sozialen und ökonomischen Folgen der Erkrankung sind erheblich.

Seit 1995 sind verschiedene Immuntherapien zur Behandlung zugelassen worden, hier insbesondere die Beta-Interferone [Goodin et al. 2002]. Alle diese neuen Therapien haben nur einen partiellen Effekt auf bestimmte Stadien und Verlaufsformen der Krankheit. Die Therapiekosten sind hoch (ca. 15.000 Euro/Jahr pro Patient). Ferner müssen die Präparate unter die Haut oder in den Muskel gespritzt werden und haben häufig Nebenwirkungen in Form von Hautveränderungen und grippeähnlichen Symptomen. Ob diese Substanzen auch in der Langzeitanwendung einen positiven Nutzen-Nebenwirkungs-Kosten Effekt zeigen, ist Gegenstand der aktuellen Diskussionen ([Filippini et al. 2003] und Korrespondenz im Lancet dazu). 20-30% der MS-Betroffenen brechen eine Immuntherapie nach kurzer Zeit wieder ab, was von Experten als mangelnde „Compliance" (oder Mitarbeit, Anpassung) bewertet wird [Toyka et al. 2004].

Neben der Langzeitimmuntherapie werden akute Schübe der MS mit hoch dosierten Kortisongaben über eine Vene (intravenös) behandelt, die so genannte Schubtherapie. Dabei ist lediglich eine Verkürzung der Schubdauer durch die Behandlung für jeden vierten Patienten nachgewiesen [Köpke et al. 2004]. Unklar ist, welches Präparat am besten geeignet ist, welche Applikationsart und welche Dosierung die besten sind. Die Indikationsstellung ist oft mehr von der individuellen ärztlichen Präferenz zur Versorgung der Betroffenen bzw. zur Applikationsform der Medikamente abhängig als von klaren Standards und variiert dementsprechend erheblich [Tremlett et al. 1998]. Einige systematische Übersichten zeigen, dass die Wirksamkeit nicht klar belegt ist (Überblick bei Köpke et al. [2004]). Trotz der umstrittenen Wirksamkeit und der Nebenwirkungen wird im deutschsprachigen Raum eine großzügige Indikationsstellung der hoch dosierten Kortikoidtherapie gefordert. Mit vergleichbarer Wirkungs- und Nebenwirkungsrate kann die Kortisonbehandlung aber auch mit Tabletten durchgeführt werden [Sellebjerg et al. 1998]. Daher besteht für Betroffene prinzipiell die Möglichkeit, diese Therapie selbständig ambulant durchzuführen. Dies wird bisher in Deutschland jedoch kaum praktiziert, in der Sorge, dass hier einem Missbrauch mit Langzeitschäden Vorschub geleistet werden könnte.

Wie kürzlich publizierte Untersuchungen aus den USA und Großbritannien und auch eigene Untersuchungen zeigen, klagen auch MS-Betroffene über ein erhebliches Informationsdefizit in der Versorgung [Freeman et al.

2000; Heesen et al. 2003]. Es gibt zwar verschiedene Patienten-Informationsmaterialien (Bücher, Broschüren, Websites), diese sind jedoch meist ärztedominiert erstellt. Mit der Vermarktung der neuen Medikamente hat mittlerweile auch die pharmazeutische Industrie ein Patienten-Informationssystem entwickelt. Keine der angebotenen Informationen erfüllt die Kriterien für eine umfassende und objektive Patienteninformation [Steckelberg et al. in Druck]. Die MS-Therapie-Konsensusgruppe (MSTKG) hat von ärztlicher Seite eine Bewertung der Datenlage nach Kriterien der evidenzbasierten Medizin (EBM) vorgelegt [MSTKG 2002]. Diese enthält jedoch keine Darstellung des Nutzens bzw. Schadens in Zahlen (z.B. Anzahl der Patienten, die behandelt werden muss, damit einer einen Nutzen oder Schaden hat) als Grundlage einer Bewertung des Nutzen-Risiko-Verhältnisses der einzelnen Therapien. Eine Einbeziehung des Patienten in den Entscheidungsprozess entsprechend den Vorgaben des Shared Decision Making [Coulter et al. 1999] ist nicht vorgesehen. Ein Transfer wissenschaftlicher Ergebnisse in Patienteninformation unter Beteiligung der Patienten findet zurzeit nicht statt.

Dieser Hintergrund prädestiniert die MS und im Besonderen die Entscheidung über eine Immuntherapie und über eine Schubtherapie zum einen zur Anwendung von Partizipativer Entscheidungsfindung (PEF) [Charles et al. 1999], zum anderen für die Entwicklung systematischer Patienteninformationen nach den Standards der EBM. Dies wurde auch 2003 vom britischen „National Institute for Clinical Exellence" in seinen MS-Leitlinien [NICE 2003] gefordert. Hierzu gehört eine Schulung der Neubetroffenen zu allen Aspekten der MS innerhalb von 6 Monaten nach Diagnosestellung.

## 18.2 Ziele und Fragestellungen

Ziel des Projektes ist es, in 2 Studien im Bereich Schubtherapie und im Bereich Immuntherapie evidenzbasierte Patienteninformationen und Patientenschulungsprogramme für MS-Betroffene zu entwickeln und zu prüfen. Dabei soll zum einen untersucht werden, wie der Informationsstand und die Risikowahrnehmung (z.B. rollstuhlabhängig zu werden) von MS-Betroffenen ist und sich durch Informationen verändert. Erhoben werden soll ferner, wie autonom MS-Betroffene Entscheidungen treffen wollen, von welchen Faktoren diese Autonomiewünsche abhängig sind und ob diese Wünsche durch Informationen verändert werden können. Im Zentrum der Untersuchungen steht aber die Frage, wie Informationsmaterialien Entscheidungsprozesse verändern.

Die zugrunde liegende Hypothese ist, dass evidenzbasierte Informationen zu mehr Entscheidungsautonomie auf der Betroffenenseite führen, die sich vor allem in einer kritischeren Inanspruchnahme „teilwirksamer" Medikamente äußert. Hierbei soll keinem Teilnehmer eine Autonomie aufgezwungen werden, die er nicht leisten will oder kann. Mit Hilfe von Information soll Patienten vielmehr die Begründung und die Möglichkeit geliefert werden, eine aktivere Rolle einzunehmen.

## 18.3 Methodik

Die beiden Hauptstudien (s.u.) wurden durch einige Untersuchungen vorbereitet. Diese dienten der Auswahl und Entwicklung der Informationen für die Interventionen, der Vortestung von Instrumenten und der Differenzierung von Hypothesen. Aufbauend auf einer Folge von sechs Fokusgruppen mit insgesamt 54 Betroffenen wurde eine postalische Erhebung mit 213 zufällig ausgewählten MS-Betroffenen der MS-Ambulanz der Universitätsklinik Hamburg-Eppendorf durchgeführt. Bei dieser Befragung wurden bei Betroffenen mit schubförmiger und chronischer MS Daten zu Informationsstand, Autonomiewünschen und Informationswünschen erhoben. Darüber hinaus wurde die Wahrnehmung einer EBM-Beispielinformation untersucht. Begleitend wurde an der Verankerung des Konzeptes in Kommunikationstheorie und Entscheidungstheorie gearbeitet. Aus dieser theoretischen Auseinandersetzung wurden dann Fragebogeninstrumente entwickelt. Diese bilden wichtige Dimensionen im Entscheidungsprozess (z.B. Unsicherheit, Einschätzung der Kommunikation) ab.

Für die Hauptstudien wurden zwei zentrale Entscheidungssituationen bei MS ausgewählt.

### 18.3.1 EBSIMS – Evidence Based-Selfmanagement in Multiple Sclerosis Relapses

In dieser randomisiert-kontrollierten Studie wird die Entscheidung bezüglich der Schubtherapie untersucht. Hier wurden bis zum 1.7.2004 150 Betroffene mit einem schubförmigen Verlaufstyp, vorwiegend aus Hamburg sowie aus zwei weiteren Studienzentren in Osnabrück und in Herborn, eingeschlossen. Die Teilnehmer in der Schulungsgruppe nehmen an einer vierstündigen Schulung teil, auf die sie sich mit einer Broschüre vorbereitet haben (zu Details s.u.). Die Teilnehmer in der Kontrollgruppe erhalten ein Merkblatt zur Kortisontherapie. Über zwei Jahre hinweg werden Schübe, Therapiemaßnahmen, Therapieerfolg, Kosten sowie das Erleben der Betroffenen in Vierteljahresabständen erfasst. Erwartet wird bei den geschulten Teilnehmern, dass sie eher eine autonomere Entscheidung treffen.

### 18.3.2 ISDIMS – Informed Shared Decision In Multiple Sclerosis Therapy

Diese randomisiert-kontrollierte Studie richtet sich an Betroffene, die vor einer langfristigen Therapieentscheidung zur Immuntherapie stehen. Hier werden seit dem 1.9.2004 280 Betroffene deutschlandweit eingeschlossen. Die Teilnehmer in der Interventionsgruppe erhalten eine mit Hilfe von Betroffenen erstellte EBM-Patienteninformation (Broschüre von 90 Seiten) und einen Arbeitsbogen als Entscheidungshilfe. Die Broschüre klärt, gegliedert nach Verlaufstypen, über alle Immuntherapien der MS auf. Im Arbeitsbogen sollen die Teilnehmer die Kriterien für eine Therapieentscheidung (z.B. Sorge um Nebenwirkungen) nach persönlichem Ermessen gewichten. In der Kontrollgruppe werden Informationen des Bundesselbsthilfeverbandes zur Verfügung gestellt. Die Untersuchung konzentriert sich auf den Prozess der Entscheidung. Hier werden vor dem Erhalt der Information, direkt vor und nach einem Therapieentscheidungsgespräch mit

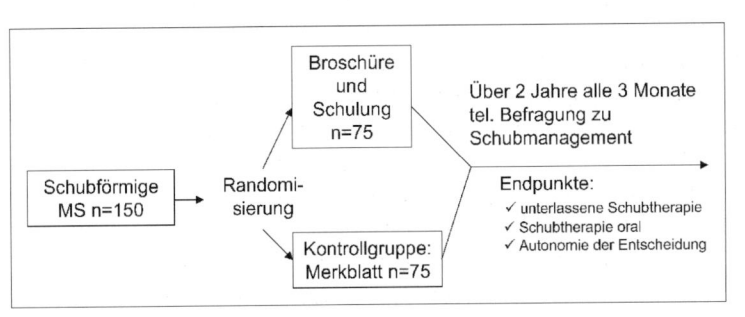

**Abb. 18.1:** Design der EBSIMS-Studie

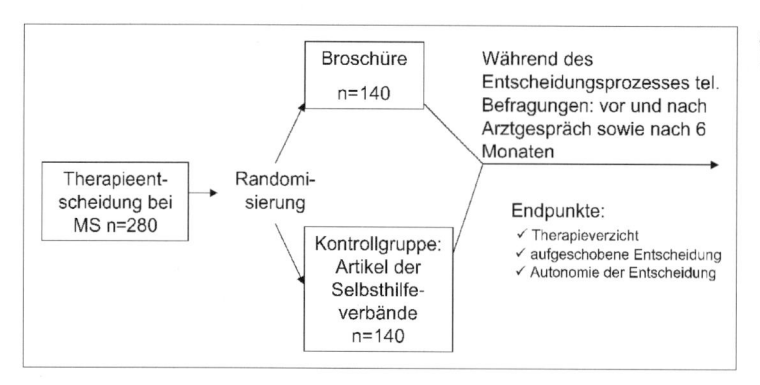

**Abb. 18.2:** Design der ISDIMS-Studie

dem behandelnden Arzt sowie 6 Monate nach diesem Gespräch Daten erhoben. Erwartet wird, dass eine EBM-Broschüre bei Betroffenen zu mehr Mitbeteiligung an der Entscheidung führt und eher zu einem vorläufigen Therapieverzicht. Weiterhin wird erwartet, dass die behandelnden Ärzte von den „informierten" Teilnehmern dazu angeregt werden, mehr partizipative Kommunikationsfertigkeiten zu zeigen.

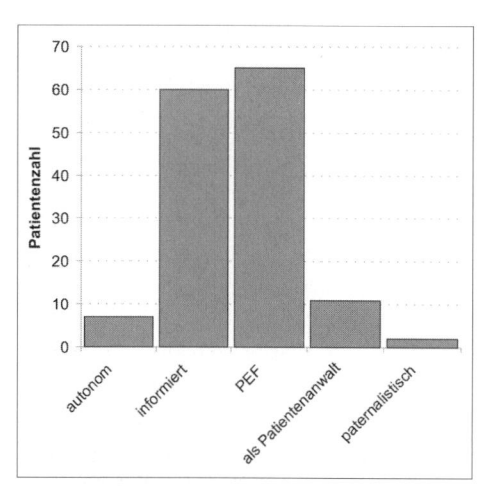

**Abb. 18.3:** Autonomiepräferenzen von n=168 MS-Patienten. Die meisten Patienten präferieren einen informierten oder partizipativen Entscheidungsprozess. Autonom = Patient entscheidet alleine, Informiert = Patient entscheidet nach Information durch den Arzt, PEF = Partizipative Entscheidungsfindung, als Patientenanwalt = Arzt handelt im Auftrag des Patienten, paternalistisch = Arzt trifft die Entscheidung.

## 18.4 Ergebnisse

### 18.4.1 Erhebung zu Autonomiepräferenzen, Informationswünschen und Wirkungen einer evidenzbasierten Beispielinformation

Anhand der postalischen Befragung [Heesen et al. 2003, 2004] mit insgesamt 279 Betroffenen haben wir zeigen können:
- dass 80% der MS-Betroffenen überwiegend eine Beteiligung an Therapieentscheidungen wünschen, (s. Abb. 18.3),
- dass MS-Betroffene mehr Informationen wünschen als sie bekommen,
- dass MS-Betroffene im Verhältnis zu ihrem MS-Allgemeinwissen ein nur geringes Wissen zu Wirkungen und Nebenwirkungen von Therapien haben (im Mittel 34% der Fragen richtig beantwortet) (s. Abb. 18.4),
- dass MS-Betroffene durch die Präsentation evidenzbasierter und komplexer Informationen nicht beunruhigt werden,
- dass Betroffene solche Informationen verstehen können und dieses Verständnis kompetent auf die Bewertung anderer Informationen abstrahieren können. (s. Abb. 18.5).

## 18.4.2 Theoretische Aufarbeitung des PEF-Konzeptes und Instrumentenentwicklung

Partizipation besteht nach Charles et al. [1999] ganz wesentlich in einem beidseitigen, gleichberechtigten Informationsaustausch. Wie dieser erfasst werden kann, ist Gegenstand der wissenschaftlichen Diskussion. Der Mangel an Instrumenten, die anzeigen können, ob und in welchem Ausmaße PEF überhaupt stattfindet, liegt aber auch in dem wenig entwickelten kommunikationstheoretischen Konzept der PEF begründet. Fragen wie: Was ist, wenn der Arzt PEF versucht umzusetzen, der Patient aber nicht? Oder: Worin genau besteht der gegenseitige Informationsaustausch und wie wird er ersichtlich? machen deutlich, dass PEF eher eine moralische Maxime denn ein theoretisch fundiertes Konzept darstellt.

Wir sehen den Gedanken des „Equipoise" (oder: Gleichwertigkeit) [Elwyn et al. 2003] als Kerndimension der PEF an: Für den Patienten muss deutlich werden, dass für ihn aus den wissenschaftlichen Belegen allein keine eindeutige Entscheidung ableitbar ist. Eine nach allgemeinen medizinischen Kriterien (z.B. Lebensverlängerung) sinnvolle Therapiewahl muss nicht aus der Perspektive des Patienten die Therapie der Wahl sein (z.B. wenn Lebensverlängerung mit sehr schlechter Lebensqualität einhergeht). Insofern stehen im Konzept des „Equipoise" alle Behandlungsmöglichkeiten inklusive der Nicht-Therapie gleichwertig nebeneinander. Mit einer Sortieraufgabe (EQUIPOISE-Instrument), die 5 Kommunikationssituationen umschreibt, wird versucht, das Verständnis des Patienten von der Begründung für seine Beteiligung zu ermitteln.

Ziel von Patienteninformationen, Entscheidungshilfen und dem Wunsch nach Partizipation ist es, dem Patienten eine „gute" Entscheidung zu ermöglichen. Dabei konzentrieren sich viele Untersuchungen vor allem auf die „Informiertheit" von

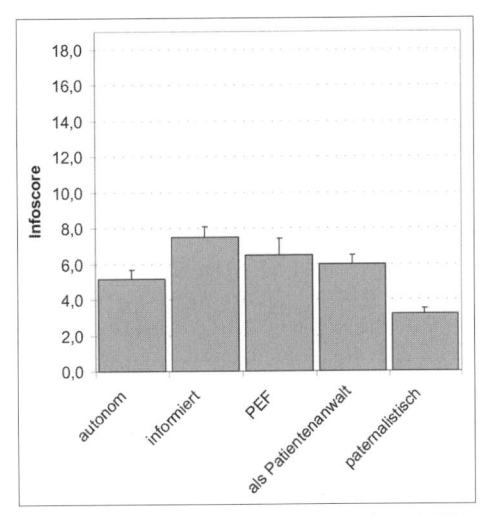

**Abb. 18.4:** Autonomiepräferenzen und EBM-Wissen von n=168 MS-Patienten. Angegeben ist der mittlere Wissensscore, erhoben mit einem Fragebogen (Scorerange: 0–19, 19 = alle Fragen richtig beantwortet) und Standardabweichung. Patienten, die einen informierten oder einen partizipativen Interaktionsstil bevorzugten, hatten die höchsten Scorewerte bei insgesamt niedrigem Niveau.

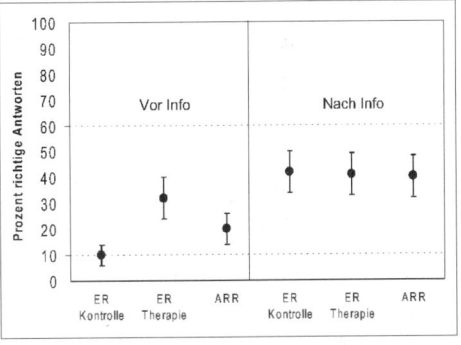

**Abb. 18.5:** Zunahme von Risikokalkulationsfähigkeiten von n=169 MS-Patienten. Dargestellt sind die % richtigen Antworten (± Standardabweichung) auf 3 Schlüsselfragen der Risikokalkulation: Kalkulation von Ereignissen (hier: MS-Schübe) in einer Kontrollgruppe (ER Kontrolle), in einer therapierten Gruppe (ER Therapie) sowie die Errechnung der absoluten Risikoreduktion (ARR) aus der Subtraktion der ersten beiden Zahlenwerte. Die Ergebnisse der Schätzungen sind vor und nach Präsentation einer EBM-Info dargestellt. Es zeigt sich eine deutliche Zunahme der Kalkulationsfähigkeiten.

Patienten, also Faktenwissen. Medizinische Entscheidungen werden aber nur begrenzt abhängig von der Informiertheit getroffen. Wir betrachten *Risikowahrnehmung* und *Umgang mit Unsicherheit* als bedeutsame Einflussgrößen für Entscheidungen. Eine genauere Betrachtung dieser Faktoren bei Entscheidungsprozessen kann zu einer genaueren Vorstellung davon führen, worin eine gute Entscheidung besteht, und wie man einem Menschen in der schwierigen Situation als Patient dabei helfen kann.

Mit der Validierung eines Messinstruments, welches die Qualitäten von Ungewissheit erfasst, die von Betroffenen einer chronischen Erkrankung erlebt werden, wurde ein theoriebildender Forschungsprozess initiiert. Hier wird davon ausgegangen, dass der geforderte zweiseitige Informationsaustausch bei der PEF in einer Verhandlung von Ungewissheiten besteht [Kasper et al. 2003]. Mit dem Instrument wird eine Klassifikation verschiedener Ungewissheiten versucht, die mit einer informierten Entscheidung einhergehen. Diese könnten dann Zielparameter von Maßnahmen zur Verbesserung von Entscheidungsprozessen sein.

### 18.4.3 Entwicklung eines Schulungsprogramms zum Thema Schubtherapie sowie erste Ergebnisse von EBSIMS

Das Schulungsprogramm besteht im Kern in einem 4-stündigen Kurs, der von trainierten MS-Krankenschwestern zusammen mit einer Betroffenen durchgeführt wird, und einer 40-seitige Broschüre, die den Teilnehmern zur Vorbereitung zugeschickt wird [zu den Inhalten vgl. Köpke 2003]. Das Schulungsprogramm ist in zahlreichen Schulungsmaterialien (z.B. Präsentationsfolien) sowie einem Kartensystem, das die Kursleiterin unterstützt, manualisiert. Dadurch wird eine weitgehend einheitliche Durchführung gewährleistet. Gleichzeitig ist dieses Vorgehen Grundlage für die Entwicklung eines „Train-the-Trainer" Systems für eine spätere Implementierung.

Die Schulung gliedert sich wie folgt:
- Schubinformation: Definition und Abgrenzung von Schüben sowie die Evidenz zur prognostischen Bedeutung von Schüben,
- Praxis und Evidenz der Kortisontherapie
- Handlungsmöglichkeiten und persönliche Strategien,
- Reflexion insbesondere inhaltlich verstörender Informationen,
- Evaluation der Schulung.

Die Schulung zielt auf die Vermittlung der wissenschaftlichen Ungewissheit bezüglich vieler Aspekte der MS-Schubtherapie (Dosierung, Therapiebeginn) ab sowie auf die Erweiterung des Spektrums verfügbarer Handlungsoptionen (z.B. die Möglichkeit einer oralen Therapie). Die Teilnehmer sollen dadurch bestärkt werden, ihr eigenes Konzept des Schubmanagements zu entwickeln und zu vertreten. Damit zielt das Programm auf das Empowerment der Teilnehmer. Eine orale Steroid-Selbstmedikation wird zwar als Möglichkeit beschrieben, es ist jedoch nicht beabsichtigt, bestimmte Therapiekonzepte zu empfehlen.

Im Rahmen der EBSIMS-Studie wurden 6 Schulungskräfte in den drei Studienzentren ausgebildet und insgesamt 12 Schulungen mit 72 Teilnehmern durchgeführt. Die primären Endpunkte der Evaluation (Behandlungsentscheidungen, Gesundheitsökonomie) werden nach zwei Jahren (gerechnet ab Einschluss des letzten Teilnehmers, also Mitte 2004) ausgewertet. Die Studiendauer ergibt sich aus der durchschnittlichen Häufigkeit von Schüben, auf der die Stichprobenberechnung für den primären Endpunkt beruht.

Erste Ergebnisse durch Befragungen vor und nach der Durchführung der Schulung zeigen:

## 18.4 Ergebnisse

1. Das Schulungsprogramm ist praktikabel und wird trotz der vermittelten Unsicherheiten positiv aufgenommen.
2. Teilnehmer der Schulung verzeichnen, gemessen an einem themenbezogenen Wissensfragebogen, einen Zuwachs ihres Wissens um Chancen und Risiken der Steroidtherapie.
3. Eine große Mehrheit der Teilnehmer (92%) hat die so genannte „Equipoise"-Botschaft verstanden: Es sollte vermittelt werden, dass die uneindeutige wissenschaftliche Evidenz für eine Beteiligung an der Entscheidung über die Schubtherapie spricht und dass durch die Schulung keine konkrete Therapie empfohlen wird.
4. Während die generelle Autonomiepräferenz nicht verändert ist, zeigt sich in der Schulungsgruppe ein Interventionseffekt für die spezifische, also auf die Schubsituation bezogene Autonomiepräferenz: Die Teilnehmer wollen zunehmend autonom entscheiden, wenn ein Schubereignis auftritt.
5. Die Erfahrungen in den Zentren Herborn, Osnabrück und Hamburg haben gezeigt, dass das Training der Trainer mit Hilfe der Materialien zeitökonomisch leistbar ist. Somit sind gute Voraussetzungen für eine Durchführung der Schulung an anderen Orten mit anderen Trainern gegeben.

### 18.4.4 Entwicklung einer evidenzbasierten Patienteninformation „Immuntherapie"

Die oben genannte Broschüre wurde mehrfach von Betroffenen gegengelesen. Die Broschüre ist so aufgebaut, dass sich der Leser zu Beginn mit seiner individuellen Verlaufsform einordnen kann. Es folgt eine Darstellung der Studien zum so genannten natürlichen Verlauf, sowie ein Kapitel zu den Problemen von MS-Therapiestudien. Die Therapien werden dann nach Verlaufsformen geordnet dargestellt. Dabei wurde ein dreistufiges Modell gewählt: Zusammenfassungen zu Beginn (Ebene I), die alles Wesentliche zur Evidenz enthalten, gefolgt von detaillierten Darstellungen der Studienergeb-

---

Insgesamt wurden 530 Patienten in den Studien behandelt [Palace und Rothwell 1997]. Von den Patienten, die mit einem Scheinmedikament behandelt wurden, hatten 87 (31%) keine Schübe über 2 Jahre gegenüber 119 (47%) der Patienten, die mit Azathioprin behandelt wurden. Das kann man bezogen auf 100 Patienten so darstellen:

† = Patienten ohne Schübe
† = Patienten mit einem oder mehreren Schüben
† = Patienten, die einen Nutzen von der Therapie haben

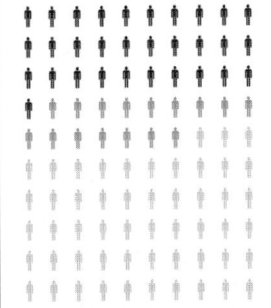

16 von 100 Patienten ( † ) profitieren von der Therapie
84 von 100 Patienten ( † + † ) haben keine Nutzen von der Therapie

**Abb. 18.6:** Beispielausschnitt einer Patienteninformation zur Therapie der MS: Auswertung aller Azathioprinstudien auf das Ausbleiben von Schüben. Dargestellt ist die absolute Risikoreduktion, das heißt der Nutzen einer behandelten Gruppe gegenüber einer nicht behandelten Gruppe

nisse (Ebene II). Für die Darstellung von Nutzen und Schaden wurde eine Darstellung absoluter Zahlenwerte bezogen auf 100 Patienten gewählt (s. Abb. 18.6). In einer weiteren Differenzierungsstufe (Ebene III) erscheinen Hintergrundinformationen für die Leser, die es „ganz genau wissen wollen".

### 18.4.5 Verbraucherkompetenztraining

Zehn MS-Patientenvertreter nahmen an einem einwöchigen „Training in wissenschaftlicher Kompetenz für Patienten- und Verbrauchervertreterinnen" an der Fachwissenschaft Gesundheit der Universität Hamburg teil. Wesentlicher Ziel des Trainings ist die Befähigung zum kritischen Umgang mit wissenschaftlichen Informationen. Kursinhalte sind Literaturrecherche, Lesestrategien, Berechnen und Bewerten von Kenngrößen klinischer Studien (z.B. absolute und relative Risikoreduktion), die kritische Bewertung und die eigene Erstellung evidenzbasierter Patienteninformationen. Aus diesen Kursen wurde dann von den Teilnehmern ein „MS Journalclub" gegründet. Hier werden mit Unterstützung von Mitarbeitern der Fachwissenschaft Gesundheit Studien aus der Betroffenenperspektive bewertet. Die Ergebnisse werden dann in kurzen Protokollen, angelehnt an die Formatierung des „Evimed Journal Clubs", niedergelegt. Bislang erfolgte eine Bewertung der Metaanalyse von Filippini et al. [2003] zu den Interferonen sowie einer Studie zur Therapie von schmerzhafter Spastik mit Cannabis.

## 18.5 Interventionen zur Implementierung der PEF

In einem ersten Schritt zu einem nationalen „Patientenschulungsprogramm Multiple Sklerose" soll im Rahmen dieser Implementierungsstudie das Modul „Schubtherapie bei Multipler Sklerose" weiterverbreitet und weiterentwickelt werden. Ziel ist es, in verschiedenen Regionen allen organisierten MS-Betroffenen ein Steroid-Schulungsprogramm anzubieten. Die Teilnahme an den Schulungen soll kostenlos sein, jedoch gekoppelt an eine Einverständniserklärung zur zentralen MS-Datenverarbeitung.

Die Kurse werden von organisierten Betroffenen, MS-Krankenschwestern oder anderen Gesundheitsfachkräften durchgeführt, die über die Landesverbände zur Mitarbeit gewonnen werden. Von den Landesverbänden werden Räumlichkeiten und Werbeinfrastruktur zur Verfügung gestellt. Die Ausbildung der Trainer erfolgt unter Zuhilfenahme der vorhandenen Materialien analog zu den Erfahrungen aus Herborn und Osnabrück. Bei diesen Train-the-Trainer Kursen werden auch Ärzte eingeladen. Geplant sind 2 Kurse je Kooperationszentrum. Zusätzlich wird, basierend auf den Erfahrungen mit EBSIMS, ein Lehrvideo gedreht, um den Umgang mit typischen und schwierigen Unterrichts-Situationen zu veranschaulichen.

## 18.6 Schlussfolgerungen und Ausblick

Der bisherige Projektverlauf verdeutlicht, dass ein großer Teil der MS-Betroffenen eine autonome Rolle bei medizinischen Entscheidungsprozessen wünscht. Dem gegenüber ist das entscheidungsrelevante Risikowissen gering. EBM-Informationen werden verstanden und können wiedergegeben werden. Darüber hinaus können diese Fähigkeiten den Umgang mit Kenngrößen der Risikokommunikation verbessern helfen. Erste Auswertungen des Steroidschulungsprogramms im Rahmen von EBSIMS zeigen, dass durch die Schulung mehr Teilnehmer eine autonomere Rolle im Umgang mit Schüben wünschen. Ob diese Kompetenzen und Präferenzen auch zu mehr realisierten autonomen Entscheidungen führen, wird anhand der Studienergebnisse festzustellen sein.

Die Arbeitsgruppe möchte ein Schulungsprogramm zu allen Aspekten der MS erstellen und in die Versorgung implementieren. Angestrebt wird langfristig ein Qualitätszirkel: „Strukturiertes MS-Management" sowie die Einrichtung einer „Patientenakademie". Mit Entwicklung weiterer Kursmodule im Feld der MS soll ein vollständiges modularisiertes Informationsprogramm bereitgestellt werden, das allen Betroffenen und deren Angehörigen zugänglich gemacht werden kann. Dabei gehen wir davon aus, dass durch ein umfassendes "Schulungsprogramm MS":

1. Betroffene eine aktivere Rolle im Umgang mit ihrer Erkrankung einnehmen: Arztkonsultationen können effizienter und zeitsparender stattfinden, da Betroffene wesentlich mehr Wissen mitbringen. Betroffene können in Zeiten der Rationierung im Gesundheitswesen mit mehr Kompetenz um ihre Rechte kämpfen. Aktive Bewältigungsstrategien werden gestärkt und damit wird eine höhere Lebensqualität bei Betroffenen möglich.
2. Betroffene mehr Einblick in die Methoden der klinischen Forschung bekommen und sich auch eher an klinischen Studien beteiligen, auch weil Betroffenen deutlich wird, dass die bisherigen Therapien ungenügend in ihrer Wirksamkeit belegt sind.

**Literatur**

Charles C, Whelan T, Gafni A, What do we mean by partnership in making decisions about treatment? BMJ (1999), 319, 780–782

Coulter A, Entwistle V, Gilbert D, Sharing decisions with patients: is the information good enough? BMJ (1999), 318, 318–22

Elwyn G, Edwards A, Wensing M et al., Shared decision making: developing the OPTION scale for measuring patient involvement. Qual Saf Health Care (2003), 12, 93–9

Filippini G, Munari L, Incorvaia B et al., Interferons in multiple sclerosis. a systematic review. Lancet (2003), 61, 45–52

Freeman JA, Thompson AJ, Community services in multiple sclerosis: still a matter of chance. J Neurol Neurosurg Psych (2000), 69, 728–732

Goodin DS, Frohman EM, Garmany GP Jr et al., Disease modifying therapies in multiple sclerosis. Report of the therapeutics and technology assessment subcommittee of the American Academy of Neurology and the MS Council for Clinical Practice Guidelines. Neurology (2002), 58, 169–178

Heesen C, Kasper J, Segal J et al., Decisional role preferences, knowledge and information interests in patients with multiple sclerosis. Mult Scler (2004), 10, 643–50

Heesen C, Kolbek J, Gold SM et al., Delivering the diagnosis of MS – results of a survey among patients and neurologists. Acta Neurol Scand (2003), 107, 363–368

Kasper J, Kuch C, Heesen C (2003) Shared decision-making als Interaktionsstil: eine konstruktivistische Perspektive. In: Scheibler F, Pfaff H (Hrsg.), Shared decisison making: Der Patient als Partner im medizinischen Entscheidungsprozess, 34–45. Juventa, Weinheim

Köpke S, Heesen C, Kasper J et al., Steroid treatment for relapses in multiple sclerosis – the evidence urges shared decison making. Acta Neurol Scand (2004), 110, 1–5

Köpke S (2003) Entwicklung eines Schulungsprogramms und Evaluationskonzepts zur Selbstbehandlung mit Kortison im akuten Schub der Multiplen Sklerose. Unveröffentlichte Examensarbeit, Universität Hamburg

Multiple Sklerose Konsensus Gruppe, Immunmodulatorische Stufentherapie der Multiplen Sklerose. Neue Aspekte und praktische Umsetzung. Nervenarzt (2002), 73, 556–563

National Institute for Clinical Exellence (2003) Multiple sclerosis. Management of multiple sclerosis in primary and secondary care. Clinical Guideline 8. www.rcplondon.ac.uk/pubs/books/ms/ (08.11.04)

Palace J, Rothwell P, New treatments and azathioprine in multiple sclerosis. Lancet (1997), 350, 261.

Sellebjerg F, Frederiksen J L, Nielsen P M et al., Double-blind, randomized, placebo- controlled study of oral, high-dose methylprednisolone in attacks of MS. Neurology (1998), 51, 529–534

Steckelberg A, Berger B, Köpke S et al., Kriterien für evidenzbasierte Patienteninformationen. Z Ärztl Fortbild Qual Gesundh wes (im Druck)

Toyka KV, Rieckmann P, Gold R, Therapie-Compliance. Ärztlicher Beirat des DMSG Bundesverbandes gibt Empfehlungen. Aktiv (2004), 3, 17–18

Tremlett HL, Luscombe DK, Wiles CM, Use of corticosteroids in multiple sclerosis by consultant neurologists in the United Kingdom. J Neurol Neurosurg Psych (1998), 65, 362–365

# 19 Miteinander statt Nebeneinander – Der Patient als Partner in der Depressionsbehandlung

*Andreas Loh, Daniela Simon, Isaac Bermejo, Martin Härter*

## 19.1 Hintergrund

Depressive Störungen gehören zu den häufigsten Erkrankungen. Nach epidemiologischen Studien erfüllten 11,5% der deutschen Bevölkerung in den vergangenen 12 Monaten die Kriterien einer depressiven Störung [Wittchen et al. 2000]. Die Erkrankung verursacht erhebliche Beeinträchtigungen des psychischen und körperlichen Befindens, der sozialen Bindungen und der Arbeitsfähigkeit. Darüber hinaus besteht eine erhöhte Mortalität, vor allem durch Suizide [Berger et al. 2003].

Zwar stehen mittlerweile gute Behandlungsmöglichkeiten zur Verfügung, mit denen die Prognose durch rechtzeitige, zielgerichtete und wissenschaftlich begründete therapeutische Interventionen wesentlich verbessert werden kann, dennoch erhalten viele Patienten eine solche Therapie nicht [Gilbody et al. 2003]. Ansatzpunkte zur Verbesserung der Grundversorgung depressiver Patienten liegen in der Steigerung der Erkennensraten, der stärkeren Leitlinienorientierung der Behandlung und im Abbau von Vorbehalten der Patienten gegenüber einer angemessenen Pharmako- und/oder Psychotherapie [Bermejo et al. 2002]. Als Gründe für Vorbehalte von Patienten wurden zum Beispiel eine ungenügende Patienteninformation [Lara et al. 2003], Probleme in der Arzt-Patienten-Kommunikation [Cole 1996] und eine zu geringe Beteiligung der Patienten an der medizinischen Entscheidungsfindung [Dwight-Johnson et al. 2001] genannt.

In den letzten Jahren wurde bei ganz unterschiedlichen Indikationen gezeigt, dass durch stärkere Patientenbeteiligung und eine verbesserte Arzt-Patienten-Kommunikation ein besseres Verständnis des Patienten über die Erkrankung und ihre Behandlung, eine höhere Zuverlässigkeit bei der Umsetzung der Behandlung, eine höhere Patientenzufriedenheit und in einigen Studien verbesserte Behandlungsergebnisse erreicht werden [O'Connor et al. 2004, Harrington et al. 2004].

Für die Depressionsbehandlung liegen bisher nur wenige Studien mit uneinheitlichen Ergebnissen vor, bei denen die Auswirkung stärkerer Patientenbeteiligung überprüft wurde. Katon und Kollegen [2001] haben z.B. mit einem umfassenden Interventionsprogramm, das als einen von mehreren Bausteinen die Partizipative Entscheidungsfindung (PEF) beinhaltete, höhere Behandlungseffekte und geringere Rückfallraten belegen können, wobei die bessere therapeutische Wirksamkeit allerdings nicht alleine auf die Patientenbeteiligung zurückgeführt werden kann. Andere Studien zielten unmittelbar auf die Entscheidungsfindung: Überlässt man beispielsweise nach hinreichender Beratung die therapeutische Entscheidung den Patienten (medikamentöse Therapie gegenüber Psychotherapie), dann führt dies nicht zu besseren Behandlungsergebnissen der Depression [Bedi et al. 2000], jedoch zu einer besseren Akzeptanz und zu einer höheren Wahrscheinlichkeit, dass eine Therapie in Anspruch genommen wird [Dwight-Johnson et al. 2001]. Auch die Anzahl der Patienten, die eine medikamentöse Behandlung zu früh abbrechen, kann verringert werden, wenn Patienten selbst die Entscheidung zur Therapie treffen [Rokke et al. 1999].

Aufgrund dieser Studien kann zwar angenommen werden, dass eine stärkere Beteiligung der Patienten zu den berichteten Effekten beitragen kann. Allerdings wurde dabei das Konzept der Partizipativen Entscheidungsfindung nicht im Sinne einer gemeinsamen Entscheidung zwischen Arzt und Patient umgesetzt [vgl. Härter 2004], sondern die Verantwortung für die Entscheidung lag vorwiegend auf der Seite des Patienten. Dass depressive Patienten trotz der erkrankungsbedingten Einschränkungen ein hohes Interesse an Informationen über die Erkrankung und an der Beteiligung bei medizinischen Entscheidungen haben, ist bereits belegt [Loh et al. 2004a]. Noch nicht untersucht dagegen ist bisher, welche Effekte mit dem PEF-Ansatz in der hausärztlichen Versorgung depressiver Patienten hinsichtlich der Akzeptanz der Patienten und der Behandlungsergebnisse erreicht werden. Im Rahmen des Förderschwerpunktes des Bundesministeriums für Gesundheit und Soziale Sicherung wurde hierzu ein Modellprojekt durchgeführt. In diesem Beitrag werden die Forschungsfragen, das Arbeitsprogramm, die methodische Vorgehensweise und die zentralen Ergebnisse dargestellt.

## 19.2 Fragestellungen und Arbeitsprogramm

Ziel des Modellprojektes war es zu überprüfen, ob ein spezifisches Trainingsprogramm zur Partizipativen Entscheidungsfindung die Patientenbeteiligung, die Akzeptanz der Behandlung, die Zuverlässigkeit bei der Umsetzung der Behandlung, den Behandlungserfolg und die Patientenzufriedenheit in der hausärztlichen Versorgung depressiver Patienten signifikant erhöht. Da in diesem Forschungsfeld noch wenig gesicherte Erkenntnisse vorliegen, wurden vor Durchführung der Hauptstudie folgende Fragen untersucht:

◢ Welche Probleme und Barrieren bei der Therapieentscheidung sind aus Sicht von depressiven Patienten relevant?
◢ Welche Informationsmaterialien für Patienten mit depressiven Erkrankungen sind verfügbar und wie ist deren Qualität zu bewerten?
◢ Welche Fortbildungsbedürfnisse haben Hausärzte im Hinblick auf die Versorgung depressiver Patienten?
◢ Wie gestalten Hausärzte bisher die Konsultationen bei der Entscheidungsfindung mit depressiven Patienten?
◢ Wie sollte eine PEF-spezifische Fortbildungsmaßnahme für die hausärztliche Depressionsbehandlung konzipiert sein?

Zur Beantwortung der Forschungsfragen und zur Entwicklung des PEF-Programms wurde ein Arbeitsprogramm mit mehreren Teilstudien entwickelt. Es wurden qualitative Befragungen bei Patienten und Ärzten, eine systematische Recherche und Bewertung von vorliegenden Patienteninformationen und eine Analyse von ausgewählten Patienten-Arzt-Gesprächen durchgeführt. Danach wurden ein Fortbildungsprogramm, eine Patienteninformation und eine Entscheidungshilfe zur Umsetzung der Partizipativen Entscheidungsfindung für die Hauptstudie entwickelt (siehe Abb. 19.1).

Nachfolgend werden die einzelnen Studienbausteine und Arbeitsschritte sowie die wesentlichen Ergebnisse zusammenfassend dargestellt.

### 19.2.1 Patientenbefragung

Mit der Befragung depressiver Patienten wurde das Ziel verfolgt, relevante Probleme und Barrieren im Entscheidungsprozess zwischen Ärzten und Patienten zu ermitteln. 40 halbstandardisierte Interviews wurden mit depressiven Patienten geführt und in Anlehnung an die Qualitative Inhaltsanalyse nach

## 19.2 Fragestellungen und Arbeitsprogramm

**Abb. 19.1:** Studienbausteine und Arbeitsprogramm

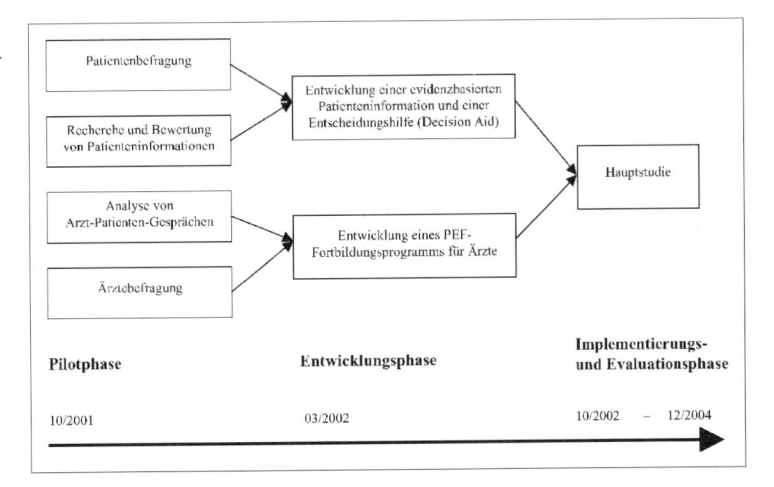

Studienbausteine: Patientenbefragung, Recherche und Bewertung von Patienteninformationen, Analyse von Arzt-Patienten-Gesprächen, Ärztebefragung → Entwicklung einer evidenzbasierten Patienteninformation und einer Entscheidungshilfe (Decision Aid), Entwicklung eines PEF-Fortbildungsprogramms für Ärzte → Hauptstudie

Pilotphase (10/2001) — Entwicklungsphase (03/2002) — Implementierungs- und Evaluationsphase (10/2002 – 12/2004)

Mayring [2003] ausgewertet [Simon 2003]. Es wurden die Erfahrungen der Befragten hinsichtlich der Informationen über die Erkrankung und ihrer Behandlung sowie hinsichtlich der Art der zu treffenden Entscheidungen in der Depressionsbehandlung thematisiert. Weiterhin wurden die Wahrnehmungen der Patienten bezüglich des Entscheidungsprozesses erörtert.

Ein Hauptbefund war, dass sich das Informationsbedürfnis im Verlauf der Erkrankung ändert. In einer akuten Phase schwerer Depression ist aufgrund der Beeinträchtigungen durch die Erkrankung der Bedarf an Informationen gering, für den weiteren Verlauf der Erkrankung wünschen sich die Patienten mehr Information. Entscheidungsprobleme treten vor allem auf, wenn Patienten Schwierigkeiten mit der Akzeptanz ihrer psychischen Erkrankung haben. Diese Akzeptanzprobleme sind auch der Hauptgrund, warum manche Entscheidungen erst nach mehreren Wochen oder Monaten getroffen werden. Für eine verbesserte Behandlung wünschen sich depressive Patienten von ihrem Arzt vor allem emotionalen Rückhalt und ruhige sachliche Gespräche mit gezielten Informationen zur Erkrankung und Behandlung.

### 19.2.2 Bewertung von Patienteninformationen

Eine wichtige Voraussetzung für die Partizipative Entscheidungsfindung ist eine umfassende und ausgewogene Patienteninformation. Zur Vorbereitung der Entwicklung einer evidenzbasierten und an Leitlinien orientierten Patienteninformation wurden die bisher vorliegenden Informationsmaterialien recherchiert und anhand standardisierter Bewertungssysteme [Sänger 2004] bewertet. Angefragt wurde bei allen deutschen Krankenkassen, bei ärztlichen Fachgesellschaften, Patienten- und Selbsthilfeorganisationen, Apothekerverbänden und bei Arzneimittelherstellern, die Medikamente zur Behandlung der Depression bereitstellen [Falk 2004]. Insgesamt wurden 484 schriftliche Anfragen gestellt, 56 Patienteninformationen konnten recherchiert werden, wobei die größte Anzahl der erhaltenen Informationsmaterialien von Arzneimittelherstellern stammt.

Die eingegangenen Patienteninformationen wurden von jeweils zwei unabhängigen Bewertern beurteilt. Zentrales Ergebnis ist die insgesamt geringe Qualität der Informationsschriften. Materialien von ärztlichen Fachgesellschaften schneiden im Vergleich mit denjenigen von Arzneimittelherstellern besser ab. Die Informationen sind zwar insgesamt verständlich und übersichtlich präsentiert. Die Behandlungsoptionen sind aber selten evidenzbasiert und hinsichtlich der Bewertung unterschiedlicher Behandlungsoptionen wenig ausgewogen dargestellt. Zentrale Merkmale der Partizipativen Entscheidungsfindung, wie eine Gleichberechtigung von Arzt und Patient, werden nicht formuliert. Fazit dieser systematischen Bewertung ist, dass die derzeit verfügbaren Patienteninformationen zu Depression wenig geeignet sind, eine Partizipative Entscheidungsfindung zu unterstützen.

### 19.2.3 Entwicklung einer Patienteninformation und Entscheidungshilfe

Bei der Entwicklung der neuen Patienteninformation wurde ein Basistext gewählt, der von einer amerikanischen Expertengruppe in einem mehrjährigen Entwicklungsprozess unter Beteiligung von Patienten erstellt worden ist [AHCPR 2004]. Dieser Text wurde übersetzt, um Module zur Förderung der Partizipativen Entscheidungsfindung ergänzt und Patienten mit depressiven Erkrankungen (N=13) zur Prüfung auf Verständlichkeit, Akzeptanz etc. vorgelegt. Eine weitere Überprüfung dieses Informationstextes fand durch Experten in der Depressionsbehandlung (N=10) statt. Darüber hinaus wurde eine medizinische Entscheidungshilfe („Decision Aid") für die hausärztliche Depressionsbehandlung auf der Grundlage des analytischen Hierarchie-Entscheidungsprozesses [Dolan 2000] entwickelt. Dieser Ansatz ermöglicht ein klar strukturiertes Vorgehen, mit dessen Hilfe die individuellen Kriterien eines Patienten zur Bewertung von Behandlungsalternativen gemeinsam erarbeitet werden können (siehe auch den Beitrag von Loh et al. in Teil I dieses Buches). Nach Revision durch Anregungen aus den Patienteninterviews und den Expertenbewertungen wurden die Patienteninformation und die Entscheidungshilfe in der Hauptstudie als Teil des Interventionsprogramms eingesetzt.

### 19.2.4 Ärztebefragung

Mit der Ärztebefragung wurden einerseits die Erfahrungen der Ärzte bei der Behandlung depressiver Patienten im Zusammenhang mit Therapieentscheidungen erfasst. Andererseits wurde der spezifische Fortbildungsbedarf erhoben, um die PEF-Fortbildung möglichst eng an den Bedürfnissen der Zielgruppe auszurichten. Befragt wurden 34 Hausärzte aus Südbaden, die nach einem Informationsschreiben ihr Interesse an der Befragung mitteilten. Die interviewten Ärzte standen einer stärkeren Patientenbeteiligung bei Behandlungsentscheidungen mehrheitlich positiv gegenüber. Als Hürden bei der Entscheidungsfindung sahen die Hausärzte die Einigung mit dem Patienten auf die Diagnose Depression, die Zusammenarbeit mit Psychiatern und Psychotherapeuten und den Zeitdruck in der Praxis. Weiterhin wurden der Umgang mit schwierigen Depressionspatienten, die Einschätzung und Behandlung der Suizidalität von Patienten sowie allgemein die Gestaltung der Arzt-Patienten-Beziehung genannt. Einer gezielten Patienteninformation und der Erörterung der Vor- und Nachteile der Behandlungsoptionen wurde von den Befragten vor Beginn der PEF-Fortbildung keine große Bedeutung beigemessen. Die von den Ärzten gewünschten Fortbildungsthemen wurden nach Wichtigkeit in eine Rangreihe gebracht (Gesprächsführung, Diagnostik, Pharmakotherapie, Psychotherapie, Erfassung und Umgang mit Suizidalität, Schnittstellenprobleme in der Zusammenarbeit mit Fachkollegen, Umgang mit schwierigen Patienten, Angehörigenarbeit).

## 19.2.5 Analyse hausärztlicher Konsultationen

Die Analyse von Konsultationen sollte Aufschluss darüber geben, wie gut Ärzte ihre depressiven Patienten bereits am Entscheidungsprozess im Sinne der Partizipativen Entscheidungsfindung beteiligen [Elwyn et al. 2001, Härter 2004]. Zur Beurteilung der Patientenbeteiligung im ärztlichen Gespräch wurde von Elwyn et al. [2003] die OPTION-Skala, ein Fremdbeobachtungsverfahren, entwickelt. In Zusammenarbeit mit dem Originalautor des Verfahrens wurde eine deutsche Übersetzung erarbeitet, autorisiert und zur Bewertung der Konsultationen eingesetzt (vgl. Beitrag von Simon in diesem Buch). Die Arzt-Patienten-Gespräche bei 20 depressiven Patienten wurden auf Tonband aufgezeichnet, transkribiert und von zwei unabhängigen Experten ausgewertet. Um die zeitliche Struktur der ärztlichen Konsultationen im Hinblick auf den Entscheidungsfindungsprozess zu untersuchen, wurde die Zeit gemessen, die von den Ärzten bei den sechs Handlungsschritten der Partizipativen Entscheidungsfindung (medizinisches Problem definieren, Gleichwertigkeit unterschiedlicher Behandlungsoptionen erläutern, Informationen über Behandlungsmöglichkeiten und Risiken geben, Erwartungen und Befürchtungen des Patienten erfragen, Entscheidung herbeiführen, Folgevereinbarung treffen) beansprucht wurde. Die Konsultationen dauerten im Mittel 16,1 Minuten (Bereich 7,2 bis 46,8 Minuten). Die Auswertung ergab niedrige OPTION-Gesamtwerte (Mittelwert von 7 bei einem Bereich von 0 bis 48), d.h. die Ärzte beteiligten ihre Patienten nur wenig bei der Entscheidungsfindung. Die Beschreibung und Erörterung des klinischen Problems nahm mit einer mittleren Dauer von über 12 Minuten den weitaus größten Raum ein, das entspricht im Durchschnitt fast 80 % der gesamten Konsultationszeit. Für die weiteren PEF-Schritte wurde sehr wenig Zeit eingesetzt.

## 19.2.6 Entwicklung des Fortbildungsprogramms

Schließlich wurde ein Trainingsprogramm für Hausärzte mit dem Ziel entwickelt, die ärztlichen Kompetenzen hinsichtlich des Einbeziehens von depressiven Patienten bei medizinischen Entscheidungen zu erhöhen. Das detaillierte Fortbildungskonzept und seine Evaluation sind bei Loh et al. [2004b] dargestellt. Die wesentlichen Fortbildungsthemen zur Entwicklung von Kompetenzen in Partizipativer Entscheidungsfindung waren Gesprächsführung, Einstellungen der Ärzte, Patienteninformation und medizinische Entscheidungsfindung (siehe Tab. 19.1).

## 19.3 Hauptstudie

### 19.3.1 Untersuchungsdesign und Methodik

Zur Untersuchung der Effekte des PEF-Programms wurde eine randomisiert-kontrollierte Studie durchgeführt, bei der sich 30 Hausärzte aus der Region Südbaden beteiligten (siehe Abb. 19.2). Die Gewinnung der Ärzte erfolgte in Kooperation mit dem Lehrbereich Allgemeinmedizin am Universitätsklinikum Freiburg. Per Zufall (randomisiert) wurden zwei Drittel der Ärzte (N=20) der Interventionsgruppe zugeordnet, bei denen das PEF-Programm realisiert wurde. Das verbleibende Drittel der Ärzte (N=10) wurde als Kontrollgruppe ohne PEF-Programm definiert.

Die Hausärzte bezogen zu zwei Messzeitpunkten (*Baseline* = vor dem Training; *Follow Up* = nach dem Training) Patienten mit einer neu diagnostizierten depressiven Erkrankung in die Studie ein und erfassten ihre Behandlung mittels einer spezifischen Basisdokumentation. Die Patienten erhielten Fragebogen zu Beginn der Behandlung und nach sechs bis acht Wochen. Nach Abschluss der *Baseline* ($T_0$) erfolgte die modulare

**Tab. 19.1:** Fortbildungsmodule und Lernziele [Loh et al. 2004b]

| Fortbildungsmodul | Lernziel |
|---|---|
| Diagnostik der Depression | Diagnostische Kriterien der Depression kennen und anwenden |
| | Techniken der diagnostischen Gesprächsführung |
| Diagnosemitteilung | Diagnose besprechen |
| | Allgemeinverständliches Modell über Ursache, Therapie und Verlauf der Depression vermitteln |
| Patienteninformation/ Psychoedukation | Patienteninformation über die Erkrankung und den zu erwartenden Verlauf bereitstellen |
| | Zentrale psychoedukative Botschaften kommunizieren (Häufigkeit, Behandelbarkeit, Notwendigkeit der Behandlung zur Vermeidung von Verschlimmerung, Rückfall oder Chronifizierung, Patienten von Schuld- oder Schamempfindungen entlasten) |
| Suizidalität | Erfassung von Suizidalität, Gesprächstechniken zu deren Exploration |
| Therapie der Depression | Kenntnisse bzgl. medikamentöse Therapie, Psychotherapie der Depression, Kombinationstherapie der Depression, Beobachtendes Abwarten |
| Gesprächsführung | Herstellung einer tragfähigen Arzt-Patienten-Beziehung |
| | Behandlungsnotwendigkeit klären, Behandlungsmotivation aufbauen |
| | Gesprächsführung mit schwierigen Patienten |
| | Gesprächsführung mit Angehörigen |
| | Bereitschaft des Patienten zur fachärztlichen Behandlung aufbauen und Zusammenarbeit mit Fachkollegen gestalten |
| Einstellungen der Ärzte | Reflektion der Rolle des Arztes im Entscheidungsprozess |
| | Förderung einer positiven Einschätzung zu Behandlungsmöglichkeiten, Wissen über Heilungschancen, Ansprechraten |
| | Aufbau einer positiven Einschätzung eigener Kompetenz (Selbstwirksamkeitserwartung) |
| Medizinische Entscheidungsfindung | Ärztliche Grundhaltung, dass die Empfehlungen der evidenzbasierten Medizin und die Bedürfnisse und Bewertungen der Patienten mit gleicher Gewichtung berücksichtigt werden („Equipoise") |
| | Informationsbedürfnisse des Patienten feststellen |
| | Bereitschaft des Patienten zur Beteiligung an der medizinischen Entscheidungsfindung feststellen |
| | Erwartungen, Befürchtungen und Sorgen des Patienten explorieren und besprechen |
| | Behandlungsmöglichkeiten und ihre jeweiligen Evidenzen identifizieren |
| | Behandlungsmöglichkeiten allgemeinverständlich erläutern, die jeweiligen Vor- und Nachteile besprechen |
| | Entscheidung gemeinsam mit dem Patienten treffen, die Optionen abwägen und mögliche Entscheidungskonflikte besprechen |
| | Handlungsplan vereinbaren und Folgevereinbarung treffen |

**Abb. 19.2:** Design der Hauptstudie

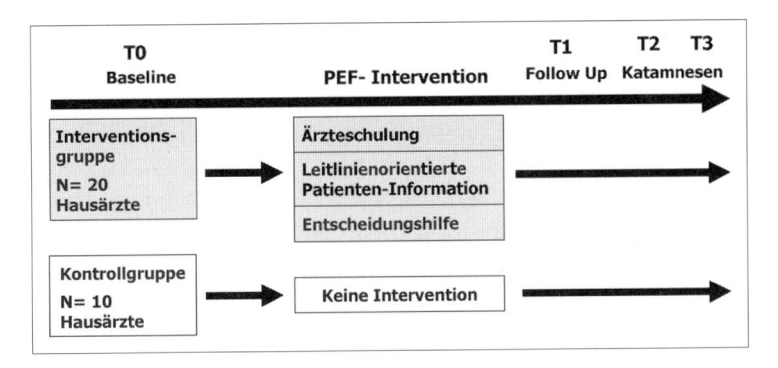

```
                T0                              T1      T2    T3
             Baseline        PEF- Intervention  Follow Up Katamnesen

        ┌──────────────┐    ┌────────────────────┐
        │ Interventions-│    │ Ärzteschulung      │
        │ gruppe       │───▶│ Leitlinienorientierte│──────────────▶
        │ N= 20        │    │ Patienten-Information│
        │ Hausärzte    │    │ Entscheidungshilfe  │
        └──────────────┘    └────────────────────┘

        ┌──────────────┐    ┌────────────────────┐
        │ Kontrollgruppe│    │                    │
        │ N= 10        │───▶│ Keine Intervention │──────────────▶
        │ Hausärzte    │    │                    │
        └──────────────┘    └────────────────────┘
```

Umsetzung der Partizipativen Entscheidungsfindung in der Interventionsgruppe (bestehend aus: Ärzte-Fortbildung, Bereitstellung einer Patienteninformation und einer Entscheidungshilfe). Im Zeitraum von sechs Monaten wurde die Fortbildung an fünf Abendveranstaltungen während jeweils vier Unterrichtsstunden durchgeführt. Die Fortbildung bestand einerseits aus interaktiven Vorträgen mit begleitenden Fragen und Diskussionsrunden zum leitliniengerechten Vorgehen in Diagnostik und Therapie, anderseits aus Gesprächsübungen, Rollenspielen und Videobeispielen zur Partizipativen Entscheidungsfindung. In der anschließenden zweiten Datenerhebung (*Follow Up*) wurden von den Ärzten der Interventions- und der Kontrollgruppe neue Patienten mit neu diagnostizierten depressiven Erkrankungen aufgenommen, deren Behandlungsverlauf über insgesamt neun Monate (Messzeitpunkte $T_1$ bis $T_3$) untersucht wurde.

### 19.3.2 Die Messinstrumente

Mit der ärztlichen Basisdokumentation wurden Angaben zur Diagnostik, zum therapeutischen Vorgehen, zur Entscheidungsfindung und zur Konsultationszeit aus Sicht des behandelnden Arztes erhoben. Die Patienten erhielten einen Fragebogen, mit dem depressive Beschwerden [Brief-PHQ-D, Löwe et al. 2002], das Informations- und Beteiligungsinteresse der Patienten [API, Ende et al. 1989] sowie das Ausmaß der Patientenbeteiligung [PICS, Lerman et al. 1990, Man-Son-Hing et al. 1999] erhoben wurden. Die Messung der Partizipativen Entscheidungsfindung erfolgte anhand des Core-Sets von Fragebogen, das in der Methoden-Arbeitsgruppe des Förderschwerpunktes erarbeitet wurde (weitere Verfahren: COMRADE, PEF-FB, vgl. Beitrag von Simon et al. in diesem Buch). Mit weiteren Fragen wurden die Akzeptanz der Patienten gegenüber der Diagnose und der Behandlung sowie die Zuverlässigkeit der Patienten bei der Medikamenteneinnahme eingeschätzt. Die globale Zufriedenheit mit klinischen Aspekten der Versorgung aus der Sicht der Patienten wurde mit einem Fragebogen zur Patientenzufriedenheit gemessen [ZUF-8, Schmidt et al. 1989].

### 19.3.3 Ergebnisse

**Stichprobe**

Insgesamt wurden von den 30 Hausärzten 486 Patienten (347 Frauen und 139 Männer) mit depressiven Erkrankungen einbezogen. Zum ersten Erhebungszeitpunkt vor der Fortbildung wurden 227 Patienten, nach der Fortbildung 259 Patienten mit depressiven Erkrankungen untersucht. Hinsichtlich der Geschlechterverteilung gab es keinen Unterschied in der Kontroll- und der Interventionsgruppe, wohingegen das Durchschnittsalter in der Interventionsgruppe geringer war (51,0 gegenüber 54,7 Jahren in der Kontrollgruppe).

**Effekte der Implementierung**

Die wesentlichen Studienergebnisse sind zusammengefasst in Tabelle 19.2 dargestellt. Nach Abschluss des Trainingsprogramms zur Partizipativen Entscheidungsfindung wurden die Patienten in der Interventionsgruppe stärker bei medizinischen Entscheidungen einbezogen als Patienten der Kontrollgruppe. Ebenso waren die Akzeptanz der Diagnose und die Zuverlässigkeit der Einnahme der Medikamente nach der Intervention größer als zum Zeitpunkt vor der Intervention. Im Kontrollgruppenvergleich zeigte sich, dass Patienten der fortgebildeten Ärzte die Behandlung besser akzeptierten als die Patienten der Kontrollgruppe. Hingegen konnte für die Zuverlässigkeit bei der Medikamenteneinnahme kein Unterschied im Kontrollgruppenvergleich festgestellt werden. Schließlich waren Patienten der Interventionsgruppe global zufriedener als Patienten der Kontrollgruppe. Auch der Behandlungserfolg der hausärztlichen Depressionsbehandlung stieg nach der Intervention an: Bei denjenigen Patienten, die bei Behandlungsentscheidungen stärker beteiligt wurden, konnten bessere Behandlungsergebnisse erreicht werden. Kein Unterschied wurde für die von den Ärzten beanspruchte Konsultationszeit in der Interventions- und der Kontrollgruppe gemessen. Dies bedeutet, dass die Effekte hinsichtlich Patientenbeteiligung, Akzeptanz und Patientenzufriedenheit auf keinen zusätzlichen Zeitaufwand bei der ärztlichen Konsultation zurückzuführen sind.

Nach ca. 3 bis 4 Monaten nach Abschluss der Fortbildung fand bei allen 20 Ärzten der Interventionsgruppe eine Nachbefragung zum Transfer des PEF-Modells in die Praxis statt. 94,1% der Befragten schätzten das Konzept als „sinnvoll" oder „sehr sinnvoll" in der Behandlung depressiver Patienten ein. 88,2% der fortgebildeten Ärzte schätzten die Möglichkeiten der Umsetzung als „hoch" oder „sehr hoch" ein [vgl. Loh et al. 2004b].

## 19.4 Schlussfolgerungen

Partizipative Entscheidungsfindung kann – trotz der erkrankungsbedingten Beeinträchtigungen der Patienten mit depressiven Erkrankungen – in der hausärztlichen Behandlung als sinnvoll und umsetzbar bewertet werden. Mit dem durchgeführten Modellprojekt liegt auch im internationalen Rahmen die erste randomisiert-kontrollierte Studie vor, bei der das Konzept der Partizipativen Entscheidungsfindung in der hausärzt-

**Tab. 19.2:** Effekte des PEF-Programms

| Zielbereiche der Intervention | Interventionsgruppe versus Kontrollgruppe | Baseline versus Follow Up |
|---|---|---|
| Patientenbeteiligung | ↑ | ↑ |
| Akzeptanz der Diagnose | – | ↑ |
| Akzeptanz der Behandlung | ↑ | ↑ |
| Zuverlässigkeit bei der Medikamenteneinnahme | – | ↑ |
| Behandlungserfolg | – | ↑ |
| Patientenzufriedenheit | ↑ | ↑ |
| Konsultationszeit | – | – |

Ergebnis:
↑ verbessert
↓ verschlechtert
– kein Effekt

lichen Depressionsbehandlung untersucht wurde. Nach der Implementierung mit den drei Bausteinen Patienteninformation, Entscheidungshilfe und Fortbildung konnten positive Effekte bei der Patientenbeteiligung, der Akzeptanz und Umsetzung der Behandlung, der Patientenzufriedenheit und in geringerem Ausmaß auch bei den klinischen Effekten festgestellt werden.

Es ist zu vermuten, dass die unterschiedliche Leitlinienorientierung der Ärzte einen wesentlichen Einfluss auf die Wirksamkeit der hausärztlichen Depressionsbehandlung hat. Bisher ist wenig bekannt über den Zusammenhang zwischen Leitlinienorientierung und Patientenbeteiligung, was in zukünftigen Studien berücksichtigt werden sollte. Klinische Effekte haben eine große Bedeutung bei der Bewertung eines Versorgungsbereiches, da vor allem eine Besserung der Depressivität als Behandlungsziel von Relevanz ist. Dennoch sind auch die Variablen Patientenbeteiligung und Patientenzufriedenheit aus der Sicht von Patienten von großer Bedeutung. Da die positiven Effekte des Trainingsprogramms nicht mit einer verlängerten Konsultationszeit einhergehen, ist die Übertragung des PEF-Konzeptes in die hausärztliche Depressionsbehandlung zu empfehlen.

Durch die vorliegende Studie konnte nicht geklärt werden, in welchem Ausmaß die erwünschten Effekte auf die Patienteninformation, die Entscheidungshilfe oder die ärztliche Fortbildung zurückzuführen ist. Zur Beantwortung dieser Frage, die auch gesundheitsökonomisch relevant ist, weil für die einzelnen Interventionsbausteine unterschiedliche Ressourcen aufgewendet werden müssen, sollten weitere Untersuchungen durchgeführt werden.

Durch die Entwicklungsarbeit dieses Modellprojektes liegt ein Trainingsprogramm zur Förderung der Partizipativen Entscheidungsfindung im Arzt-Patienten-Gespräch vor, was für die Ausbildung von Medizinstudenten und die Fort- und Weiterbildung von Ärzten in die Regelversorgung übertragen werden kann. Mit diesem Programm können die ärztlichen Kompetenzen zur Patientenbeteiligung gezielt gefördert werden. Nach Abschluss der ersten Förderphase wird dies durch eine Anschlussförderung des Bundesministeriums für Gesundheit und soziale Sicherung für zwei Jahre in der Praxis der Aus- und Weiterbildung regional und überregional erprobt und evaluiert.

**Literatur**

AHCPR (Agency for Healthcare Policy and Research). Depression is a treatable Illness: A Patient's Guide. http://www.mentalhealth.com/bookah/p44-dp.html. (09.07.2004)

Bedi N, Chilvers C, Churchill R et al., Assessing effectiveness of treatment of depression in primary care. Partially randomised preference trial. Brit J Psychiat (2000), 177, 312–318

Berger M, van Calker D (2003) Affektive Störungen. In Berger M (Hrsg.) Psychische Erkrankungen – Klinik und Therapie. 2. Aufl., 541–636. Urban & Fischer, München

Bermejo I, Lohmann A, Berger M et al., Barrieren und Unterstützungsbedarf in der hausärztlichen Versorgung depressiver Patienten. Z ärztl Fortbild Qualsich (2002), 96, 605–613

Cole S, Raju M, Making the diagnosis of depression in the primary care setting. Am J Med (1996), 101, 10S–17S

Dolan JG, Involving patients in decisions regarding preventive health interventions using the analytic hierarchy process, Health Expect (2000), 3, 37–45

Dwight-Johnson M, Unützer J, Sherbourne C et al. Can quality improvement programs for depression in primary care address patient preferences for treatment? Med Care (2001), 39, 934–944

Elwyn G, Edwards A, Wensing M et al., Shared decision-making observed in clinical practice: visual displays of communication sequences and patterns. J Eval Clin Pract (2001), 7, 211–221

Elwyn G, Edwards A, Britten N, "Doing prescribing": how doctors can be more effective. BMJ (2003), 327, 864–867

Ende J, Kazis L, Ash A et al., Measuring patients' desire for autonomy: Decision-making and information-seeking preferences among medical patients. J Gen Intern Med (1989), 4, 23–30

Falk T (2004) Die Qualitätsbewertung von Patienteninformation zu Depression anhand eines neu entwickelten Bewertungssystems. Unveröffentliche Diplomarbeit am Institut für Psychologie der Albert-Ludwigs-Universität Freiburg

Gilbody S, Whitty P, Grimshaw J et al., Educational and organizational interventions to improve the management of depression in primary care: a systematic review. JAMA (2003), 289, 3145–3151

Härter M, Editorial: Partizipative Entscheidungsfindung (Shared Decision Making) – ein von Patienten, Ärzten und der Gesundheitspolitik geforderter Ansatz setzt sich durch. Z ärztl Fortbild Qual Gesundh wes (2004), 98, 89–92

Harrington J, Noble LM, Newmann SP, Improving patients' communication with doctors: a systematic review of intervention studies. Patient Educ Counsel (2004), 52, 7–16

Katon WJ, Rutter C, Ludman E et al, A randomized trial of relapse prevention in primary care. Arch Gen Psychiat (2001), 58, 241–247

Lara MA, Navarro C, Rubi NA et al., Two levels of intervention in low-income women with depressive symptoms: compliance and programme assessment. Int J Soc Psychiat (2003), 49, 43–57

Lerman C, Brody D, Caputo C et al., Patients' perceived involvement in care scale: Relationship to attitudes about illness and medical care. J Gen Intern Med (1990), 5, 29–33

Löwe B, Spitzer RL, Zipfel S et al. (2002) PHQ-D: Gesundheitsfragebogen für Patienten. Pfizer, Karlsruhe

Loh A, Kremer N, Giersdorf N et al., Informations- und Partizipationsinteressen depressiver Patienten bei der medizinischen Entscheidungsfindung in der hausärztlichen Versorgung. Z ärztl Fortbild Qual Gesundh wes (2004a), 98, 101–107

Loh A, Meier K, Simon D et al., Entwicklung und Evaluation eines Fortbildungsprogramms zur partizipativen Entscheidungsfindung für die hausärztliche Versorgung depressiver Erkrankungen. Bundesgesundheitsblatt – Gesundheitsforsch – Gesundheitsschutz (2004b), 47, 977–948

Man-Son-Hing M, Laupacis A, O'Connor AM et al., A patient decision aid regarding antithrombotic therapy for stroke prevention in atrial fibrillation: a randomized controlled trial. JAMA (1999), 282, 737–743

Mayring P (2003) Qualitative Inhaltsanalyse. Beltz, Weinheim

O'Connor AM, Stacey D, Entwistle V et al., Decision aids for people facing health treatment or screening decisions (Cochrane Review). The Cochrane Library, Issue (2004)

Rokke PD, Tomhave JA, Jocic Z, The role of client choice and target selection in self-management therapy for depression in older adults. Psychol Aging (1999), 14, 155–169

Sänger S (2004) Einbeziehung von Patienten/Verbrauchern in den Prozess des Qualitätsmanagements im Gesundheitswesen am Beispiel der Qualitätsförderung medizinischer Laieninformationen im Internet. Dissertationsarbeit an der Fakultät für Gesundheitswissenschaften der Universität Bielefeld

Schmidt J, Lamprecht F, Wittmann WW, Zufriedenheit mit der stationären Versorgung. Entwicklung eines Fragebogens und erste Validitätsuntersuchungen. Psychother Med Psych (1989), 39, 248–255

Simon D (2003) Der Kommunikations- und Entscheidungsprozess zwischen Arzt und Patient in der Grundversorgung depressiver Erkrankungen. Unveröffentliche Diplomarbeit am Institut für Psychologie an der Albert-Ludwigs-Universität Freiburg

Wittchen HU, Müller N, Schmidtkunz B et al., Erscheinungsformen, Häufigkeiten und Versorgung von Depressionen. Ergebnisse des bundesweiten Zusatzsurveys „Psychische Störungen". Fortschr Med (2000), 118 (Suppl.), 4–10

# 20 Shared Decision Making bei der Therapie schizophrener Patienten

*Johannes Hamann, Werner Kissling*

## 20.1 Hintergrund des Projektes

### 20.1.1 Die Krankheit Schizophrenie

Die Schizophrenie ist eine schwere seelische Erkrankung, die durch Störungen des Denkens, der Wahrnehmung und der Affektivität charakterisiert wird. Die grundlegenden Funktionen, die die Individualität der Patienten ausmachen, sind somit beeinträchtigt. Der Verlauf der Erkrankung, die in der Regel im frühen Erwachsenenalter ausbricht, variiert beträchtlich. Ca. 10–20% der Patienten erleben nur eine einzige Krankheitsepisode, andere Patienten erkranken mehrfach mit langen krankheitsfreien Intervallen oder haben chronische Krankheitsverläufe [Bäuml 1994]. Aufgrund des lebenszeitlich frühen Ausbruchs sind die Betroffenen oftmals mit einschneidenden sozialen und ökonomischen Auswirkungen der Erkrankung konfrontiert, die ihre subjektive und objektive Lebensqualität deutlich mindern. Aufgrund fehlender oder abgebrochener Ausbildungen sind bereits wenige Jahre nach Erkrankungsbeginn bis zu 80% der Betroffenen arbeitslos [World Health Organisation 2001].

Dies führt auch dazu, dass die Schizophrenie zu den 10 häufigsten von der WHO aufgeführten Ursachen für den behinderungsbedingten Verlust an Lebensjahren gehört [Murray et al. 1996] und damit noch vor den Volkskrankheiten Diabetes, Herzerkrankungen oder Krebs liegt. Die Schizophrenie ist eine der teuersten Krankheiten überhaupt. Die durch schizophrene Psychosen in Deutschland pro Jahr verursachten Gesamtkosten belaufen sich – konservativ geschätzt – auf mehr als 5 Milliarden Euro [Kissling et al. 1999]. Sie sind den Kosten somatischer Volkskrankheiten vergleichbar bzw. liegen sogar noch darüber.

Die Basis der Schizophreniebehandlung stellen die antipsychotisch wirksamen Medikamente (Antipsychotika, Neuroleptika) dar. Sie bessern nicht nur die akuten Symptome (Halluzinationen, Ängste, Denkstörungen etc.), sondern tragen auch entscheidend dazu bei, das Risiko von Wiedererkrankungen zu reduzieren (neuroleptische Rezidivprophylaxe). Trotzdem führt die Hälfte aller schizophrenen Patienten keine rezidivprophylaktische Behandlung durch [Kissling 1991]. Dies ist z.T. auf fehlende Krankheitseinsicht, z.T. auch auf die Nebenwirkungen der Neuroleptika zurückzuführen, aber auch darauf, dass Laien auf Psychopharmaka – wesentlich mehr als auf andere Medikamente – mit Ängsten und Vorurteilen reagieren. So haben sich für die Psychopharmaka Begriffe wie „Chemiekeule" eingebürgert, wogegen Therapeutika für andere chronische Erkrankungen (Insulin, Marcumar etc.) vorurteilsfreier gesehen werden.

Aufgrund mangelhafter Compliance vieler schizophrener Patienten liegen die tatsächlichen Therapieerfolge heute noch weit unter den erreichbaren Möglichkeiten, was sich z.B. durch die sehr hohen Wiederaufnahmeraten der Patienten in psychiatrischen Kliniken zeigt. So muss etwa die Hälfte aller Patienten innerhalb eines Jahres aufgrund eines Rezidivs erneut stationär behandelt werden [Gaebel et al. 1985]. Dadurch wird nicht nur die Lebensqualität der Patienten gemindert, sondern dies ist auch ein Grund für die hohen Krankheitskosten.

Die Compliance der Patienten lässt sich sowohl durch eine verträgliche und wirksame Medikation, als auch durch die Qualität der Arzt-Patient-Beziehung günstig beeinflussen [Naber et al. 2001]. Weiterhin hat sich gezeigt, dass psychoedukative Maßnahmen einen positiven Einfluss auf die Compliance und den Krankheitsverlauf haben.

Trotz eines in vielen Fällen positiv beeinflussbaren Krankheitsverlaufes werden schizophrene Patienten häufig als dauerhaft geisteskrank oder unzurechnungsfähig stigmatisiert. Daraus ist vielleicht erklärbar, dass diesen Patienten (und es handelt sich immerhin um etwa 600 000 bis 800 000 Betroffene in Deutschland) von Laien, manchmal aber auch von professioneller Seite, nicht zugetraut wird, an medizinischen Entscheidungen mitzuwirken. Dementsprechend geht aus Patientenbefragungen hervor, dass sich schizophrene Patienten immer noch zu wenig über ihre Therapiemöglichkeiten informiert fühlen, bzw. zu selten in therapeutische Entscheidungen miteinbezogen werden [Corry et al. 2001]. Dies widerspricht dem grundlegenden Recht dieser Patienten auf Information und Beteiligung (vgl. Konzept des Empowerment, Patientencharta etc.) und ist möglicherweise auch ursächlich für Noncompliance mit der antipsychotischen Medikation und damit für höhere Rückfallraten, niedrigere Lebensqualität, schlechtere Behandlungsergebnisse und höhere Kosten.

### 20.1.2 Voraussetzungen für Partizipative Entscheidungsfindung in der Therapie der Schizophrenie

Charles et al. [1997] halten Shared Decision Making vor allem im Kontext chronischer Erkrankungen bzw. bei Erkrankungen mit verschiedenen Behandlungsmöglichkeiten (mit ggf. schwerwiegenden Nebenwirkungen) für besonders vielversprechend. Gerade diese Voraussetzungen sind in der Behandlung der Schizophrenie gegeben. Zum einen ist die Schizophrenie eine zumeist chronisch verlaufende Erkrankung, zum anderen stehen verschiedene, gleichwertige Behandlungsoptionen zur Verfügung, unter denen ein informierter Patient je nach seinen individuellen Präferenzen – insbesondere durch die individuelle Bewertung der z.T. nicht unerheblichen Nebenwirkungen – mit dem Arzt gemeinsam auswählen kann. Wenn sich z.B. zwei ansonsten gleichwertige Antipsychotika nur dadurch unterscheiden, dass bei dem einen extrapyramidal-motorische Nebenwirkungen (Muskelkrämpfe, Muskelsteife etc.) und bei einem anderen Gewichtszunahme auftreten können, dann kann letztlich nur der Patient entscheiden, wodurch er in seinem Alltag mehr belastet wird. Zudem liegt für eben diese Behandlungsoptionen ausreichende wissenschaftliche Evidenz hinsichtlich der Wirksamkeit und Nebenwirkungen vor. So erlaubt die in mehreren Cochrane Reviews [Cochrane Collaboration 2004] zusammengefasste Evidenz aus vielen Hundert randomisierten, kontrollierten Studien, Nutzen und Risiken der wichtigsten Behandlungsoptionen ausreichend präzise zu beschreiben und zu quantifizieren. Darüber hinaus stehen allgemein anerkannte, evidenzbasierte Behandlungs-Leitlinien zur Verfügung, in denen die vorliegende Evidenz auf die wichtigsten Entscheidungssituationen angewandt wird [z.B. American Psychiatric Association 1997].

Aber auch bei der individuell unterschiedlichen Bewertung des Rückfallrisikos gegenüber dem Nebenwirkungsrisiko oder der Wahl zwischen oraler und parenteraler Applikationsweise spielen Präferenzen der Patienten eine entscheidende Rolle.

Die Berücksichtigung der Patientenpräferenzen ist aber nicht nur wegen der zur Verfügung stehenden vergleichbaren Behandlungsoptionen möglich, sie ist – mehr als bei vielen anderen Krankheiten – im Interesse der Behandlungscompliance und damit des Behandlungsergebnisses sogar dringend geboten. Vorarbeiten unserer Arbeitsgruppe konnten zeigen, dass durch verschiedene Interventionen (Psychoedukation, Angehörigeninformation etc.), die alle eine vermehrte Information der Patienten zum Ziel haben, die Prophylaxecompliance derart verbessert werden kann, dass die Rückfallraten beinahe halbiert werden können [Pitschel-Walz et al. 2001].

Trotz dieser vielversprechenden Voraussetzungen gibt es bisher kaum Ansätze zur Umsetzung von Partizipativer Entscheidungsfindung im psychiatrischen Bereich [Hamann et al. 2003]. Lediglich eine Pilotstudie mit derzeit nicht psychotischen Patienten einer Depotambulanz untersuchte die Präferenzen schizophrener Patienten hinsichtlich Fortführung oder Beendigung einer neuroleptischen Therapie [Bunn et al. 1997]. In dieser Studie zeigte sich, dass die Mehrheit der Patienten eine Fortsetzung der Therapie wünschte und dass Nebenwirkungen und Krankheitssymptome Prädiktoren für einen Wunsch nach Therapieabbruch waren.

Das im Folgenden vorgestellte Modellprojekt zu Partizipativer Entscheidungsfindung ist somit die erste Untersuchung im Bereich der psychiatrischen Akutbehandlung schizophrener Patienten.

### 20.1.3 Voruntersuchung

Im Rahmen einer Pilotstudie mit 50 Psychiatern und 100 schizophrenen Patienten in 8 bayerischen Krankenhäusern konnten wir zeigen, dass die Mehrheit der Patienten sich bis heute nicht aktiv als Entscheidungsträger empfindet. Nach wie vor sind es also die Ärzte, die wichtige medizinische Entscheidungen für ihre Patienten fällen (Selbsteinschätzungen der Patienten bzw. der Ärzte). Eine Auswertung der Daten ergab Faktoren, die möglicherweise ein Zustandekommen von Partizipativer Entscheidungsfindung schon aus praktischen Gründen verhindern:

Schizophrene Patienten wissen selbst zum Ende eines stationären Aufenthaltes nur wenig über ihre Erkrankung bzw. Therapie. So konnten nur 72% ihre Medikation richtig benennen, nur 29% kannten die Dosierung ihrer Medikation.

Ärzte und Patienten sprechen offenbar noch zu wenig über wichtige therapeutische Entscheidungen. So sprechen (nach Angaben der Patienten und der Ärzte) weniger als die Hälfte der Ärzte darüber, wie lange die Medikation eingenommen werden sollte. Dort, wo Gespräche stattfanden, zeigen sich in fast der Hälfte der Fälle deutliche Diskrepanzen zwischen den Aussagen der Ärzte und denen der Patienten über die empfohlene Dauer der Medikationseinnahme.

Aus Sicht der Ärzte entscheiden Patienten vor allem deshalb wenig mit, weil entweder die zu wählende Option „sowieso klar ist" oder auf Seite der Patienten kein Interesse an Partizipation besteht.

Schließlich werden wichtige Entscheidungen häufig von Oberärzten, die gar nicht in unmittelbarem Kontakt zu ihren Patienten stehen, gefällt. In unserer Untersuchungsgruppe fand eine solche Entscheidung immerhin in einem Viertel aller Fälle statt.

### 20.1.4 Fragestellungen und Ziele

Durch die Studie sollten vor allem folgende Fragen beantwortet werden:
▲ Welche Patienten wollen/können in den therapeutischen Entscheidungsprozess einbezogen werden und welche Faktoren spielen dabei eine Rolle?

- Welche Entscheidungen treffen schizophrene Patienten und ihre Ärzte beim Einsatz einer Entscheidungshilfe und beim Praktizieren von PEF?
- Welchen Einfluss hat die Intervention auf die vom Patienten empfundene Einbeziehung in Entscheidungen, die Zufriedenheit mit der Behandlung und die Beurteilung des Entscheidungsprozesses sowie des Entscheidungsergebnisses?
- Welchen Einfluss hat der Einsatz einer Entscheidungshilfe und das Praktizieren von Partizipativer Entscheidungsfindung auf Compliance, Lebensqualität und Rückfallrate von schizophrenen Patienten?

Um möglichst naturalistische Untersuchungsbedingungen zu schaffen und valide Hinweise auf Praktikabilität und Wirksamkeit der eingesetzten Strategien unter Routineversorgungsbedingungen zu erhalten, wurde das Projekt in psychiatrischen Kliniken der Maximalversorgung (Bezirkskrankenhäusern) durchgeführt. Die eingesetzten Instrumente wurden in enger Zusammenarbeit mit allen beteiligten Gruppen (Patienten, Ärzten, Krankenschwestern, Patienten- und Angehörigenvertretern) entwickelt. Dabei sollten die Instrumente (Entscheidungshilfe) benutzerfreundlich (d.h. laienverständlich und doch umfassend) und mit wenig Aufwand (etwa 30 Minuten) einzusetzen sein. Zudem wurde der zeitaufwendigste Teil des Verfahrens auch von nichtärztlichen Berufsgruppen durchgeführt (Durcharbeiten der Entscheidungshilfe mit Pflegepersonal). Insgesamt wurde in dem Projekt der Zugang über die Patientenseite gewählt, um eine spätere Implementierung der Methoden auch über die Seite der Betroffenen zu erreichen. Der versuchsweise Einsatz eines Peer-Helfers sollte die Möglichkeit untersuchen, die Intervention rein auf Patientenbasis, z.B. über die Selbsthilfe zu implementieren.

## 20.2 Design, Methodik und Durchführung des Projektes

### 20.2.1 Intervention

Im Rahmen einer randomisierten, kontrollierten Studie wurde für Patienten der Interventionsgruppe eine patientenzentrierte Intervention angeboten. Kernelement der Intervention war die Vorbereitung schizophrener Patienten auf ein Therapieentscheidungsgespräch mit ihren behandelnden Ärzten. Die Vorbereitung selbst fand unter Anleitung des Pflegepersonals bzw. eines Betroffenen („Peer Helfer") und unter Verwendung einer Entscheidungshilfe statt.

Die Entscheidungshilfe war im Rahmen eines mehrstufigen Entwicklungsprozesses entwickelt worden. Zunächst wurden in Einzel- und Fokusgruppengesprächen relevante klinische Entscheidungen definiert und darauf aufbauend ein Entwurf der späteren Entscheidungshilfe entwickelt. Die in der Entscheidungshilfe thematisierten Optionen wurden anschließend mit den Behandlungsleitlinien abgeglichen und in mehreren Arbeitsschritten mit derzeit stationär aufgenommenen Patienten, mit Patienten- und Angehörigenvertretern sowie Ärzten und Psychologen den Bedürfnissen der Studienpopulation angepasst. Zuletzt wurde die Entscheidungshilfe im Rahmen von Psychoedukationsgruppen und Einzelgesprächen mit Betroffenen in 2 Kliniken erprobt.

Zentrale Inhalte der Entscheidungshilfe und damit der Vorbereitung der Patienten auf das Arztgespräch waren die Vermittlung der verschiedenen Behandlungsoptionen (Wahl des Neuroleptikums, Wahl der Applikationsart, Rückfallprophylaxe, Psychoedukation etc.), eine Bewertung bisheriger Therapieerfahrungen sowie eine schriftliche Niederlegung der Therapiewünsche. Pflegepersonal bzw. Peer Helfer wurden anhand eines Manuals geschult und stellten sicher, dass die Patienten wichtige Fragen und Therapiewünsche durchdachten und schriftlich festhielten, so dass sie sie beim darauf folgenden Termin mit dem behandelnden Arzt optimal nutzen und ihre Präferenzen adäquat vorbringen konnten.

In der Kontrollgruppe fand weder die Entscheidungshilfe Anwendung, noch wurde von außen eine definierte Entscheidungssituation herbeigeführt. Die Patienten erhielten hier die auf den jeweiligen Abteilungen übliche Information bzw. wurden wie bisher an therapeutischen Entscheidungen beteiligt („usual care").

## 20.2.2 Patienten, Fragebögen und zeitlicher Ablauf der Untersuchung

Die Untersuchung wurde in 2 psychiatrischen Kliniken der Maximalversorgung und einer Universitätsklinik durchgeführt. Insgesamt wurden 6 Paare je 2 möglichst ähnlicher psychiatrischer Stationen ausgewählt, auf denen schizophrene Patienten behandelt wurden. Jeweils eine Station wurde zur Interventionsgruppe, die andere zur Kontrollgruppe randomisiert. In der Universitätsklinik (nur Interventionsgruppe, Intervention wurde von Betroffenem = „Peer Helfer" geleitet) wurde die Untersuchung auf einer offenen allgemeinpsychiatrischen Abteilung durchgeführt.

In beiden Gruppen wurden konsekutiv alle Patienten in die Untersuchung eingeschlossen, die von einem der Studienärzte stationär aufgenommen wurden (Einschlusskriterien: Vorliegen einer Schizophrenie nach ICD-10, der deutschen Sprache hinreichend mächtig). Bei sehr kranken, denkgestörten oder suizidalen Patienten wurde so lange gewartet, bis der Patient zustimmungsfähig war bzw. sinnvoll an dem Aufklärungsprozess teilnehmen konnte.

Unmittelbar nach Einschluss in die Studie wurden im Einzelnen erhoben:

◢ Vom Arzt: Stammdaten des Patienten, psychiatrische Vorgeschichte und Vorgeschichte der aktuellen Erkrankung, Symptomatik und Schweregrad der Erkrankung (Positive and Negative Syndrome Scale (PANNS) [Kay et al. 1987], Clinical Global Impression (CGI) und Global Assessment of Functioning (GAF) [National Institute of Mental Health 1970]).
◢ Vom Patienten: Erwünschte Autonomie im Bezug auf medizinische Entscheidungen (API), [Ende et al. 1989], Krankheitswissen und Krankheitskonzept (DAI) [Awad 1993].

Zum frühestmöglichen Zeitpunkt fanden dann in der Interventionsgruppe der oben skizzierte Einsatz der Entscheidungshilfe sowie das Planungsgespräch statt.

Vor Entlassung wurden in beiden Gruppen folgende Daten erhoben:
◢ Vom Arzt: Positive and Negative Syndrome Scale (PANNS), Clinical Global Impression (CGI), Global Assessment of Functioning (GAF), Working Alliance Inventory (WAI) [Horvath et al. 1993].
◢ Vom Patienten: Einbeziehung in therapeutische Entscheidungen (COMRADE) [Edwards et al. 2003], Zufriedenheit mit der Behandlung [Langewitz et al. 1995], Lebensqualität (WHOQOL-BREF) [Angermeyer et al. 2000], Compliance (Plasmaspiegel, DAI) und Krankheitswissen.

Alle Patienten und ihre niedergelassenen Ärzte werden bis Sommer 2005 zudem zu zwei Katamnesezeitpunkten (6- bzw. 18 Monate nach Entlassung) nachuntersucht. Hierbei interessieren vor allem die Compliance der Patienten (Selbst- und Fremdbeurteilung, Plasmaspiegel) und die Lebensqualität (WHOQOL-BREF) sowie die Wiederaufnahmerate.

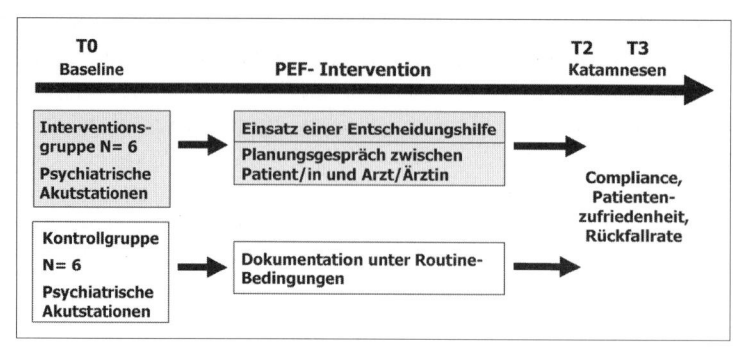

**Abb. 20.1:** Studiendesign

## 20.2.3 Statistische Auswertung

In einer ersten Analyse von 122 Patienten der Studie wurde mithilfe des Autonomy Preference Index (API) nach dem Ausmaß des Partizipationsbedürfnisses der Patienten gefragt. Mittels Regressionsanalyse wurde der Einfluss bekannter Faktoren (jüngere Patienten, Frauen und gebildetere Patienten zeigten in Voruntersuchungen größeres Interesse an Mitbestimmung) sowie krankheitsspezifischer Variablen (Krankheitsdauer, Schwere der Erkrankung, Freiwilligkeit der Aufnahme, Erfahrungen des Patienten mit Zwangsbehandlung) auf das Partizipationsbedürfnis analysiert.

## 20.3 Ergebnisse

### 20.3.1 Partizipationsbedürfnisse schizophrener Patienten

Die Patienten waren im Mittel 37,6 Jahre alt (± 12,1) und seit 9,4 Jahren erkrankt (±9,0). 34 Patienten (28%) waren unfreiwillig hospitalisiert worden. Die Rekrutierung in die Studie und damit das Ausfüllen der Fragebögen erfolgte im Mittel 16,3 Tage nach stationärer Aufnahme (± 20,2).

Das Partizipationsbedürfnis schizophrener Patienten war mit einem Mittelwert von 46 Punkten im Autonomy Preference Index (API) in etwa gleich hoch wie das somatisch

**Tab. 20.1:** Einflussvariablen auf das Partizipationsbedürfnis der Patienten

| Variable | P-Wert | Einfluss |
|---|---|---|
| Alter | 0,04 | ↑ |
| Geschlecht | 0,32 | – |
| Bildung | 0,15 | – |
| Krankheitsdauer | 0,99 | – |
| Anzahl Hospitalisierungen | 0,46 | – |
| Krankheitswissen | 0,09 | – |
| Unterbringung (jetziger Aufenthalt) | 0,40 | – |
| Frühere Unterbringungen | 0,06 | (↑) |
| Psychopathologie (PANSS) | 0,27 | – |
| Einstellung gegenüber Medikation (DAI) | 0.02 | ↑ |

↑ die Variable hat einen positiven Einfluss auf das Partizipationsbedürfnis
– die Variable hat keinen Einfluss auf das Partizipationsbedürfnis

[Ende et al. 1989] oder depressiv [Loh et al. 2004] Erkrankter. Patienten, die medikamentöser Behandlung negativ gegenüber standen (nach DAI), hatten signifikant höheres Interesse an Mitbestimmung. Ebenso zeigten jüngere Patienten und Patienten, die Erfahrungen mit unfreiwilliger Behandlung hatten, höhere Werte auf der API-Skala. Die Krankheitsschwere (PANSS), das Krankheitswissen, die Dauer der Erkrankung und der Rechtsgrund des Aufenthaltes beeinflussten das Mitbestimmungsbedürfnis nicht. Die aus der Literatur bekannten Einflussgrößen (Geschlecht, Bildung) konnten nicht repliziert werden.

Unsere Ergebnisse zeigen, dass gerade diejenigen Patienten ein hohes Bedürfnis haben in medizinische Entscheidungen einbezogen zu werden, die einer medikamentösen Behandlung negativ gegenüber stehen bzw. schlechte Erfahrungen mit psychiatrischer Behandlung gemacht hatten (Nebenwirkungen, keine Erfolge durch medikamentöse Therapie, Zwangsbehandlung) [Hamann et al. 2005].

### 20.3.2 Effekte der Intervention

Die endgültigen Auswertungen zu den Effekten der Intervention waren bei Drucklegung noch nicht abgeschlossen. Aus vorläufigen Auswertungen von Patientenstichproben [Hamann et al. 2004] lassen sich jedoch bereits jetzt folgende Ergebnisse absehen:

- Patienten der Interventionsgruppe sind besser über ihre Erkrankung informiert und haben realistischere Einschätzungen über ihre Behandlungsmöglichkeiten, als Patienten der Kontrollgruppe. Dabei ist in der Interventionsgruppe ein signifikanter Anstieg von Aufnahme bis Entlassung festzustellen und in der Kontrollgruppe nicht.
- Aus der Befragung der beteiligten Krankenschwestern der Interventionsgruppe geht hervor, dass 75% der Patienten an Partizipativer Entscheidungsfindung interessiert und 70% in der Lage waren, alle vorgestellten Informationen (Behandlungsalternativen) zu verstehen.
- Ebenso positiv äußern sich die beteiligten Ärzte. Ihrer Meinung nach waren sogar 80% der untersuchten Patienten in der Lage, alle im Planungsgespräch besprochenen Behandlungsmöglichkeiten zu verstehen und darüber zu verhandeln.

## 20.4 Schlussfolgerungen

Neben der Frage, welche Effekte eine PEF-Intervention im untersuchten Setting haben könnte (Complianceverbesserung etc.), stellte sich die Frage, ob eine derartige Intervention mit akut erkrankten Patienten mit Schizophrenie überhaupt durchführbar sein würde. Neben Bedenken hinsichtlich der ggf. krankheitsbedingten fehlenden Entscheidungsfähigkeit der Patienten, war auch unklar, ob von Seiten der Patienten überhaupt Interesse an Mitbestimmung besteht, bzw. ob von Seiten der Ärzte die Bereitschaft existiert, ihre Patienten mehr als bisher teilhaben zu lassen.

Hinsichtlich der ärztlichen Bereitschaft ist anzumerken, dass eine der ursprünglich vorgesehenen Abteilungen unter anderem aufgrund von Bedenken zur Partizipationsfähigkeit der Patienten ihre Teilnahme widerrief. Auf allen anderen Abteilungen bestand jedoch großes Interesse, das Konzept der PEF auszuprobieren.

Aus den Daten zu den Partizipationspräferenzen sind wichtige Anhaltspunkte zur Partizipationsfähigkeit abzuleiten. So bestand bei den untersuchten schizophrenen Patienten ein ähnlich großes Partizipationsbedürfnis, wie bei z.B. depressiven Patienten [Loh et al. 2004] oder Allgemeinarztpatienten [Ende et al. 1989]. Somit ist sichergestellt, dass weder Desinteresse, z.B. aufgrund von ausgeprägter Negativsymptomatik, noch der krankheitsbedingte Wunsch nach alleiniger Bestimmung der Therapien (bzw. generelle Ablehnung aller Therapieoptionen) einer Umsetzung von PEF im Wege stehen. Die Tatsache, dass vor allem unzufriedene Patienten bzw. Patienten mit vorwiegend negativen Therapieerfahrungen, an Entscheidungsteilhabe Interesse zeigen, ist aus unserer Sicht weniger als problematisch, sondern eher als verständlich anzusehen. Zudem ist gerade bei diesen Patienten, die z.B. unter gravierenden Nebenwirkungen der Therapie leiden, denen von Seiten der Ärzte bisher nicht ausreichend Beachtung zuteil wurde, durch eine PEF – Intervention und damit patientenzentrierterer Therapiewahl mit einer Verbesserung der Therapieakzeptanz zu rechnen. Anstatt diese Patienten als unzufriedene Patienten zu stereotypisieren, scheint hier vielmehr jeder Versuch sinnvoll, sie wieder ins therapeutische Boot zu holen.

Die ersten Auswertungen der Interventionseffekte zeigen, dass die untersuchten Maßnahmen von den Patienten mit Interesse aufgenommen wurden und von den meisten Patienten auch bewältigt werden konnten. Zudem ergaben sich bereits im stationären Bereich positive Ergebnisse, wie eine Verbesserung der empfundenen Einbeziehung oder des Krankheitswissens der Patienten, die auch Verbesserungen in der Langzeitbehandlung in Aussicht stellen.

Die untersuchte Intervention kommt also den bereits bestehenden Bedürfnissen der Patienten entgegen und wird von diesen akzeptiert. Dies allein ist ausreichende Begründung für einen breiteren Einsatz von PEF – Interventionen im untersuchten Setting. Sollte sich in den Nachuntersuchungen auch noch eine positive Auswirkung der Intervention auf die Compliance und die Langzeitergebnisse nachweisen lassen, wäre dies eine noch deutlichere Stärkung bzw. auch gesundheitspolitische Begründung von Ansätzen, psychisch Kranke stärker als bisher bei medizinische Entscheidungen einzubeziehen.

## Literatur

American Psychiatric Association: Practice guideline for the treatment of patients with schizophrenia. Am J Psychiatry (1997), 154 (4 Suppl), 1–63

Angermeyer MC, Kilian R, Matschinger H (2000) WHOQOL-100 und WHOQOL-BREF. Hogrefe, Göttingen

Awad AG, Subjective response to neuroleptics in schizophrenia. Schizophr Bull (1993), 19, 609–18

Bäuml J (1994) Psychosen aus dem schizophrenen Formenkreis. Springer, Berlin

Bunn MH, O'Connor AM, Tansey MS et al., Characteristics of clients with schizophrenia who express certainty or uncertainty about continuing treatment with depot neuroleptic medication. Arch Psychiatr Nurs (1997), 11, 238–48

Charles C, Gafni A, Whelan T, Shared decision-making in the medical encounter: what does it mean? (or it takes at least two to tango). Soc Sci Med (1997), 44, 681–92

Cochrane Collaboration (2004) The Cochrane Library. Update Software. Oxford

Corry P, Hogman G, Sandamas G (2001) That´s just typical. National Schizophrenia Fellowship, London

Edwards A, Elwyn G, Hood K et al., The development of COMRADE – a patient-based outcome measure to evaluate the effectiveness of risk communication and treatment decision making in consultations. Patient Educ Couns (2003), 50, 311–22

Ende J, Kazis L, Ash A et al., Measuring patients' desire for autonomy: decision making and information-seeking preferences among medical patients. J Gen Intern Med (1989), 4, 23–30

Gaebel W, Pietzcker A, One-year outcome of schizophrenic patients – the interaction of chronicity and neuroleptic treatment. Pharmacopsychiatry (1985), 18, 235–39

Hamann J, Leucht S, Kissling W. Shared decision making in psychiatry. Acta Psychiatr Scand (2003), 107, 403–9

Hamann J, Langer B, Kalbhenn E, et al., Shared Decision Making – vom Modellprojekt zur

Implementierung. Z Ärztl Fortbild Qual Gesundh wes (2004), 98, 115–19

Hamann J, Cohen R, Leucht S, et al., Do patients with schizophrenia wish to be involved in medical decisions? Am J Psychiatry, in press

Horvath AO, Luborsky L. The role of the therapeutic alliance in psychotherapy. J Consult Clin Psychol (1993), 61, 561–73

Kay SR, Fiszbein A, Opler LA. The positive and negative syndrome scale (PANSS) for schizophrenia. Schizophr Bull (1987), 13, 261–76

Kissling W (1991) Guidelines for neuroleptic relapse prevention in schizophrenia. Springer, Berlin

Kissling W, Hoffler J, Seemann U, et al., Die direkten und indirekten Kosten der Schizophrenie. Fortschr Neurol Psychiatr (1999), 7, 29–36

Langewitz W, Keller A, Denz M et al. The Patient Satisfaction Questionnaire: a suitable tool for quality control in the physician-patient relationship? Psychother Psychosom Med Psychol (1995), 45, 351–57

Loh A, Kremer N, Giersdorf N et al., Informations- und Partizipationsinteressen depressiver Patienten bei der medizinischen Entscheidungsfindung in der hausärztlichen Versorgung. Z Ärztl Fortbild Qual Gesundh wes (2004), 98, 101–7

Murray C J L, Lopez A D (1996) The Global Burden of Disease. WHO, Geneva

Naber D, Karow A, Good tolerability equals good results: the patient's perspective. Eur Neuropsychopharmacol (2001), 11, S391–S396

National Institute of Mental Health (1970) 2 – CGI. Clinical Global Impressions. In: Guy W, Bonato R R, Manual for the ECDEU Assessment Battery. Chevy Chase, Maryland

Pitschel-Walz G, Leucht S, Bauml J et al., The effect of family interventions on relapse and rehospitalization in schizophrenia – a meta-analysis. Schizophr Bull (2001), 27, 73–92

World Health Organization (2001) The World Health Report 2001: Mental health: new understanding, new hope. Geneva

# 21 Computergestützte interaktive Risikoanalyse bei Patienten mit riskantem Alkoholkonsum nach einem Trauma

*Tim Neumann, Bruno Neuner, Edith Weiß-Gerlach, Claudia Spies*

## 21.1 Einleitung

Patienten mit einem gefährdenden Alkoholkonsum haben neben anderen Gesundheitsrisiken ein erhöhtes Risiko, Unfälle zu erleiden [Gentilello et al. 1999]. Gefährdender Alkoholkonsum bedeutet nicht nur die Alkoholabhängigkeit oder den fortgesetzten Gebrauch trotz negativer gesundheitlicher Folgen (schädlicher Gebrauch), sondern meint daneben auch einen Konsum von Alkohol, aus dem sich Gesundheitsrisiken ergeben: dies kann Rauschtrinken bedeuten bzw. einen erhöhten täglichen Alkoholkonsum [Spies et al. 1995, 1996, 2001, Tønnesen et al. 1999].

Nach nationalen Empfehlungen [Arbeitsgemeinschaft der Wissenschaftlichen Medizinischen Fachgesellschaften, AWMF 2004], die denen der „British Medical Association" von 1995 entsprechen, beginnt ein riskanter Alkoholkonsum bereits ab einer Trinkmenge von mehr als 30 g (ca. 0,75 Liter Bier) pro Tag bei Männern bzw. von 20 g (ca. 0,5 Liter Bier) pro Tag bei Frauen.

Viele Patienten mit einem gefährdenden Alkoholkonsum trinken weniger nach einer Kurzintervention. Kurzintervention bei diesen Patienten meint ein nicht konfrontierendes Gespräch von ungefähr 15-40 Minuten Dauer, das vor allem die Ambivalenz bezüglich des Alkoholkonsums evaluiert und akzeptiert. Das Ziel ist, eine Änderung des riskanten Verhaltens herbeizuführen. Die eigene Motivation und die dem Patienten eigenen Möglichkeiten werden dabei als wesentliches Element berücksichtigt. Durch eine derartige Kurzintervention lässt sich das erhöhte Risiko im Zusammenhang mit dem Alkoholkonsum – wie zum Beispiel das Auftreten eines erneuten Unfalls, von Gewalt, körperlicher Erkrankungen, Krankenhausaufenthalten etc. – senken [Gentilello et al. 1999].

Eine große Anzahl von Patienten mit gefährdendem Alkoholkonsum wird in Rettungsstellen nach einem Unfall gesehen. Diese Patienten sind meist jung, körperlich, psychisch und sozial noch nicht beeinträchtigt. Diese Patienten haben wegen des alkoholbedingten erhöhten Verletzungsrisikos oft den ersten Kontakt mit dem Hilfesystem in Rettungsstellen oder Unfallstationen [Neumann et al. 2004]. Sie wenden sich nur sehr selten von sich aus an suchtmittelspezifische Hilfeeinrichtungen. Nach einem Unfall haben Patienten eine höhere Motivation, über eine Veränderung eines riskanten Verhaltes nachzudenken. Rettungsstellen sind zurzeit noch nicht ausreichend in der Lage, diesen Patienten ein Beratungsangebot zu machen. Die knappe Zeit in der Notfallversorgung und eine nicht ausreichende Ausbildung in suchtmedizinischer Gesprächsführung werden dafür verantwortlich gemacht. Viele Patienten mit weniger schweren Erkrankungen nehmen während der Versorgung eine gewisse Wartezeit in Kauf. Diese Zeit kann genutzt werden, um Patienten mit riskantem Alkoholkonsum mittels einer computergestützten Risikoanalyse mit einer individualisierten Information und Feedback zu beraten und damit möglicherweise eine Verminderung des individuellen, auf Alkoholkonsum bezogenen Risikos zu erreichen [Spies et al. 2003].

Das vorrangige Ziel dieser Untersuchung war es zu zeigen, dass es möglich ist, verletzte Patienten mit alkoholkonsumbezogenen Problemen in der Rettungsstelle computergestützt und individualisiert zu beraten, um damit eine Reduktion des riskanten Alkoholkonsums zu erreichen. So kann der Effekt von gezielter Information auf ein riskantes Verhalten unabhängig von einer stattgefundenen Patienten-Arzt-Interaktion untersucht werden.

## 21.2 Design und Methodik

Ein positives Votum der örtlichen Ethikkommission lag vor. Alle Patienten, die sich nach einem Trauma in der Rettungsstelle vorstellten, erhielten die Möglichkeit, an dieser prospektiven, randomisiert-kontrollierten Studie teilzunehmen. Nach schriftlichem Einverständnis konnten 3026 Patienten in die Studie eingeschlossen werden. Eine anonymisierte und vertrauliche Behandlung der Daten wurde zugesichert. Die Schwere der Verletzung wurde mit dem Injury Severity Score eingeschätzt (Spanne 0-75 Punkte).

Während der Wartezeiten auf Diagnostik und Therapie hatten die Patienten Zeit, an einem Laptop die Fragen zu Alkohol, Rauchen, Drogen, Gewicht bzw. Problemen mit Ernährung, körperlicher Bewegung, sozialem Wohlbefinden, Stress und Sexualität sowie der Motivationslage bezüglich des Alkoholkonsums zu beantworten. Diese Antworten bildeten die Grundlage des persönlichen Risikoprofils. Fast alle Patienten (85%) konnten die Aufgaben am Laptop nach kurzer technischer Einführung selbstständig erledigen.

Der alkoholspezifische Fragetest „Alcohol Use Disorders Identification Test" (AUDIT) fragt nach alkoholbezogenen Problemen und Risiken auf verschieden Ebenen (riskanter Konsum, Abhängigkeit und negative Konsequenzen des Alkoholkonsums). Ein Punktwert von 5 oder mehr entspricht zumindest einem alkohol-bezogenen Problem. Der Grenzwert wurde mit 5 Punkten bewusst niedrig angesetzt, um sicher zu stellen, dass möglichst viele Patienten mit solchen Problemen auch beraten werden [Neumann et al. 2004, Saunders et al. 1993].

Die Motivationslage hinsichtlich dieses Alkoholkonsums wurde mit dem „Readiness-to-Change"-Fragebogen erfasst. Es wurde zwischen den Stadien Absichtslosigkeit,

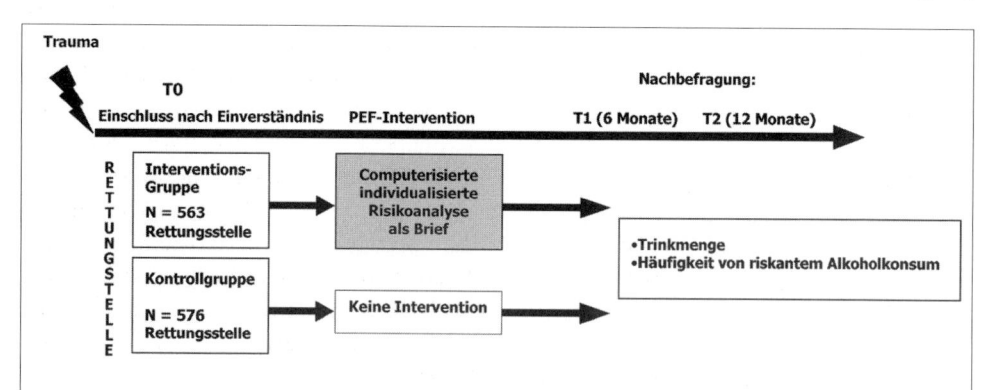

**Einschluss:** nach Einverständnis und medizinischer Erstversorgung der Verletzung: Computerisierte Erhebung des Risikoprofils, ferner: Basisdaten, Trinkmenge, und Autonomiepräferenz (API).
**Intervention:** Aushändigen der individualisierten Risikoanalyse an die Patienten der Interventionsgruppe (randomisiert).
**Nachbefragung:** Erhebung der Trinkmenge nach 6 bzw. nach 12 Monaten. Definition riskanter Alkoholkonsum nach den BMA-Kriterien: Trinkmenge >30 g (ca. 0,75 Liter Bier) pro Tag bei Männern bzw. von 20 g (ca. 0,5 Liter Bier) pro Tag bei Frauen.

**Abb. 21.1:** Studiendesign

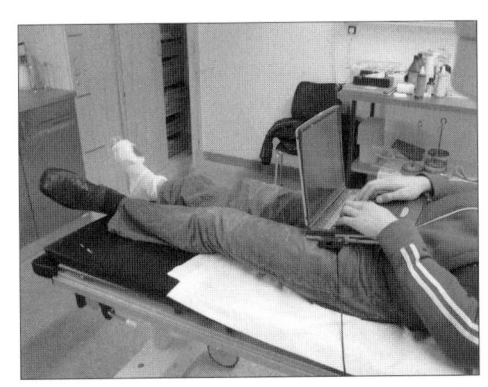

**Abb. 21.2:** Computereinsatz in der Rettungsstelle

(subjektiv besteht kein Alkoholproblem), Absichtsbildung (das Trinkverhalten wird ambivalent bzw. auch teilweise problembehaftet empfunden) und Aktionsstadium (es sind erste Schritte unternommen worden, das als problematisch erkannte Trinkverhalten zu ändern) unterschieden [Rollnick et al. 1992]. Das Informationsbedürfnis bzw. die Partizipationspräferenz im medizinischen Entscheidungsprozess wurde mit dem „Autonomy Preference Index" (API) erfasst [Ende et al. 1989].

Von 1139 Patienten (38%) mit mehr als 5 AUDIT-Punkten wurden nach Randomisierung 563 Patienten der Interventionsgruppe und 576 Patienten der Kontrollgruppe zugeteilt. Alle Patienten erhielten ohne weitere Einschränkung die übliche Behandlung in der Rettungsstelle. 3 Patienten wurden im Verlauf wegen unvollständiger Daten ausgeschlossen.

Die Intervention erfolgte bei den positiv randomisierten Patienten durch Aushändigen eines Briefes mit schriftlichem, nichtkonfrontativem Rat, Information und Feedback in Form einer computerisierten Risikoanalyse Patienten-Information.de 2004. Ein Software-Algorithmus formulierte die Risikoanalyse auf der Basis des individuellen Risikoprofils mit den Bestandteilen des **FRAMES**-Konzepts [Bien et al. 1993]: **F**eedback (Rückmeldung der Risiken, Konsequenzen), **R**esponsibility (Eigenverantwortung), **A**dvice (klarer Rat), **M**enue of behavioral change (aufzeigen von Verhaltensmöglichkeiten), **E**mpathy (Empathie) und **S**elf-efficacy (Betonen der Selbstwirksamkeit) unter Berücksichtigung des Motivationsstadiums [Schmidt et al. 1997]. Die Patienten bekamen ferner das Angebot eines Beratungsnetzwerkes.

Die Nachbefragung erfolgte nach 6 bzw. 12 Monaten persönlich, telefonisch, postalisch oder mit E-Mail.

Die statistische Auswertung erfolgte nonparametrisch (Chi-Quadrat- oder Mann-Whitney-U Test). Das Signifikanzniveau wurde bei $p = 0,05$ angesetzt.

## 21.3 Ergebnisse

Die Patienten mit einem AUDIT-Wert von 5 Punkten und mehr waren im Median ca. 30 Jahre alt (25%–75% Perzentile: 24–39 Jahre), zu 80% männlich und hatten meist leichte Verletzungen (Injury Severity Score Median 1 Punkt, 25%–75% Perzentile: 1–1 Punkte). Weitere Lebensstilrisiken: 60% waren Raucher und 34% gaben an, zumindest gelegentlich illegale Drogen zu konsumieren. 48% dieser Patienten wurden als riskante Trinker nach den Kriterien der „British Medical Association" eingeschätzt. Bei allen Patienten waren sowohl das Informationsbedürfnis (bezüglich medizinischer Information und eigener Krankheitszustände) mit im Median 93,8 Punkten (25%–75% Perzentile: 87,5–100,0 Punkte) sowie die Präferenz für eine geteilte medizinische Entscheidung mit 45,9 Punkten (25%–75% Perzentile: 33,4–62,6 Punkte) hoch.

Die eine Hälfte aller Patienten mit problematischem Alkoholkonsum befand sich im Stadium der Absichtslosigkeit (Präkontemplation 50,4%), während die andere Hälfte zumindest eine Ambivalenz bezüglich ihres Alkoholkonsums zeigte: Kontemplationsstadium 28,9%, Aktionsstadium 20,8%.

Der Effekt der Trinkmengenreduktion war bei Patienten mit einem AUDIT von 5 und mehr Punkten nach 6 und 12 Monaten nachweisbar. Bei Einschluss in die Studie konsumierten Patienten gleich viel Alkohol in der Interventionsgruppe 28 g/Tag (25%–75% Perzentile: 14–46g/Tag) und in der Kontrollgruppe 26 g/Tag (14–47 g/Tag; p = 0.347). Nach 6 Monaten war der Alkoholkonsum tendenziell geringer in der Interventionsgruppe mit 14 g/Tag (25%–75% Perzentile: 6–26 g/Tag; p = 0,084) als in der Kontrollgruppe mit 17 g/Tag (25%–75% Perzentile: 6–33 g/Tag). Nach 12 Monaten tranken die Patienten in der Interventionsgruppe signifikant weniger Alkohol mit 21 g/Tag (25%–75% Perzentile: 9–34 g/Tag) als in der Kontrollgruppe mit 23 g/Tag (25%–75% Perzentile: 14–42 g/Tag; p = 0.027).

Viel interessanter war die Häufigkeit von Patienten, die bereits einen riskanten Alkoholkonsum bei Einschluss in die Studie aufwiesen, d.h. Männer ab 30 g Alkohol/Tag, Frauen ab 20 g Alkohol/Tag. Dabei zeigte sich bei 1136 Patienten mit 5 oder mehr AUDIT-Punkten, die randomisiert entweder eine individualisierte computergestützte Risikoanalyse (Intervention) oder ohne weitere Einschränkungen die Routinebehandlung erhielten (Kontrollen), bei 49,6 % in der Interventionsgruppe und bei 46,8 % in der Kontrollgruppe ein riskanter Alkoholkonsum bei Beginn der Studie (p = 0,335). In der Nachbefragung nach 6 Monaten fand sich eine signifikante Reduktion des riskanten Alkoholkonsums auf 21,7% in der Interventionsgruppe und auf 30,4% in der Kontrollgruppe (p = 0,006), d.h. 12 Patienten müssten eine Intervention erhalten, damit 1 Patient profitieren kann. Dieser positive Effekt bestand mit 37,2% in der Interventionsgruppe und 42,5% in der Kontrollgruppe nach 12 Monaten nur noch tendenziell (p = 0,168), aber nicht mehr signifikant.

Von den Patienten nach Intervention berichteten 9,1% (vs. 5,7% der Kontrollen, p = 0,093), weitere Beratung bezüglich riskantem Alkoholkonsum in Anspruch genommen zu haben.

## 21.4 Diskussion

Diese Untersuchung wurde vom Bundesministerium für Gesundheit und Soziale Sicherung im Rahmen des Förderschwerpunktes „Der Patient als Partner im medizinischen Entscheidungsprozess" gefördert und methodenübergreifend begleitet.

Es konnte gezeigt werden, dass eine computergestützte Risikoanalyse mit individualisierter Information und Feedback eine Möglichkeit ist, verletzte Patienten mit alkoholkonsumbezogenen Problemen in der Rettungsstelle individuell zu beraten. Im Gegensatz zu den Patienten, die nach einem Unfall diese gezielte Information nicht erhielten, konnte eine deutlich stärkere Reduktion des Alkoholkonsums allein durch gezielte Information in zeitlicher und räumlicher Nähe zu dem Unfall erreicht werden. Hier sei noch einmal betont, dass dieser Effekt primär unabhängig von einer bestehenden Patienten-Arzt-Beziehung erreicht wurde. Dies unterstreicht die herausragende Bedeutung von gezielter Information, wenn es zum Beispiel darum geht, mit einer Verhaltensänderung ein Risiko zu vermindern. Ferner konnte gezeigt werden, dass bei den Patienten schon ein hohes Informations- und Mitentscheidungsbedürfnis im medizinischen Entscheidungsprozess besteht. Eine Entscheidungsfindung kann also auch stattfinden ohne direkte Beteiligung eines Arztes und wird durch gezielte Information beeinflusst.

Ein Verfahren wie die computergestützte Risikoanalyse könnte bei der Implementierung von präventiven Ansätzen (hier: Reduktion des Suchtmittelkonsums) in einer Rettungsstelle problemlos integriert werden und aufgrund seiner einfachen Durchführung und seiner Effektivität im Rahmen eines Gesamtkonzepts einen sinnvollen Beitrag leisten. Es kann vermutet werden, dass der Effekt bei einer etablierten Patienten-Arzt-Beziehung ausgeprägter ist, vor allem, wenn die anstehende Entscheidung (hier: Reduktion des Suchtmittelkonsums) als solche benannt worden ist. Die Patienten suchen allerdings primär die Rettungsstelle wegen einer Verletzung und nicht wegen ihres Suchtmittelkonsums auf. Die computergestützte Risikoanalyse als eine effektive, aber vergleichsweise kurze und begrenzte Intervention zur Risikoreduktion hat das Potential, eine entscheidende Verbesserung in der Versorgung für die Mehrzahl von verletzten Patienten in einer Rettungsstelle in der wichtigen Frühphase nach einem Unfall („Golden Hour of Trauma") zu sein.

Die Kombination von „hoher Frequenz" von Patienten mit gefährdendem Konsum in den Rettungsstellen sowie einem hohen Informationsbedürfnis gepaart mit einer Präferenz für geteilte Entscheidungsfindung machen Rettungsstellen zu einem idealen Ort für Sekundärprävention.

## 21.5 Zusammenfassung

Diese Untersuchung dokumentiert das erste Mal einen klinisch bedeutenden und signifikanten Effekt einer computergestützten Intervention auf Grundlage einer vom Patienten selbst durchgeführten, individualisierten, computergestützten Risikoanalyse bei leichtverletzten Patienten einer Rettungsstelle. Patienten mit gefährdendem Alkoholkonsum, die in einer Rettungsstelle ein Feedback und Information nach einer computergestützten Risikoanalyse erhielten, zeigten eine größere Reduktion des Alkoholkonsums nach 6 und 12 Monaten als Patienten, die dieses Angebot nicht erhielten. Rettungsstellen sollten für sekundärpräventive Maßnahmen genutzt werden, da bei diesen Patienten Lebensstilrisiken häufig und das Informationsbedürfnis sowie die Präferenz für geteilte Entscheidungsfindung hoch war. Schon gezielte Informationen in zeitlicher und räumlicher Nähe zum Unfall stellen eine effektive Maßnahme dar, auch unabhängig von einer etablierten Beziehung zwischen Patient und Arzt im Sinne der Partizipativen Entscheidungsfindung.

### Literatur

Arbeitsgemeinschaft der Wissenschaftlichen Medizinischen Fachgesellschaften (AWMF). Riskanter schädlicher und abhängiger Alkoholkonsum: Screening, Diagnostik, Kurzintervention. http://www.uni-duesseldorf.de/WWW/AWMF/ll/076-003.htm (2004)

Bien TH, Miller WR, Tonigan JS, Brief interventions for alcohol problems: a review. Addiction (1993), 88, 315–335

Ende J, Kazis L, Ash A et al., Measuring patients' desire for autonomy: decision making and information-seeking preferences among medical patients. J Gen Intern Med (1989), 4, 23–30

Gentilello LM, Rivara FP, Donovan DM et al., Alcohol interventions in a trauma center as a means of reducing the risk of injury recurrence. Ann Surg (1999), 230, 473–483

Neumann T, Neuner B, Gentilello LM, Gender differences in the performance of a computerized version of the alcohol use disorders identification test (AUDIT) in subcritically injured patients admitted to the emergency department. Alcohol Clin Exp Res (2004) 28, 1693–701

Patienten-Information.de. Qualitätsgeprüfte Behandlungsinformationen für Patienten und Laien. http://www.patienten-information.de/2gesundheitsinformationen/eigene/AUDIT/view (2004)

Rollnick S, Heather N, Gold R et al., Development of a short 'readiness to change' questionnaire for use in brief, opportunistic interventions among excessive drinkers. Brit J Addict (1992), 87, 743–745

Saunders JB, Aasland OG, Babor TF et al., Development of the Alcohol Use Disorders Identification Test (AUDIT): WHO Collaborative Project on Early Detection of Persons with Harmful Alcohol Consumption. Addiction (1993), 88, 791–804

Schmidt LG, Frühdiagnostik und Kurzintervention beim beginnenden Alkoholismus. Deutsches Ärztebl (1997), 94, A-2905

Spies CD, Dubisz N, Funk W et al., Prophylaxis of alcohol withdrawal syndrome in alcohol-dependent patients admitted to the intensive care unit after tumour resection. Brit J Anaesth (1995), 75, 734–739

Spies CD, Neuner B, Neumann T et al., Intercurrent complications in chronic alcoholic men admitted to the intensive care unit following trauma. Intensive Care Med (1996), 22, 286–293

Spies CD, Tønnesen H, Andreasson S, Perioperative morbidity and mortality in chronic alcoholic patients, Alcohol Clin Exp Res (2001), 25, 164S–170S

Spies CD, Neumann T, Otter H, et al., Klinische Relevanz der Suchterkrankungen in operativen Einrichtungen. Suchtmedizin in Forschung und Praxis (2003), 5, 7–12

Tønnesen H, Kehlet H, Preoperative alcoholism and postoperative morbidity. Brit J Surg (1999), 86, 869–874

# 22 Partizipative Entscheidungsfindung in der Behandlung der arteriellen Hypertonie

*Anja F. Deinzer, Roland Veelken, Roland. E. Schmieder*

## 22.1 Hintergrund

Die arterielle Hypertonie ist der bedeutendste Risikofaktor für kardiovaskuläre Erkrankungen. Diese führen noch immer die Todesursachenstatistik an. Die Erkrankung verläuft für die Mehrzahl der Fälle, die sogenannte primäre Hypertonie, chronisch progredient, das heißt fortschreitend. Sie ist anfangs häufig symptomlos. Unbehandelt führt sie zu Endorganschäden und Folgekrankheiten, wie zum Beispiel zu Schlaganfall oder Herzinfarkt, die beim Überleben zumeist eine gravierende Einschränkung der Lebensqualität mit sich bringen. Das Auftreten der Folgekrankheiten der arteriellen Hypertonie korreliert dabei direkt mit der Höhe des Blutdrucks. Jede Blutdrucksenkung, und sei sie auch noch so geringfügig, mindert das Risiko einer Schädigung entscheidend.

Die Bluthochdruckkrankheit tritt sehr häufig auf. Jeder fünfte Bundesbürger ist erkrankt, nach dem 65. Lebensjahr jeder zweite. Einem Drittel der Erkrankten ist sein oder ihr Leiden nicht bekannt, ein weiteres Drittel ist nicht ausreichend behandelt, und nur das letzte Drittel der Bluthochdruckpatienten ist zufriedenstellend therapiert. Mit diesen erschreckenden Befunden nimmt Deutschland noch immer einen der „unrühmlichen" Spitzenplätze bezüglich der mangelnden Effektivität der Bluthochdrucktherapie innerhalb Europas ein [Steckelings et al. 2004].

Als wesentliche Ursachen hierfür werden die mangelhafte Einhaltung von Therapieempfehlungen der behandelnden Ärzte, die Bagatellisierung der Erkrankung durch die Betroffenen und die sogenannte „schlechte Compliance" – mangelnde Therapietreue – der Patienten angesehen. Mit dem Begriff „gute Compliance" werden die Patienten dabei an ihrer Bereitschaft gemessen, ärztlichen Anweisungen Folge zu leisten [Scheibler et al. 2003].

Die Behandlungsmöglichkeiten der arteriellen Hypertonie bestehen in der medikamentösen Therapie und der nicht-medikamentösen Behandlung, den sogenannten Allgemeinmaßnahmen (Gewichtsreduktion, Intensivierung der sportlichen Aktivität, Alkoholreduktion, Kochsalzreduktion). In den aktuellen Leitlinien wird eine Kombination beider empfohlen [Chobanian et al. 2003]. Vergleicht man die Wirksamkeit der Therapiemöglichkeiten miteinander, so ist die medikamentöse Therapie mit einer der zur Verfügung stehenden antihypertensiven Wirkstoffgruppen oder einer Kombination zweier Wirkstoffe den nicht-medikamentösen Behandlungsverfahren an blutdrucksenkender Potenz überlegen.

Die arterielle Hypertonie ist damit keine klassische Indikation für PEF, die partnerschaftliche Entscheidungsfindung, da keine medizinisch gleichwertigen Therapieoptionen zur Verfügung stehen, zwischen denen Patienten entscheiden könnten. Tatsächlich wird jedoch von den Patienten die Option der „Nicht-Therapie", wie oben dargestellt, relativ häufig gewählt.

Informationen über die Ursachen, Folgen und Behandlung der Erkrankung beziehen Patienten in erster Linie aus den Massenmedien, nicht aus dem Gesundheitswesen. Der tatsächliche Wissensstand über die Bedingungen der Therapie und die Behandlungsabläufe ist schlecht, wie für schwedische Patienten gezeigt werden konnte [Kjellgren et al. 1997].

Patientenorientierte Entscheidungshilfen, sogenannte Decision Aids, zur arteriellen Hypertonie, welche eine evidenzbasierte Diskussionsgrundlage bezüglich Risiken und Nutzen der verschiedenen Therapieoptionen anbieten, stehen für Deutschland derzeit noch nicht zur Verfügung.

Typischerweise ist die Arzt-Patienten-Kommunikation in der Behandlung der arteriellen Hypertonie eher knapp gehalten. Die Ambitionen, ein nachhaltiges und ausführliches Aufklärungsgespräch zu Beginn der Erkrankung zu führen, sind zumeist bei Arzt und Patient relativ gering: Aus Sicht des Arztes besteht eine zu Anfang nicht gravierende, chronische Störung und für den noch symptomfreien Patienten liegt kaum Leidensdruck vor. Die ärztliche Aufklärung beschränkt sich damit häufig auf die Mitteilung, dass Medikamente eingenommen werden müssten. Die Patienten erhalten von ihrem Arzt nur ungenügend Informationen zu den Allgemeinmaßnahmen und den Wahrscheinlichkeiten des Auftretens der Folgekrankheiten. Häufig werden sie auch nicht über die zumeist lebenslange Dauer der Therapie aufgeklärt.

In einer Zeit, in der die Patienten immer mehr Transparenz und Mitentscheidung bei der medizinischen Therapie fordern und wünschen, können diese Defizite in der Kommunikation zwischen Arzt und Patient ein bedeutsamer Faktor für den Rückzug der Patienten aus der medizinischen Behandlung sein.

## 22.2 Ziele und Fragestellung

Ziel der Untersuchung war, Partizipative Entscheidungsfindung (PEF) für die Anwendung bei der arteriellen Hypertonie umzusetzen und die Effekte von PEF auf medizinisch relevante Outcomes (Blutdrucksenkung) und patientenrelevante Outcomes (Lebensqualität, Zufriedenheit) zu untersuchen. Geprüft wurde, inwieweit sich bei einer mit PEF-Interventionen betreuten Studiengruppe gegenüber einer konventionell behandelten Kontrollgruppe geschulter Bluthochdruckpatienten Unterschiede zeigten bezüglich:

- der Blutdrucksenkung in der Selbstmessung,
- dem Gesundheitsverhalten (Gewicht, sportliche Aktivität, Ernährung, Rauchen, Alkoholkonsum, Therapietreue),
- der selbst wahrgenommenen Lebensqualität.

Die Partizipative Entscheidungsfindung betreffend wurden folgende Parameter untersucht:

- das Bedürfnis der Patienten nach medizinischer Information und Partizipation am Entscheidungsprozess,
- das Ausmaß an und die Zufriedenheit mit PEF,
- die Qualität der Arzt-Patienten-Beziehung und Charakteristika des Arzt-Patienten-Gespräches.

Die wissenschaftlich zu prüfenden Hypothesen bezogen sich auf 3 Aspekte der Auswirkungen der PEF-Interventionen: erstens die Wirksamkeit auf das subjektive Gefühl der Patienten, in den medizinischen Entscheidungsprozess einbezogen zu sein, zweitens die Auswirkungen auf das Ausmaß der erzielten Blutdrucksenkung im Vergleich zu der Kontrollgruppe und drittens die Effekte der Partizipativen Entscheidungsfindung auf die Arzt-Patienten-Beziehung.

## 22.3 Methodik

Als Studiendesign wurde eine prospektive, kontrollierte Kohortenstudie gewählt. Es wurden insgesamt 84 Bluthochdruckpatienten in der aktiven Projektphase (28 Monate) begleitet.

## 22.3 Methodik

Die Studiengruppe bestand aus 15 an PEF interessierten Hausärzten, welche 39 Bluthochdruckpatienten aus ihrer Patientenklientel in die Studie einbezogen. Die 45 Kontrollpatienten wurden über ihre Teilnahme an der „Modularen Bluthochdruckschulung IPM", die öffentlich beworben wurde, rekrutiert [Danzer et al. 2000a]. Die Hausärzte der Kontrollpatienten wurden über die Studienteilnahme ihrer Patienten schriftlich informiert.

Als Ausschlusskriterium wurde ein Blutdruckwert über 160/110 mm Hg, eine medikamentöse Dreifach- oder Mehrfachtherapie und das Vorliegen schwerer Erkrankungen festgesetzt.

Die PEF-Interventionen der Studiengruppe bestanden in:
◢ einem Kommunikationstraining und anschließenden regelmäßigen Supervisionen zur Anwendung von PEF für Ärzte [Deinzer et al. 2004],
◢ 6 zeitlich festgelegten PEF-Gesprächen zwischen Arzt und Patient zur gemeinsamen Entscheidungsfindung bezüglich weiterer therapeutischer und diagnostischer Maßnahmen.

Die Studien- und Kontrollpatienten nahmen an der „Modularen Bluthochdruckschulung IPM" teil. Verpflichtend war dabei die Teilnahme an Modul 1 zu „Ursachen, Folgen und Behandlung der arteriellen Hypertonie". Die Teilnahme an den übrigen 4 Modulen („Blutdruckselbstmessung", „Nicht-medikamentöse Therapie", „Medikamentöse Therapie", „Übergewicht, Ernährung und Sport") war den Patientinnen und Patienten je nach Interessenlage freigestellt.

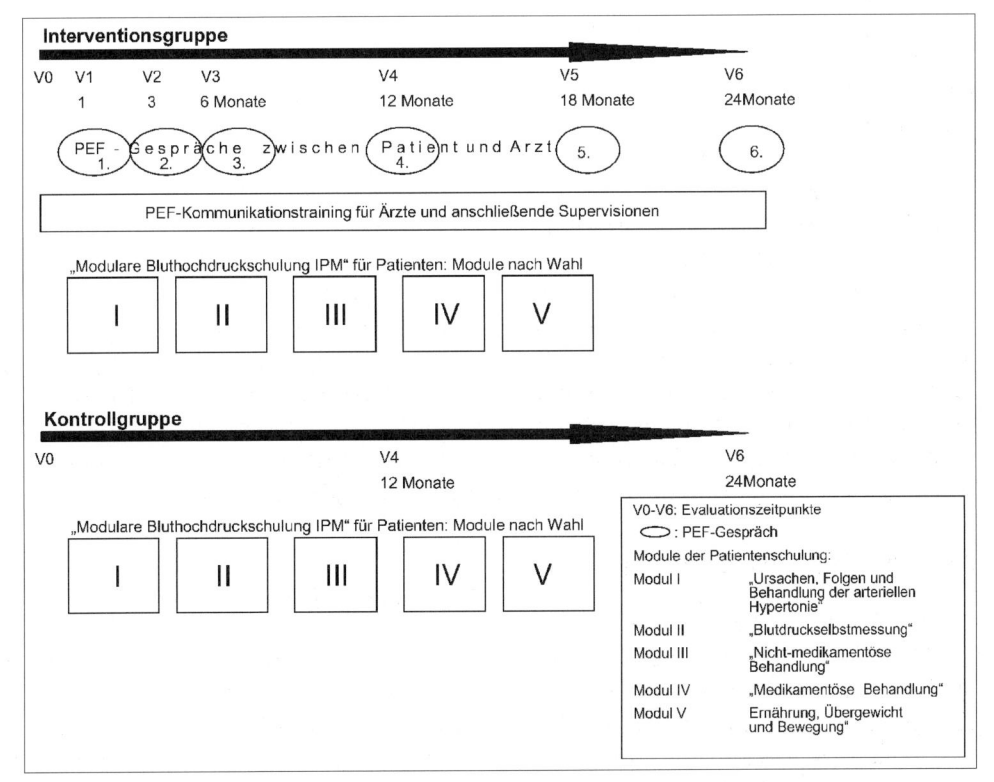

**Abb. 22.1:** Studiendesign

In der Kontrollgruppe wurden geschulte Bluthochdruckpatienten „konventionell" behandelt.

Quantitativ evaluiert wurde anhand standardisierter Fragebögen, wobei auf vorhergehende Studien zurückgegriffen werden konnte [Danzer et al. 2000b].

Als primärer medizinischer Endpunkt hinsichtlich der Wirksamkeit von PEF wurde die Blutdrucksenkung festgelegt. Da die Wirksamkeit von Patientenschulungen auf diese bereits mehrfach belegt ist, und als Kontrollgruppe geschulte Patienten fungierte, wurde ein strenges Kriterium für eventuelle zusätzliche Effekte von PEF angelegt [Fleischmann et al. 2004].

Die Patientenschulung und das Kommunikationstraining für Studienärzte wurden von den Studienteilnehmern kontinuierlich evaluiert.

## 22.4 Umsetzung der Partizipativen Entscheidungsfindung

Die Umsetzung von PEF in der Behandlung der arteriellen Hypertonie gliederte sich in mehrere Schritte:

- Definiert wurde PEF gemäß dem Konzept von Elwyn und Kollegen, welches neben dem Ergebnis der medizinischen Entscheidung auch den Prozess der Entscheidungsfindung in die Bewertung mit ein bezieht [Elwyn et al. 2001]. Die Definition diente als theoretische Fundierung der Studie und Bezugspunkt zur Entwicklung eines deutschsprachigen, additiv eingesetzten Fragebogens zu PEF.
- Die Operationalisierung der PEF-Gespräche zwischen Arzt und Patient gliederte sich in mehrere Teilschritte:
  - Erstens die Formulierung der Therapieoptionen der arteriellen Hypertonie als die von den Patienten wahrgenommenen Optionen: „medikamentöse Therapie", „nicht-medikamentöse Therapie" und „keine Therapie".
  - Zweitens wurde als Pilotversion ein Leitfaden für Ärzte für das PEF-Gespräch entwickelt. Ärzte wurden darin dazu angehalten, den Patienten explizit die Möglichkeit zu kommunizieren, Tempo, Kombination und Reihenfolge der Änderungen des Gesundheitsverhaltens gemäß ihrer Möglichkeiten zur aktuellen Realisierbarkeit bewusst mit zu bestimmen und den zeitlichen Rahmen der Behandlungsversuche mit festzusetzen.
  - Drittens wurde ein Decision Aid als Anschauungsmaterial für Patienten für die SDM-Gespräche (Risikokommunikation und Informationsvermittlung) auf der Basis des in der Patientenschulung verwendeten Aufklärungsmaterials pilothaft entwickelt.
- Ein Curriculum für das ärztliche PEF-Kommunikationstraining wurde erstellt: Inhalte sind der theoretische Hintergrund sowie die Entwicklung des Begriffes Partizipative Entscheidungsfindung, die Reflexion des Arzt-Patienten-Verhältnisses und der Einflussfaktoren, die Einübung der Akzeptanz der Patientenperspektive, die Wertschätzung „kleiner Erfolge" in der Therapie, der Umgang mit komplexen medizinischen Entscheidungen sowie deren Strukturierung und der Umgang mit schwierigen Patienten. Methodisch wurden Vorträge, Diskussionen und Rollenspiele im Wechsel eingesetzt.
- Das Aufklärungsmaterial der „Modularen Bluthochdruckschulung IPM" wurde nach den Kriterien der evidenzbasierten Medizin und auf Patientenverständlichkeit überprüft. Daraus folgend wurde als Weiterentwicklung der Risikokommunikation die Mitteilung des individuellen, persönlichen Risikos, eine Herz-Kreislauf-Erkrankung zu erleiden, anhand gängiger Risikoberechnungsschemata, so genannter Scores (PROCAM, FRAMINGHAM,

SCORE), in die Patientenschulung aufgenommen. Sie stellte ein Äquivalent für die Angabe der absoluten Risikoreduktion durch Therapie dar, welche als Basis für eine realitätsgerechte Einschätzung durch Laien bzw. Patienten gefordert wird. Die Mitteilung erfolgte schriftlich mit kurzer Erläuterung zu individuell sinnvollen Maßnahmen zur Absenkung des kardiovaskulären Risikos.

## 22.5 Ergebnisse

Die Daten der Nachbeobachtung nach einem Jahr (siehe Abb. 22.1: V4), in kontinuierlichem Rekrutierungsmodus gewonnen, sollen im Folgenden dargestellt werden.

Als primär medizinischer Endpunkt zeigte sich eine signifikante Blutdrucksenkung in der Selbstmessung von –9,3/–5,3 mm Hg in der Studiengruppe und –6,1/–3,0 mm Hg in der Kontrollgruppe. Beide Werte sind signifikant, es besteht jedoch kein signifikanter Unterschied zwischen den Veränderungen in den beiden Behandlungsgruppen nach einem Jahr.

Für die sekundären medizinischen Outcome-Parameter ließen sich folgende Ergebnisse darstellen:

Nach einem Jahr nahm die Medikamentenadherence in der Studiengruppe signifikant mehr zu als in der Kontrollgruppe, d. h. die Studienpatienten intensivierten ihre medikamentöse Therapie mehr. Im Durchschnitt nahmen die Studienpatienten zu Anfang 1,26 antihypertensive Wirkstoffe ein und in der Kontrollgruppe wurden 1,31 eingenommen; nach einem Jahr waren es in der Studiengruppe 1,87 und in der Kontrollgruppe 1,48 antihypertensive Wirkstoffe.

Für weitere Faktoren, die potentiell den Blutdruck beeinflussen und sich als Gesundheitsverhalten zusammenfassen lassen (Ernährung, Alkoholkonsum, Rauchen, sportliche Aktivität), konnten in beiden Untersuchungsgruppen keine signifikanten Veränderungen nach einem Jahr nachgewiesen werden.

Die Einschätzung der subjektiven Lebensqualität als patientenrelevanter Outcome-Parameter hingegen zeigte eine Verbesserung für den Bereich der körperlichen Rollenfunktion nur bei den Studienpatienten.

Für den Bereich der Partizipativen Entscheidungsfindung ließen sich folgende Ergebnisse finden:

Das Ausmaß an PEF aus Sicht der Patienten nahm in beiden Gruppen zu, wobei sich die Studiengruppe zu allen Untersuchungszeitpunkten auf einem signifikant höheren Niveau befand. Es bestand kein signifikanter Unterschied in der absoluten Zunahme an PEF zwischen der Kontroll- und der Studiengruppe.

In einer Untergruppe aller Patienten, welche primär ein besonders hohes Bedürfnis nach Partizipation hatten, zeigte sich eine Korrelation zwischen der erzielten Blutdrucksenkung und dem Zuwachs an Shared Decision Making. Dies ließ sich für die Gesamtheit aller teilnehmenden Patienten nicht darstellen. Es gab dabei in dieser Untergruppe keinen Unterschied zwischen Patienten, welche die PEF-Intervention erhalten hatten, und den Patienten der Kontrollgruppe.

Die Arzt-Patienten-Interaktionen betreffende Parameter stellten sich wie folgt dar:

Die Zufriedenheit mit der medizinischen Entscheidung nahm nur bei den Studienpatienten, die bewusst partnerschaftliche Entscheidungsfindungen praktizierten, signifikant zu. Die Einschätzung der Zufriedenheit mit dem Arzt-Patienten-Gespräch insgesamt blieb sowohl in der Studien- als auch in der Kontrollgruppe unverändert.

Aus Patientensicht wurde die Arzt-Patienten-Beziehung in der Studiengruppe primär, vor den PEF-Interventionen, besser bewertet als in der Kontrollgruppe. Durch die Projektteilnahme zeigte sich in der Studiengruppe keine Verbesserung.

Die Maßnahmen der Qualitätssicherung der Projektinterventionen erbrachten für die Evaluation der Patientenschulung eine Zunahme des Wissensstandes zur Bluthochdruckkrankheit nur in der Studiengruppe. Die Kontrollgruppe wies primär ein höheres Wissensniveau und keine messbare Zunahme auf.

Die „Modulare Bluthochdruckschulung IPM" wurde von den Patienten durchweg sehr positiv bewertet.

Die Evaluation des PEF-Kommunikationstrainings durch die Studienärztinnen und -ärzte zeigten, dass Partizipative Entscheidungsfindung als erlernbar empfunden wurde und die Anwendung des Erlernten die Professionalität des ärztlichen Handelns steigerte.

## 22.6 Schlussfolgerungen und Ausblick

Interessenschwerpunkt von medizinischer Seite war es, die Auswirkungen von Partizipativer Entscheidungsfindung auf medizinische Outcome-Parameter darzustellen. Gegenüber der Kontrollgruppe zeigte PEF keine signifikant stärkere Blutdrucksenkung in der Studiengruppe. Interessanterweise war die Blutdrucksenkung in der PEF-Studiengruppe jedoch numerisch größer als in der Kontrollgruppe, und es zeigte sich in der Gruppe aller teilnehmenden Patienten, dass bei Patienten mit hohem Bedürfnis nach PEF eine Korrelation von diesem zur Höhe der Blutdrucksenkung bestand. Ein positiver Effekt von PEF auf den Therapieoutcome kann somit nur für diese Subgruppe vermutet werden. Da die PEF-Interventionen jedoch auch in dieser Gruppe keinen deutlich besseren Effekt auf das Ausmaß der Blutdrucksenkung als die Patientenschulung alleine hatten, scheint nicht unbedingt der bewusst ablaufende geteilte Entscheidungsprozess ausschlaggebend zu sein.

Da das PEF-Niveau der Studiengruppe vor PEF-Intervention signifikant höher lag als das der Kontrollgruppe, ist ein grundsätzlicher Unterschied in der Zusammensetzung der Untersuchungsgruppen zu suchen. Sowohl die Studien- als auch die Kontrollpatienten waren sehr motiviert. Die Grundmotivation der beteiligten Studienärzte, ihre Aufgeschlossenheit für Fragen der Arzt-Patienten-Beziehung und der Kommunikation dürfte sie jedoch von anderen Ärzten unterschieden haben. Zusätzlich lässt sich aus Patientensicht eine signifikant bessere Arzt-Patienten-Beziehung in der Studiengruppe konstatieren. PEF ist somit nur in begrenztem Ausmaß „machbar", da das Ausmaß seines Auftretens von der Grundhaltung der beteiligten Akteure abhängt. Zusätzlich wurde belegt, dass auch in „konventionellen" Arzt-Patienten-Kontakten (Kontrollgruppe) PEF praktiziert wurde.

Einschränkend ist anzumerken, dass messmethodisch bedingt das sehr hohe Niveau der Bewertung von PEF in der Studiengruppe zu einem Decken-Effekt geführt hat und somit die tatsächliche Zunahme an PEF in der Studiengruppe nicht adäquat darstellbar war.

Die PEF-Interventionen zeigten nur kleine Effekte in einer hoch motivierten Studiengruppe und die Kontrollgruppe profitierte etwa in ähnlichem Ausmaß bezüglich der Zunahme an PEF auf deutlich niedrigerem PEF-Niveau.

Offensichtlich sind Patienten nach der Teilnahme an der Patientenschulung, unabhängig von dem Wissenszuwachs, in der Lage, den partnerschaftlichen Miteinbezug in Therapieentscheidungen von ihren Ärzten aktiv einzufordern, bzw. selbst partizipativer zu entscheiden. Diese Stärkung der Kompetenz als Patient beruht auf der Fähigkeit, selbstbewusster Norm- und Wertvorstellungen in Behandlungsentscheidungen einzubringen und wird als Patientenempowerment bezeichnet. Sie ist implizites Konstrukt jeder Patientenschulung [Schwartz 2003].

Nachträglich betrachtet kann die „Kontrollgruppe" nur noch eingeschränkt als tatsächliche Kontrollgruppe bezeichnet werden.

Ein deutlicher Unterschied zwischen den beiden Patientengruppen ist in der Zunahme der Medikamenteneinnahme zu finden. Die Studienpatienten haben sich häufiger für die Intensivierung der medikamentösen Therapie entschieden, wenn sie nicht nur Informationen zur Therapie erhielten, sondern auch die Möglichkeit erhielten, diese mit ihrem Arzt zu diskutieren. Dies könnte als Effekte einer verstärkten Einflussnahme des Arztes interpretiert werden, und wäre damit zu unterscheiden von partizipativer Mitentscheidung. Gegen dieses Argument ist jedoch einzuwenden, dass im Rahmen der Studie auf patientenorientierte, ausgewogene und evidenzbasierte Risikoinformationen Wert gelegt wurde, da bekannt ist, dass die Darstellungsweise von Gesundheitsrisiken in hohem Maße Therapieentscheidungen von Patienten beeinflusst [McAlister et al. 2000].

Die Tatsache, dass die Entscheidungsresultate der Studienpatienten in oben beschriebener Art und Weise häufiger positiv für die medikamentöse Behandlung ausfielen, spricht für das Vorhandensein großer Ängste bei den Patienten vor einer medikamentösen Therapie. Diese werden in einem „konventionellen" Arzt-Patienten-Gespräch wohl kaum offen ausgedrückt, da die klassische Patientenrolle derartiges Verhalten nicht einschließt. Mutmaßlich wird so die Einleitung einer medikamentösen Therapie häufig verzögert oder sogar verhindert.

Ein weiterer Faktor, der die Adherence positiv beeinflussen kann, ist die Güte der Arzt-Patienten-Beziehung [Zeller et al. 2003]. In der Studiengruppe wurde die Arzt-Patienten-Beziehung aus Sicht der Patienten zu Beginn und am Ende besser als in der Kontrollgruppe gewertet und im Projektablauf zeigte sich keine signifikante Änderung. Die oben beschriebene Steigerung der Adherence kann folglich nicht auf eine Verbesserung der Beziehung zurückgeführt werden, soweit diese Veränderungen mit den eingesetzten Messinstrumenten messbar waren.

Bezüglich der selbst eingeschätzten Lebensqualität erlebten nur die Studienpatienten nach einem Jahr eine Verbesserung: die Einschränkung in ihrer Rollenfunktion durch körperliche Beschwerden war weniger stark als zuvor. Die Studienlage zur Lebensqualität von Bluthochdruckpatienten ist widersprüchlich und lediglich Einflüsse des Labeling-Effektes [Williams 1987] und bei dem Auftreten von körperlichen Symptomen scheinen klar belegt zu sein [Erickson et al. 2004]. Das oben genannte Ergebnis könnte durch die Blutdrucksenkung erzielt worden sein, allerdings ist kein vergleichbares Ergebnis in der Kontrollgruppe nachzuweisen, in der die Blutdrucksenkung jedoch numerisch geringer ausfiel.

Zusammenfassend lässt sich PEF in der Behandlung des Bluthochdrucks als eine für beide Seiten, Arzt und Patient, erlernbare Verhaltens- und Rollenveränderung beschreiben, die positive Effekte auf kurzfristig messbare medizinische Outcomes jedoch nur in einer Subgruppe erkennen lässt.

Wieweit die Potenz von PEF gehen kann, Patienten, die anderweitig nicht zu erreichen sind, in die Therapie einzubeziehen, lässt sich mit wissenschaftlichen Methoden nicht beantworten. Jedoch bieten die Ergebnisse Hinweise, dass eine Übernahme der Eigenverantwortung von Patienten vermehrt praktiziert wird, wenn den Patienten Möglichkeiten und Werkzeuge dazu an die Hand gegeben werden.

Die in der Kontrollgruppe dargestellten Effekte bestätigen die wiederholt positiven Ergebnisse der „Modularen Bluthochdruckschulung IPM" auf die Blutdrucksenkung. Als neuer Aspekt der Wirksamkeit wurde der Einfluss von PEF bzw. Patientenempowerment ausgemacht. Dieser Befund kann zukünftig als Ausgangspunkt genommen werden, PEF explizit in der Patientenschulung thematisch aufzugreifen und positive Auswirkungen systematisch noch zu verstärken.

Als abschließende kritische Anmerkung zu dem Konzept der Partizipativen Entscheidungsfindung stellt sich die Frage, ob es Patienten tatsächlich, wie von Forschenden vorkonstruiert, explizit um die aktuelle therapeutische Mitentscheidung bzw. den geteilten Entscheidungsprozess geht, oder nicht viel mehr um die Konstruktion eines Sinnzusammenhanges der Erkrankung und ihrer Therapie gemeinsam mit dem Arzt. Das theoretische Forschungskonstrukt würde sich dabei wiederum von den tatsächlichen Bedürfnissen der Patienten entfernen. Hinzu kommt, dass das von Patienten immer wieder als wichtig beschriebene Moment – „Vertrauen zu dem Arzt" – kaum in dem Konstrukt der PEF thematisiert wird. Insgesamt ist das komplexe Wechselspiel zwischen Vorerfahrungen und Einstellungen als Patient, Vertrauen in den Arzt, Güte der Arzt-Patienten-Beziehung, Umgebungseinflüssen (Angehörige, Medien usw.) und die Bedeutung von einem geteilten Entscheidungsprozess und dessen Auswirkungen auf den Therapieablauf nur schwerlich allgemeingültig zu differenzieren und darzustellen.

Unabhängig davon kann PEF inhaltlich verstanden werden als Versuch seitens der Patienten, sich (wieder) Verantwortung an dem Therapieprozess anzueignen und damit der Realität des Ausgeliefertseins an eine Krankheit und an einen Experten entgegenzutreten. Von ärztlicher Seite hingegen weist PEF der Erlebenswelt der Patienten wieder einen angemessenen Platz innerhalb der schulmedizinischen Behandlung zu.

Zur konkreten Umsetzung von PEF ist – wie hier belegt werden konnte – die „Modulare Bluthochdruckschulung IPM" mit ihrem Element des Patientenempowerment ein wichtiger, und vor allem einfach in die Regelversorgung zu implementierender Baustein.

Da zentrale Schwierigkeiten in der Behandlung der arteriellen Hypertonie die Vermittlung zwischen der medizinischen Sichtweise der Therapie und der Lebenswelt der Patienten und die Frage, wie Entscheidungen in dieser Situation angemessen getroffen werden können, betreffen, sind weitere Untersuchungen zu den komplexen Zusammenhängen der Partizipativen Entscheidungsfindung, den unterstützenden Maßnahmen, wie auch den Auswirkungen von PEF in der Behandlung der arteriellen Hypertonie sehr wünschenswert.

**Literatur**

Chobanian AV, Bakris GL, Black HR et al., Seventh Report of the Joint National Committee on Prevention, Detection, Evaluation and Treatment of High Blood Pressure. Hypertension (2003), 42, 1206–1252

Danzer E, Gallert K, Henke J et al., Die Nürnberger Präventionsbefragung. MMW Fortschr Med (2000b), 142, 33–34

Danzer E, Gallert K, Friedrich A et al., Ergebnisse der intensiven Bluthochdruckschulung am Institut für Präventive Medizin. Dtsch med Wochenschr (2000a), 125, 1385–1389

Deinzer A, Hegemann T, Veelken R et al., An einem Strang ziehen – Partnerschaftliche Entscheidungsfindung bei der Hypertoniebehandlung. Münch Med Woch (2004), 16, 291–293

Elwyn G, Edwards A, Mowle S et al., Measuring the involvement of patients in shared decision-making: a systematic review of instruments. Patient Educ Couns (2001), 43, 5–22

Erickson S, Pharm D, Brent W C et al., Relationship between symptoms and health-related quality of life in patients treated for hypertension. Pharmacotherapy (2004), 24, 344–350

Fleischmann EH, Friedrich A, Danzer E, Intensive training of patients with hypertension is effective in modifying lifestyle risk factors. J Hum Hypertens (2004), 18, 127–131

Kjellgren KI, Svensson S, Ahlner J et al., Hypertensive patients' knowledge of high blood pressure. Scand J Prim Health Care (1997), 15, 188–192

McAlister FA, O'Connor AM, Wells G et al., When should hypertension be treated? The different perspectives of Canadian family physicians and patients. CMAJ (2000), 163, 403–408

Scheibler F, Janssen C, Pfaff H, Shared Decision Making: Ein Überblick über die internationale Forschungsliteratur. Soz Praeventivmed (2003), 48, 11–23

Schwartz FW (2003) Das Public Health Buch. Gesundheit und Gesundheitswesen. Urban & Fischer, München, Jena

Steckelings UM, Stoppelhaar M, Sharma AM et al., HYDRA Study Group. HYDRA: possible determinants of unsatisfactory hypertension control in German primary care patients. Blood Press (2004), 13, 80–88

Williams GH, Quality of life and its impact on hypertensive patients. Am J Med (1987), 82, 98–105

Zeller A, Nüesch R, Battegay E, Non-Compliance in der Hochdrucktherapie. Die gute Patienten-Beziehung ist Ihr wichtigstes Instrument. CardioVasc (2003), 4, 24–27

# 23 Entscheidungsbeteiligung von Patienten bei der Therapie der arteriellen Verschlusskrankheit

*Peter V. Zysno, Jürgen Blume, Helmut Schultes, Heiko Pufal*

## 23.1 Hintergrund

Die periphere arterielle Verschlusskrankheit (pAVK) gehört zu den klassischen chronischen Krankheiten. Umgangssprachlich wird sie als Schaufensterkrankheit bezeichnet, weil die Betroffenen ihren Gehweg häufig durch kleine Stehpausen unterbrechen. Ursächlich führen zunehmende Ablagerungen in den Blutbahnen der Extremitäten zu Flussbehinderung und Verschlüssen. Der Prozess wird begünstigt durch Rauchen, Diabetes, Bluthochdruck und einige blutspezifische Merkmale (Hyperlipoproteinämie, Hyperhomocysteinämie und Hyperkoagulabität). Die Symptomatik wird im subjektiven Erleben von Schmerz, Krampf, Taubheit oder Müdigkeit in den Muskeln begleitet. Die Beschwerden treten zunächst vorwiegend bei Belastung auf und gehen in Ruhe wieder zurück [Craeger et al. 2002]. Verschlimmert sich die Krankheit, kommt es zu einer Verkürzung der schmerzfreien Gehstrecke. Die Patienten klagen über dauerhafte Schmerzen in den betroffenen Gliedmaßen, die dann auch nachts im Liegen auftreten. Bei weiterem Fortschreiten kann es zu Gewebeuntergang (Nekrose, Gangrän) kommen. Dann sind in der Regel operative Maßnahmen angezeigt. Der Krankheitsverlauf wird entsprechend in vier Stadien nach Fontaine (Leitlinien der Deutschen Gesellschaft für Angiologie, Gesellschaft für Gefäßmedizin) eingeteilt:

I   Beschwerdefreiheit bei objektiv nachgewiesener arterieller Verschlusskrankheit,
II  Claudicatio intermittens (=lat. zeitweises Hinken, „Schaufensterkrankheit"),
III Ruheschmerz,
IV  Nekrose / Gangrän.

Rund 7% [Störk et al. 2002] der Bevölkerung sind betroffen, bei den über 65-Jährigen steigt die Rate auf ca. 18% [Diehm et al. 2004]. Es handelt sich also um mehrere Millionen Menschen allein in Deutschland. Von diesen könnte etwa ein Drittel im Stadium II ihre Symptomatik merklich verbessern, wenn sie regelmäßig Gefäßtraining betreiben. Ein weiteres Drittel tut dies tatsächlich auch. Das verbleibende Drittel ist aufgrund der Schwere seiner Krankheit oder anderer zusätzlicher Komplikationen dazu nicht in der Lage. Ihre Motivation zu eingeschränkter Bewegung ist leicht verständlich. Überraschen muss den Beobachter das Verhalten der ersten Gruppe. Warum setzen über eine Million Patienten nicht alles daran, ihre Krankheit so weit wie möglich einzudämmen? Was macht sie so passiv? Ist es Resignation, Hilflosigkeit, mangelnde Compliance? Stößt die Arzt-Patienten-Beziehung an ihre Grenzen? Drei Hauptgründe dürften im Vordergrund stehen:

I.  Aus Gesprächen mit Patienten und Selbsthilfegruppen geht hervor, dass die Krankheit anfangs gern unterschätzt wird und ein zu geringes Bewusstsein für Risikofaktoren besteht. Die Therapiemöglichkeiten erscheinen häufig zu wenig transparent und explizit, so dass der im Normalfall wenig informierte Patient wenig Anlass zur Eigeninitiative sieht.

II. Der Patient externalisiert die Quelle seiner Beschwerden auf Schicksalsgegebenheiten (z.B. genetische Faktoren), Umweltbedingungen (Industrie, Beruf), soziale Einflüsse („die anderen tun es ja auch", „die Werbung ist schuld") oder falsche Informationen („Rauchen ist unschädlich" oder gar „gesund"). Dabei mögen gewisse biologische oder ökologische Bedingungen ja auch zutreffen, entscheidend sind die dominante Ursachenzuschreibung (Attribution) und die damit einhergehende Schlussfolgerung, die eigene Beschwerdesituation nicht positiv beeinflussen zu können. Für eine gesundheitsförderliche Einstellung ist es an dieser Stelle von größter Bedeutung, eine sachgerechte individuelle Kontrollkompetenz zu erwerben oder wiederzugewinnen.

III. Chronische Krankheiten bergen ein hohes Risiko des subjektiven Erwerbs von Hilflosigkeitsgefühlen. Nachdem anfänglich dem Bedürfnis nach persönlicher Unversehrtheit folgend mit hoher Motivation versucht wird, die Krankheit „abzuschütteln", stellen sich keine hinreichend deutlichen Verbesserungen ein. Der Patient gewinnt aus seinen Partialhandlungen den Eindruck, dass weder die Experten (Ärzte) noch er selbst Besserung erreichen und generalisiert diese Einsicht auf alles Handeln im Krankheitszusammenhang. Eine resignative Grundstimmung greift Raum.

Hier stellt sich die Frage nach einem geeigneten Konzept: Zuallererst geht es um die Lebensqualität der Patienten, aber auch um eine Kostendämpfung im sozialen Sicherungssystem. Neben der großen Zahl kurativer und rekonstruktiver Maßnahmen fallen jährlich etwa 40.000 Amputationen von Extremitäten [Nikol et al. 2004] als direkte oder indirekte Folge der Krankheit an. Bei angenommenen durchschnittlichen Kosten von 7000 € sind allein hierfür von den Krankenversicherungen ca. 280 Millionen Euro pro Jahr aufzuwenden.

### 23.1.1 Partizipative Entscheidungsfindung (PEF) und chronische Krankheit

Wie steht es also mit einem neuen Konzept? Dazu kann die aus dem amerikanischen Raum übernommene Idee der PEF einen wesentlichen Beitrag leisten. Ihr zentrales Moment besteht darin, zwischen Patient und Arzt zu einer *Balance der Verantwortung* zu kommen. Beide verhalten sich als Partner, deren Interaktion darauf abzielt, ein von gemeinsamer Entscheidung getragenes therapeutisches Konzept zu entwerfen und als verbindlich zu vereinbaren. Das setzt voraus, dass der Patient dem Arzt genügend Vertrauen entgegenbringt, seine Situation mit den persönlichen Zielen und Beschränkungen offen zu legen. Der behandelnde Arzt zeigt seinerseits genügend Unvoreingenommenheit und Wertschätzung, diese Gegebenheiten wahrzunehmen und zu akzeptieren. Er eröffnet seine Alternativen aus medizinischer Sicht und wird vielleicht feststellen, dass der Patient Präferenzen und Aversionen gegenüber den verschiedenen Verfahrensweisen hat. Ihr Gespräch soll nach Möglichkeit zu Behandlungsschritten führen, die beide Seiten gut heißen können. Im Grundsatz ist dabei freilich nicht auszuschließen, dass keine gemeinsame Lösung erzielt werden kann. Das ist dann auch eine zulässige und verantwortbare Entscheidung.

PEF hat natürlich keine Bedeutung, wenn der Patient ohne Bewusstsein ist, z.B. nach einem Unfall. Der Arzt muss hier die Verantwortung übernehmen, die sein Berufsethos und der Gesetzgeber ihm auferlegen. Man muss auch fragen, ob PEF bei lebensbedrohlichen Krankheiten trägt, die patientenseitig von starker Angst begleitet sind. Ist der Betroffene überhaupt in der Lage, sich den medizinischen Alternativen mit genügend kognitivem Einsatz zu stellen? PEF darf den Kranken nicht überfordern oder mit zusätzlichem negativen Stress belasten.

Anders ist das bei Krankheiten mit chronischem Charakter. Sie sind nicht endgültig heilbar, häufig in ihrem Verlauf aber wesentlich beeinflussbar. Eine längerfristige positive Entwicklung hängt stark von der Patientenbeteiligung ab. Aus unserer Sicht sind sie schon allein aus diesem Grund für partizipative Entscheidungskonzepte besonders geeignet. Die zeitliche Reichweite der therapeutischen Schritte kann eine beträchtliche Besserung der Lebensqualität mit sich bringen.

Für die aktive Gestaltung dieser Verantwortungsbalance ist natürlich nicht nur gegenseitiger guter Wille von Vorteil, sondern dem Patienten sollten auch Hilfen für diese neue und ungewohnte Rolle gegeben werden. So braucht er ein Mindestmaß an Kenntnissen (Kognition) über die persönliche somatische Verfasstheit und die Bereitschaft, die eigenen Möglichkeiten als Chance zu sehen (Attribution) und über geeignete Zielbildung auch zu ergreifen (Motivation). Therapie verlangt hier also neben rein medizinischer Hilfe auch Aufklärung (Alternativen, Chancen/Risiken) und mentale Unterstützung. Das quartalsmäßige Erscheinen des Patienten beim Hausarzt oder in der angiologischen Praxis reicht keinesfalls aus, das Fortschreiten der Krankheit einzudämmen. Der kontinuierlichen Progredienz der Krankheit ist kontinuierliches gesundheitsdienliches Verhalten des Patienten entgegenzusetzen.

Dabei muss die Rolle des Arztes zeitlich nicht mehr beansprucht sein als bisher. Sie kann außerhalb der zentralen Entscheidungsschritte durchaus auf eine Überwachungsfunktion beschränkt bleiben. Die konkrete Unterstützung mag durch entsprechend geschulte medizinische Hilfe erfolgen, die im Zuge eines bestimmten Plans vereinbarte Schritte einleitet.

### 23.1.2 Ziel des Projektes

Das globale Ziel bestand darin, im Geiste der PEF-Philosphie eine praxisgerechte Strategie für die periphere arterielle Verschlusskrankheit zu entwerfen, die erforderlichen technischen Mittel, begleitenden Methoden und Kommunikationshilfen zu erstellen und schließlich die Wirksamkeit des Gesamtpakets in einem Feldversuch zu erproben.

Psychologischer Ansatzpunkt unserer Überlegungen ist das menschliche Bedürfnis, seine Umwelt zugunsten eines erfolgreicheren Überlebens unter Kontrolle haben zu wollen [Oesterreich 1981, Seligman 1975]. Dazu ist einerseits eine möglichst vollständige subjektive Funktionsgewissheit – Gesundheit – wünschenswert und andererseits eine sichere Beherrschung des eigenen Lebensumfeldes. Spezifiziert auf die arterielle Verschlusskrankheit bedeutet das, dass das schmerzbegleitete und eingeschränkte Gehen als somatisches Defizit bemerkt und als Einschränkung für die Umweltkontrolle begriffen wird. Umgekehrt ist eine Veränderung der Grenzen nur zu erwarten, wenn über stetig verfügbare Kontrollinstrumente der Erfolg eines Weges gesichert und von ineffektiven abgrenzbar wird. Da der permanente Besuch der Praxis ausgeschlossen ist, sind laiengerechte Rückmelde- und Hilfesysteme gefragt, die jederzeit verfügbar sind. Dazu gehört ein Befund über die aktuelle Befindlichkeit (Symptomatik), Stärkung des Vertrauens in die eigenen Einflussmöglichkeiten (Attribution) und Förderung des Handlungsantriebs (Motivation) durch Konkretisierung von Aktivitäten im persönlichen Lebensfeld. Aus den Anfangsbuchstaben der drei zentralen Facetten entsteht der Name des Konzepts: SAM. Die zugehörigen Hilfen für die diagnostische Rückkopplung, die kommunikative Unterstützung in der Praxis und die therapeutischen Schritte sind in Tabelle 23.1 zusammengefasst.

**Tab. 23.1:** Struktur des partizipativen Behandlungskonzepts SAM

| ↓ Verlauf ↓ | Symptomatik | Attribution | Motivation |
|---|---|---|---|
| Diagnosehilfen | Gehstreckenprotokoll<br>Schmerzskala | Internale Einstellung<br>Wissensstand | Strukturiertes<br>Interview |
| Kommunikation | Erläuterung alternativer Therapiemaßnahmen, Chancen und Risiken | Bewusstmachung der Ursachenattribution | Klärung der individuellen Zielsetzung |
| | Aufklärungsbroschüre / Video<br>Trainingskonzept für Pflegepersonal | | |
| Therapie | Medizinische Maßnahmen | Steigerung der Selbstattribution | Stärkung der Kontrollkompetenz am Erfolg |

## 23.2 Design, Methodik und Durchführung

Durchgeführt wird die Untersuchung in zehn spezialisierten Angiologiepraxen im gesamten Bundesgebiet. Ärzte und Arzthelferinnen wurden detailliert in den Studienablauf eingewiesen, dies erfolgte sowohl in einem zweitägigen Wochenendseminar als auch in den Praxen vor Ort durch Projektmitarbeiter. Die Wirksamkeit der von uns konzipierten Strategie überprüfen wir anhand eines randomisierten Kontrollgruppendesigns. Dazu werden in jeder der zehn beteiligten Praxen die Patienten, die sich zur Teilnahme bereit erklärten, alternierend der Experimental- bzw. der Kontrollgruppe zugewiesen.

Als Stichprobe sind 240 Patientinnen und Patienten mit arterieller Verschlusskrankheit im Stadium II (Claudicatio intermittens) vorgesehen. Sie sollten 40–70 Jahre alt sein, einen Knöchel-Arm-Index unter 0.9 aufweisen (Quotient aus Dopplersonographischer Blutdruckmessung an Knöchel und Arm) und am Gefäßtraining teilnehmen können. Wenn spezielle Ausschlusskriterien [Zysno et al. 2003] für einen Kranken zutreffen, wird er nicht einbezogen.

Im Abstand von etwa drei Monaten werden verschiedene medizinische Daten erhoben. Für unsere Untersuchung sind von besonderem Belang die Gehstrecke auf dem Laufband (Steigung 12%, Geschwindigkeit 3 km/h) und der Knöchel-Arm-Index (nach mindestens 15 min Ruhe, nach Belastung durch 20 Zehenstände). Außerdem liefern die Patienten aktuelle Gehstreckenprotokolle ab, in denen sie täglich ihre schmerzfreie Gehstrecke eingetragen haben. Weiterhin beantworten sie Fragebogen zur Ursachenzuschreibung (22 Items), zum Wissensstand (21 Items zur Diagnostik und 21 Items zur Therapie) sowie zum Extremitätenschmerz (34 Abstufungen). Am Ende sollte zu sehen sein, ob sich unsere Erwartung erfüllt: Für die Verumgruppe sollten anhand der Werte des GKE-Maßes statistisch bedeutsame Unterschiede zur Kontrollgruppe nachweisbar sein. Im Einzelnen steht dies für eine Erhöhung der Gehstreckenwerte, keine Verschlechterung des Knöchel-Arm-Index sowie der Verringerung des Extremitätenschmerzes.

## 23.3 Implementierung des PEF-Ansatzes: SAM in der Praxis

Den Geltungsbereich des PEF-Ansatzes auf die Arzt-Patient Interaktion während der oft unregelmäßig erfolgenden Praxisbesuche zu beschränken, greift unseres Erachtens nach

## 23.3 Implementierung des PEF-Ansatzes: SAM in der Praxis

**Abb. 23.1:** Multizentrisches, randomisiertes 2-Gruppen-Design mit SAM-Treatment (grau schattiert)

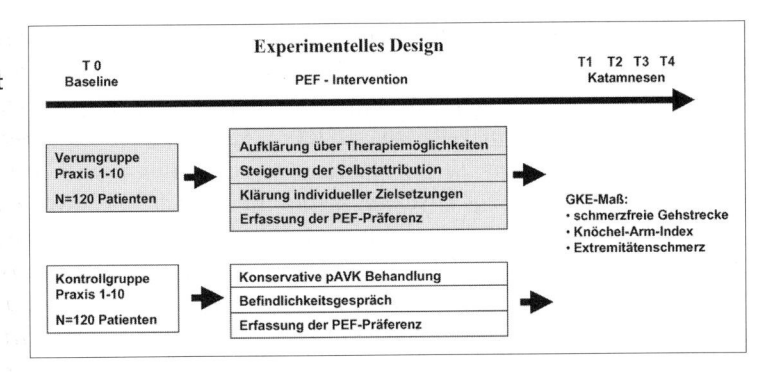

**Experimentelles Design**

T 0 Baseline → PEF - Intervention → T1 T2 T3 T4 Katamnesen

Verumgruppe Praxis 1-10, N=120 Patienten →
- Aufklärung über Therapiemöglichkeiten
- Steigerung der Selbstattribution
- Klärung individueller Zielsetzungen
- Erfassung der PEF-Präferenz

→ GKE-Maß:
- schmerzfreie Gehstrecke
- Knöchel-Arm-Index
- Extremitätenschmerz

Kontrollgruppe Praxis 1-10, N=120 Patienten →
- Konservative pAVK Behandlung
- Befindlichkeitsgespräch
- Erfassung der PEF-Präferenz

zu kurz. Im PEF-Ansatz steckt das Potential einer Emanzipation des Patienten, das in der Praxis Vereinbarte in seinem sozialen Wirkungsgefüge eigenverantwortlich planen und realisieren zu können.

Unser Interventionsprogramm ist in Tab. 23.1 abgebildet. Die Zeile „Diagnosehilfen" präsentiert verschiedene Instrumente. Gefäßsport und Gehtraining sind entscheidende Hilfen für den pAVK-Patienten, um seine Leistungsfähigkeit zu verbessern und bei Verschlüssen Kollateralen zu bilden. Über ein Protokoll der täglich absolvierten Laufstrecken kann der Patient sich etwaiger Veränderungen bewusst werden, Erfolge an bestimmte Verhaltensweisen knüpfen und diese weiter betreiben. Eine von uns entwickelte Schmerzskala hilft ihm, Veränderungen in der Schmerzqualität einzuordnen.

Dieserart Aktivitäten wird er nur ergreifen, wenn er davon überzeugt ist, dass er ursächlich durch persönlichen Einsatz etwas bewirken kann. Möglichkeiten fehlgeleiteter Attributionen wurden oben geschildert. Für ein engagiertes In-Die-Hand-Nehmen ist eine internale, stabile und kontrollorientierte Ursachenzuschreibung besonders wünschenswert. Da sich in Pilotbefragungen keiner der verfügbaren Attributionsfragebogen als hinreichend zuverlässig in diesem Segment erwies, haben wir einen neuen erstellt, der spezifisch auf die Kausalattributionen und Kontrollüberzeugungen bei der pAVK abstellt. Hinzu kommt ein kurzer Test, der den aktuellen Wissensstand des Patienten zur pAVK erhebt. Gegebenenfalls ist der Patient auch mit Sachhintergrund zu unterstützen.

Schließlich wird erkundet, wie der aktuelle Lebensraum des Patienten beschaffen ist und ob er eventuell zu erweitern ist. „Welche früheren Aktivitäten würde ich gern wieder aufnehmen?" „Was würde ich gern tun, wenn ich es noch könnte?" Im Wege eines strukturierten Interviews sind attraktive Ziele zu erkunden, festzuhalten und allmählich mit günstiger werdender Symptomatik neu zu fassen. Dazu dürfen auch ganz profane Dinge gehören wie wieder mit den Kindern oder Enkeln spazieren zu gehen, selbständig Einkäufe zu tätigen, bestimmte Sportarten zu treiben, Kinos, Theater, Museen zu besuchen, alten oder neuen Hobbys nachzugehen.

Üblicherweise konsultieren die pAVK-Patienten in Quartalsabständen die angiologische Praxis, daher haben wir unsere Messzeitpunkte daran orientiert. Ein bis zwei Mitarbeiter des Pflegepersonals je Praxis werden für Administration und operative Durchführung der Studie abgestellt, auf die vielfältigen Aufgaben wurden diese in einem zweitägigen Seminar vorbereitet. Das „Patientenpaket" mit Fragebogen (PEF, Attribution, Schmerz) und Tests (Wissensstand pAVK) wird den Patienten in der Praxis ausgehändigt und auch dort bearbeitet, da so ggf. Rückfragen direkt beantwortet werden können. Als Richtwert für die Bearbeitungsdauer ist von ca. 1 ½ Stunden auszugehen, hinzukommen weitere 10–15 Minuten für das teilstrukturierte Interview zur Erkundung oder Neuformulierung der Motivlage des Patienten einschließlich Dokumentation auf entsprechenden Vordrucken. Abschließend händigt die Arzthelferin individualisierte Gehstreckenprotokolle für das kommende Quartal aus. Die ärztlichen Mitarbeiter führen das therapeutische Gespräch mit dem Patienten, wobei alternative und konservative Therapiemaßnahmen mit ihren Chancen und Risiken erörtert werden. Die Erweiterung der Konsultation um das PEF-Konzept ist, abhängig vom Kenntnisstand des Patienten, mit etwa 10-20 Minuten zusätzlich anzusetzen.

Schließlich wird dem Patienten zielgruppengerecht aufbereitete Information über seine Krankheit angeboten. Ohne Zeitdruck und eigenständig kann er sich über sie informieren. Informationsquellen über die pAVK wurden von uns sowohl zusammengestellt als auch neu konzipiert. Zudem besteht die Möglichkeit, ausgesuchte Materialien zur Vertiefung auszuleihen. Neben herkömmlichen Medien wie einschlägigen Broschüren und Büchern steht mit einem PowerPoint Lernprogramm eine interaktive PC-gestützte Hilfe bereit. Da können detaillierte Informationen über die Ursachen der pAVK abgerufen werden, Diagnose- und Therapieschritte werden erläutert und die wichtigsten Medikamente vorgestellt. Ein Schwerpunkt des Informationssystems liegt in der Veranschaulichung dessen, was der Patient eigeninitiativ zur Verbesserung seiner Lebensqualität beitragen kann. So gibt es konkrete Empfehlungen zur Ernährungsumstellung ebenso wie Aufklärung über spezifische Risikofaktoren. Hervorzuheben sind auch die Anleitungen zum Gefäßsport, die in Zusammenarbeit mit erfahrenen Übungsleitern der Selbsthilfegruppe Wuppertal entstanden. Kurze Filmsequenzen zeigen, dass organisiertes Gefäßtraining durch Repetition zu Hause oder im Büro ergänzt werden kann. Der Patient erfährt, dass maßgebliche Faktoren zur Steigerung der Lebensqualität in der Anpassung des Lebensstils liegen. Das Informationssystem erlaubt zudem eine spielerische Überprüfung der zuvor gelernten Inhalte, da die Patienten in einer abschließenden Fragensequenz ihr Wissen unter Beweis stellen können.

Insgesamt zielt das SAM-Konzept darauf ab, die Patientenrolle von nachteiliger Passivität zu befreien. Zielgruppengerecht zusammengestellte Materialien zur Krankheit, Diagnostik und Therapie stehen bereit. Im Gespräch mit dem Arzt und dem Pflegepersonal können eigene Vorstellungen konkretisiert und im Sinne des PEF-Konzeptes vereinbart werden. Auf der Basis der Motivationsstrategie werden anhand individueller Wünsche erreichbare, aber herausfordernde Ziele vereinbart, die zu vermehrter körperlicher Bewegung anhalten. Der Zielerreichungsgrad wird dokumentiert und nachvollziehbar sichtbar gemacht. Erfolge im Umgang mit der Krankheit führen mittel- bis langfristig zu einem stärkeren Kontrollerleben, das Gefühl der Ohnmacht schwächt sich ab und verschwindet im Idealfall gänzlich.

## 23.4 Ergebnisse

Unsere Untersuchung sollte über verschiedene Fragen Auskunft geben. So ist im Vorhinein durchaus nicht klar, ob die Patienten überhaupt eine Entscheidungsbeteiligung wollen. Wissen die Patienten dafür genug und haben sie die geeignete Einstellung zu ihrer Krankheit? Was wünschen sie sich für ihre Zukunft als chronisch Kranke am nachhaltigsten? Und schließlich: Kann Ihnen die SAM-Strategie nutzen? Beginnen wollen wir mit einem kurzen Blick auf unsere Stichprobe.

## 23.4.1 Merkmale der teilnehmenden Patienten

Zurzeit kann in der noch laufenden Studie auf einen Datensatz von 192 Teilnehmern zurückgegriffen werden. Das Durchschnittsalter betrug beim Eintritt in die Studie ca. 64 Jahre, zwei Drittel der Untersuchten sind männlichen Geschlechts, mehr als die Hälfte der Patienten (59,3%) waren zum Zeitpunkt der Aufnahme aktive Raucher (Hauptrisikofaktor). Erhöhte Cholesterin-Werte fanden sich bei 61%, erhöhte Fettwerte (Hypertriglyzeridämie) bei 21,9% der Untersuchten. Etwa ein Drittel (32%) litt auch unter einer koronaren Herzkrankheit (KHK). Der weitaus größte Teil der Patienten weist einen relativ niedrigen Schulabschluss auf (74% Hauptschule/Volksschule), annähernd 50% beziehen Erwerbsunfähigkeits- oder Altersrente. Bei der standardisierten Messung der Gehstrecken auf dem Laufband (3 km/h und 12% Steigung) werden im Mittel 138 Meter für die schmerzfreie und 234 Meter für die maximale Gehstrecke zurückgelegt. Die Mittelwerte der beiden Knöchel-Arm-Indizes liegen bei 0,58 unter Ruhebedingungen und 0,38 bei Belastung nach 20 Zehenständen.

## 23.4.2 Wünschen pAVK-Patienten eine Partizipative Entscheidungsbeteiligung?

Diese Frage ist von besonderem Interesse, weil eine Zurückweisung der PEF-Idee auch die Realisierbarkeit von darauf aufbauenden therapeutischen Konzepten in Frage stellen könnte. Um Antwort nachgesucht haben wir mit der Präferenz Skala von Lesley F. Degner [1992]. Dabei kam die Kartensortiervariante zum Einsatz. Auf fünf Karten ist je eine Aussage zum Grad der gewünschten Entscheidungsbeteiligung gedruckt. Sie reicht in den Extremen von „Ich möchte alle Entscheidungen, die meine medizinische Behandlung betreffen, meinem Arzt überlassen" bis „Ich möchte selbst darüber entscheiden, welche medizinische Behandlung ich erhalte". Die befragte Person wird gebeten, die Aussagen/Karten in der Reihenfolge der persönlichen Präferenz untereinander anzuordnen. Die interne Konsistenz der Skala wurde mittels der Methode der ordinalen Entfaltung [Zysno 1999] geprüft, einem Verfahren zur Evaluation von Messinstrumenten auf der Basis von Präferenzdaten und ist mit einer Skalierbarkeit von S = .71 als sehr zufriedenstellend zu beurteilen. Und wie reagierten unsere Patienten? Nahezu die Hälfte der Befragten (47,8%) wählte auf den ersten Platz: „Ich möchte, dass mein Arzt und ich gemeinsam die Verantwortung dafür tragen, zu entscheiden, welche Behandlung für mich am besten ist." Das macht den Wunsch der meisten Patienten nach einer substantiellen Entscheidungsbeteiligung bei Fragen der Therapie deutlich.

## 23.4.3 Sind pAVK-Patienten (zu) resignativ?

Eine wichtige Komponente für den individuellen Erfolg des Patienten ist das Bewusstsein, die eigene Situation aktiv beeinflussen zu können. Der Fragebogen zur Kausalattribution bei arterieller Verschlusskrankheit (KAVKA) erhebt dieses Erleben auf den fünf klassischen Dimensionen: Fähigkeitsüberzeugung, Abhängigkeit von fremder Hilfe, Schicksalsgläubigkeit/Fatalismus, Anstrengungsüberzeugung, Kontrollüberzeugung. Die zugehörigen Aussagen sind auf Skalen von 1 bis 5 zu beantworten. Tendenziell fühlen sich die pAVK-Patienten abhängig von fremder Hilfe (3.4), sie schätzen die eigenen Fähigkeiten (2.4) im Umgang mit der Krankheit als mäßig ein, sind schicksalsgläubig und fatalistisch (4.3), sind weniger anstrengungsbereit (2.3) und meinen, die Risikofaktoren der pAVK wie auch die Krankheit selber nur begrenzt kontrollieren (2.8) zu können (siehe Abbildung 23.2).

Richtigerweise sollten diese Werte mit denen einer gleichartigen Stichprobe von Gesunden verglichen werden. Solch eine Referenzgruppe liegt zurzeit leider noch nicht vor. Für einen ersten Eindruck seien sie aber den Daten aus einer Erhebung an Mitgliedern der pAVK-Selbsthilfegruppe Wuppertal gegenübergestellt. Statistisch signifikant sind die Unterschiede zu den Patienten der Wuppertaler Stichprobe für die Skalen Abhängigkeit von fremder Hilfe, Schicksalsgläubigkeit und Wirksamkeit persönlicher Anstrengung. Deutliche Abweichungen finden sich für das Vertrauen in die eigenen Fähigkeiten sowie in der Kontrolle über die Krankheit. Die Schlussfolgerung liegt nahe, dass die Aktivitäten der Selbsthilfegruppe das subjektive Kontrollerleben der Teilnehmer gestärkt haben.

### 23.4.4 Wissen pAVK-Patienten genug über ihre Krankheit?

Antwort geben die Daten des von uns entwickelten Tests zum Wissensstand über die pAVK (WiSta). Mit jeweils 21 Items erfasst dieser den Wissensstand der Betroffenen zu Diagnose und Therapie der pAVK. Die Befunde weisen in die gleiche Richtung wie bei der Attribution. Die Selbsthilfegruppe zeigt mit durchschnittlich neun richtigen Antworten ein besseres Ergebnis als Studienteilnehmer, die im Mittel lediglich sechs korrekte Lösungen vorweisen konnten. Der Patient in der Selbsthilfegruppe ist demnach mehr „Experte" für die pAVK und steht der Krankheit mit einem subjektiv höheren Kontrollbewusstsein gegenüber als die Novizen unserer Studie beim ersten Messzeitpunkt.

### 23.4.5 Wie sieht der in die Zukunft weisende Aktivitätsraum aus?

Patienten mit arterieller Verschlusskrankheit wissen, dass sie nicht den gleichen Aktionsraum haben wie ehemals als Gesunde. Das birgt die Gefahr, sich zu sehr in seinen Tätigkeitsfeldern zu bescheiden. Ein Erkundungsgespräch mit der Arzthelferin kann neue Türen öffnen. In einem halbstrukturierten Interview, das aus einigen gezielten Leitfragen besteht, wird möglichen verschollenen oder neuen Wünschen der Weg geebnet. Die Daten lassen im Wesentlichen zwei Tendenzen erkennen: Erstens verstehen die meisten Patienten unter „Aktivität" vorrangig körperliche Betätigung, was im Kontext der Krankheit unmittelbar einleuchtet; denn körperli-

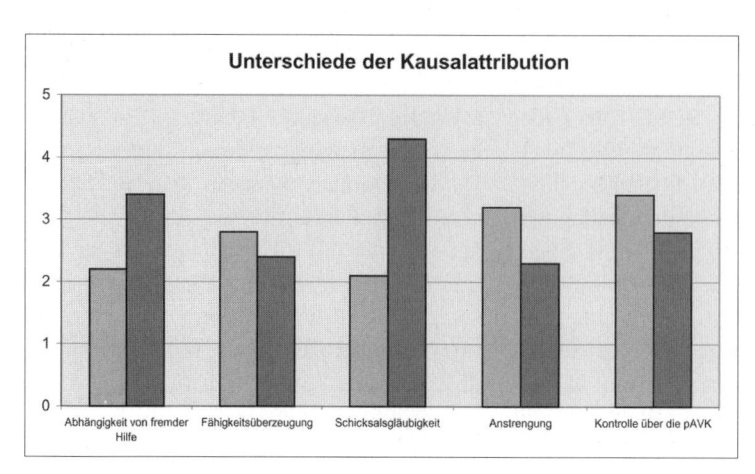

**Abb. 23.2:** Mittelwerte von Studienteilnehmern (dunkelgrau) und Mitgliedern der Selbsthilfegruppe Wuppertal (hellgrau) für die fünf Dimensionen zur „Kausalattribution bei der arteriellen Verschlusskrankheit" (KAVKA)

che Aktivität ist die am stärksten beeinträchtigte. Bei den Aktivitäten in Jugend und Erwachsenenalter vor der Krankheit dominieren die Nennungen (53 %), welche sich auf Bewegung und Sport beziehen. An zweiter Stelle stehen gesellige und soziale Unternehmungen (24 %), an dritter folgen handwerkliche und künstlerische Betätigungen (13%), dann Lesen mit 10 % der Nennungen. Zweitens neigen sie dazu, bei ihren Wünschen für die Zukunft dieselben Tätigkeitsbereiche zu bevorzugen wie vor der Krankheit. Und hier liegt der Fokus eindeutig bei Betätigungen, die körperliche Aktivität betreffen, sei es alleine oder in Gesellschaft.

### 23.4.6 Profitieren pAVK-Patienten vom SAM-Konzept?

Die zentrale Idee unseres Ansatzes geht von der Möglichkeit der balancierten Verantwortung zwischen Behandelnden und Kranken aus und mündet in der Hypothese, dass mit der SAM-Strategie als methodischem Kern der Arzt-Patienten-Interaktion der Verlauf der pAVK positiv zu beeinflussen ist. Als Evaluationskriterien sind ganz verschiedene Parameter relevant, so die schmerzfreie Gehstrecke, die Schmerzqualität, die subjektive Befindlichkeit, der Grad der Berufsfähigkeit, und andere. Wir wählen hier den ersten Indikator als ein klassisches Maß der pAVK. Zur Hypothesenprüfung wird eine dreifaktorielle Varianzanalyse mit den unabhängigen Variablen Therapieform (SAM vs. konventionell), Untersuchungsort (Praxen) und Attribution (external – internal) durchgeführt. Abhängige Variable ist die auf dem Laufband ermittelte schmerzfreie Gehstrecke. Herangezogen wird dazu der Differenzwert der standardisierten Laufbandmessung aus den Messzeitpunkten $t_1$ und $t_2$.

Die Ergebnisse der Varianzanalyse sind in Tabelle 23.2 wiedergegeben. Sie erweisen die Wirksamkeit der SAM-Strategie unter bestimmten Randbedingungen. Der Faktor Therapieform (Verum – Kontrolle) verfehlt bei isolierter Betrachtung die Signifikanzgrenze. Das heißt, dass es nicht in allen Praxen zwischen der SAM-Strategie und der „konservativen" Form zu markanten Unterschieden kommt. Zur Interpretation dieser Beobachtung schaut man auf die Mittelwertsunterschiede zwischen den Praxen an den verschiedenen Untersuchungsorten und erkennt große Differenzen. Der Faktor Untersuchungsort (Praxen) wird signifikant. Hier sind also erhebliche Unterschiede in den Auswirkungen des SAM-Konzepts zu registrieren. Welche Merkmale der teilnehmenden Zentren dafür verantwortlich sind, kann zum jetzigen Zeitpunkt nicht eindeutig beurteilt werden. Aufklärung verspricht die spätere Evaluation, die am Ende der Untersuchung in den Praxen durchgeführt wird. Schließlich hat auch die Einstellung der Patienten zur pAVK merklichen Anteil an der Gehstreckenentwicklung. Die internale Kontrollüberzeugung führt also im Gegensatz zur externalen zu einem positiven Resultat.

Bei den Wechselwirkungen zeigen die beiden Kombinationen mit der Therapieform bedeutsame Effekte. Der auffälligste und auch interessanteste Ertrag entsteht bei

**Tab. 23.2:** Ergebnisse der dreifaktoriellen Varianzanalyse

| Quelle | F | Signifikanz |
|---|---|---|
| A: Therapieform (Verum – Kontroll) | 1.85 | .081 |
| B: Untersuchungsort (Praxen) | 7.01 | .039 |
| C: Attribution (External – Internal) | 6.45 | .043 |
| A×B | 3.94 | .044 |
| A×C | 7.62 | .017 |
| B×C | 1.27 | .097 |
| A×B×C | 8.35 | .021 |

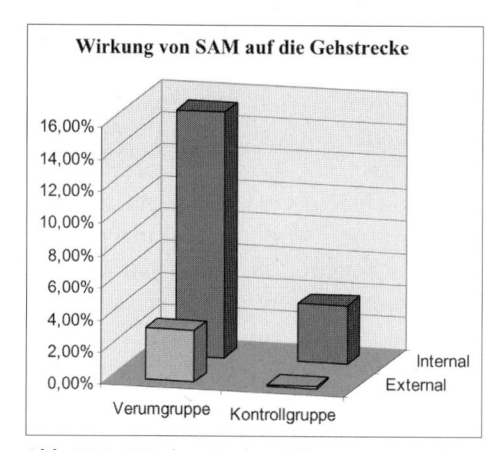

**Abb. 23.3:** Mittelwerte der Differenzen zwischen schmerzfreier Gehstrecke aus erster und zweiter Messung über die Faktoren Therapieform und Attribution

der Interaktion aller drei Faktoren. Zusammen mit der abhängigen Variablen bilden sie vier Dimensionen, die grafisch nicht mehr darstellbar sind. In Abbildung 23.3 sind die beiden Faktoren Therapieform und Attribution samt dem prozentualen Unterschied der schmerzfreien Gehstrecke zwischen erster und zweiter Messung abgetragen. Die Unterschiede zwischen den Praxen sind hier nicht sichtbar. Die Werte streuen zwischen 3% und 25% und resultieren in einem Mittelwert von 14.4%. Die Wirkung aus dem Zusammenspiel der beiden einbezogenen Faktoren ist deutlich zu sehen und verstärkt sich bei einigen Praxen mehr, bei anderen weniger. Das bedeutet: Am besten ist es für den pAVK-Patienten, wenn er in der richtigen Praxis die SAM-Strategie erfährt und über genügend internale Kausalattribution verfügt oder dort erwirbt.

## 23.5 Schlussfolgerungen und Empfehlungen

Obgleich derzeit noch keine abschließende Bewertung der Datenlage vorgenommen werden kann (voraussichtlicher Projektabschluss Mitte 2005), zeichnen sich bereits deutliche Tendenzen ab, aus denen Empfehlungen für pAVK-Patienten abzuleiten sind. Die Betroffenen im Stadium II sollten:

- sich spezifische und verlässliche Information aneignen (Zeitschriftenauswahl, einschlägige Broschüren, interaktives Lernprogramm in Gefäßpraxen),
- eine Praxis aufsuchen, in der die Arzt-Patient Interaktion auf Basis der PEF realisiert ist,
- Gefäßsport gemeinsam mit anderen Betroffenen betreiben, vorzugsweise in einer Selbsthilfegruppe,
- darauf hinarbeiten, eine positiv kontrollierende Einstellung zur Krankheit zu entwickeln,
- kontinuierlich den eigenen Krankheitsverlauf beobachten und beurteilen können (Hilfen: tägliches Gehstreckenprotokoll, Verwirklichung von Teilzielen).

Für die auf PEF basierende Hilfestellung in der Praxis sollten erfahrene Arzthelferinnen in einem zweitägigen Seminar geschult werden und die 10 bis 15 Minuten spezifischer Zeitaufwand der Arzthelferin pro Patient durch eine Abrechnungsziffer in der Regelversorgung honoriert werden.

### Literatur

Craeger MA, Dzau VJ (2002) Gefäßerkrankungen der Extremitäten. In: Dietel M, Dudenhausen J, Suttrop N et al. Innere Medizin 1, Kap.248, 1. ABW Wissenschaftsverlag, Berlin

Degner LF, Sloan JA, Decision making during serious illness: What role patients really want to play? J Clin Epidemiol (1992), 45(9), 941–950

Diehm C et al., Hohe 1-Jahres-Mortalität bei Patienten mit peripherer arterieller Verschlusskrankheit. Cardiovasc (2004), 4 (8), 23–28

Nikol S, Pham BH, Lawall H et al., Claudicatio intermittens: Gentherapie ergänzt jetzt die herkömmliche Behandlung. Cardiovasc (2004), 4 (8), 40–41

Oesterreich R (1981) Handlungsregulation und Kontrolle. Urban & Schwarzenberg, München

Seligman MEP (1975) Helplessness: On depression, development, and death. WH Freeman, San Francisco

Störk T, Schulte K L, Die periphere arterielle Verschlusskrankheit – Epidemiologie, Klinik, Diagnostik, Therapie und Prävention. Med Welt (2002), 53, 201-205

Zysno PV (1999) Qualitative Verbundmessung. Pabst, Lengerich

Zysno PV, Blume J, Pufal H et al. (2003) Die Beteiligung chronisch kranker Patienten an der Therapieentscheidung am Beispiel der peripheren arteriellen Verschlusskrankheit. In: Scheibler F, Pfaff H (Hrsg.), Shared Decision-Making. Der Patient als Partner im medizinischen Entscheidungsprozess, 150–159. Juventa, Weinheim

# 24 Partizipative Entscheidungsfindung bei Patientinnen mit neu diagnostiziertem Brustkrebs – Überblick und Ergebnisse des Modellprojekts

*Andrea Vodermaier, Cornelia Caspari, Janna Köhm, Michael Untch*

## 24.1 Hintergrund des Projekts

Brustkrebs ist eine komplexe Systemerkrankung, deren Therapie auf verschiedenen Säulen beruht – der Chirurgie, der Strahlentherapie, der Chemotherapie und der Hormontherapie. Trotz des Vorliegens von Behandlungsleitlinien [Schulz et al. 2003] sind die Therapieempfehlungen, welche die einzelne Patientin erhält, oft sehr heterogen (vgl. auch die Fallbeschreibung in diesem Beitrag). Im Rahmen des vom BMGS geförderten Projekts wurden Entscheidungsoptionen bei der Therapie von neu diagnostiziertem Brustkrebs identifiziert und diesbezügliche Entscheidungshilfen (Decision Aids) entwickelt.

## 24.2 Ziele und Fragestellungen

Die Studie gliedert sich in eine quantitative und eine qualitative Untersuchung. Die Fragestellungen der quantitativen Untersuchung waren:
- Wie groß ist das Interesse von Patientinnen mit neu diagnostiziertem Brustkrebs sich am Entscheidungsprozess zu beteiligen?
- Inwieweit wirkt sich partizipative Entscheidungsfindung auf die Art der gewählten Therapie aus?
- Wie wird die Teilhabe an Entscheidungen nachträglich bewertet?
- Inwieweit wirkt sich die Teilhabe an Entscheidungen auf die Lebensqualität der Patientinnen aus?
- Inwieweit können psychologische Variablen, wie Angst- und Depressionssymptome, gesundheitsbezogene Kontrollüberzeugungen und Krankheitsbewältigungsstrategien durch die Teilhabe an Entscheidungen positiv beeinflusst werden?

Die qualitative Studie hatte zum Ziel das Untersuchungsfeld anhand der Analyse von Aufklärungsgesprächen und durch Patientinnen- und Experteninterviews zu beleuchten. In diesem Beitrag werden die entworfenen Entscheidungshilfen für das primäre Mammakarzinom und ausgewählte Ergebnisse der quantitativen und qualitativen Studien präsentiert. Der Artikel schließt mit einer Fallbeschreibung.

## 24.3 Untersuchungsdesign

Im Rahmen einer prospektiv randomisierten Studie wurde Partizipative Entscheidungsfindung durch eine etwa halbstündige patientenzentrierte Intervention mittels Entscheidungshilfen untersucht. Eine zunächst zusätzlich vorgesehene zweite Intervention, welche durch geschulte Ärzte geplant war, ließ sich in der vorgegebenen Klinikstruktur nicht umsetzen. Partizipative Entscheidungsfindung wurde deshalb alleine durch eine patientenzentrierte Intervention im Sinne des Empowerment-Ansatzes realisiert.
Abhängige Variablen:
- Autonomy Preference (API-A) [Ende et al. 1989],
- Perceived Incolvement in Care Scale (PICS) [Lerman et al. 1990; dt. Scheibler et al. 2004],

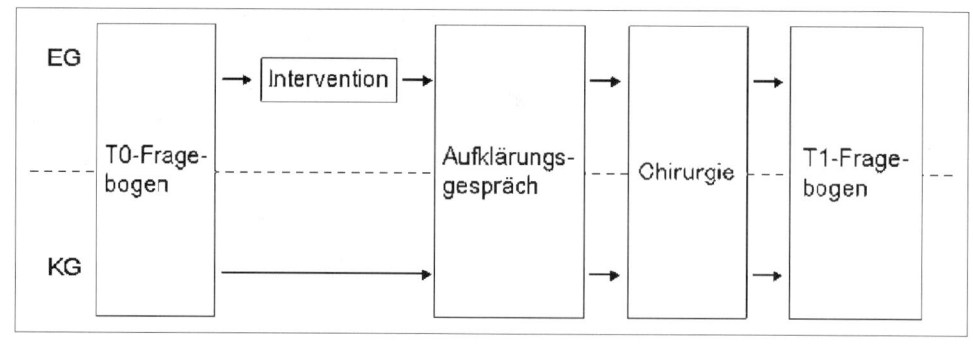

**Abb. 24.1:** Studiendesign (EG=Experimentalgruppe, KG=Kontrollgruppe)

- Decisional Conflict Scale (DCS) [O´Connor et al. 1995],
- Patientenzufriedenheit (ZUF 8) [Schmidt et al. 1989],
- Lebensqualität (FACT) [Cella et al. 1993]
- Angst- und Depression (HADS) [Herrmann et al. 1995],
- Krankheitsverarbeitung (FKV) [Muthny 1989],
- Gesundheitsbezogene Kontrollüberzeugungen (KKG) [Lohaus et al. 1989],
- Körperbild (Body Image Scale) [Hopwood 2001].

Die Messzeitpunkte waren vor dem ärztlichen Aufklärungsgespräch, 1 Tag nach der Chirurgie/nach dem Aufklärungsgespräch, 1 Monat, 6 Monate und 1 Jahr danach.

### 24.3.1 Die Entwicklung der Entscheidungshilfen

Die Auswahl der Entscheidungsoptionen erfolgte anhand der aktuellen Erkenntnisse der wissenschaftlichen Medizin. Die Entscheidungshilfen wurden mit dem medizinischen Expertenwissen mehrerer ärztlicher Mitarbeiter der Einrichtung konzipiert. Die Informationen wurden in Form von Decision Boards [Whelan et al. 1999, 2003] umgesetzt. Dabei handelt es sich um laminierte DIN-A5-Tafeln, auf welchen die jeweiligen Entscheidungsoptionen dargestellt sind. Diese umfassen Informationen zu den jeweils zu treffenden Therapieentscheidungen, zu therapiebedingten Nebenwirkungen der jeweiligen Behandlungen, dem zu erwartenden kosmetischen Ergebnis und zu den Auswirkungen der Therapieentscheidung auf den Krankheitsverlauf. Dieselben Informationen sind in einer Informationsbroschüre, welche den Patientinnen zusätzlich ausgehändigt wurde, dargestellt. Darüber hinaus beinhalten die Informationsbroschüren zusätzlich einen Einführungstext und einen graphischen Überblick über die Therapieoptionen.

Aufgrund des Diagnoseschocks sind bei vielen Patientinnen die Informationsaufnahme sowie Gedächtnisleistungen vermindert. Mit dem zur Verfügung stellen von schriftlichem Informationsmaterial, in dem die Behandlungsoptionen detailliert beschrieben sind, ist die Erwartung verknüpft, dass die einzelnen Schritte der Therapie besser nachvollziehbar sind und die Patientinnen dadurch im Aufklärungsgespräch und in ihrer weiteren Behandlung in die Lage versetzt werden, eine aktivere Rolle einnehmen zu können. Es wurden insgesamt drei inhaltlich verschiedene Decision Aids entwickelt. Die angebotenen Entscheidungsoptionen verändern nach heutigem Erkenntnisstand die medizinische Prognose nicht. Die drei verschiedenen Entscheidungshilfen, deren Entwicklung und Evaluation im Rahmen einer

Pilotstudie, ist ausführlich in dem Beitrag von Vodermaier et al. [2004a] dargestellt.

**Die Intervention der Partizipativen Entscheidungsfindung**

Die Experimentalgruppe erhielt vor dem Aufklärungsgespräch mit dem Oberarzt, in dem die Therapieplanung erfolgt, eine ca. ½-stündige Intervention durch eine Projektmitarbeiterin. Anhand der Entscheidungshilfen (Decision Boards) wurden den Patientinnen die Therapiealternativen transparent vermittelt. Die Patientin erhielt zusätzlich die Informationsbroschüre mit denselben Inhalten. Die Intervention hatte folgenden Ablauf:

- Information zur Entscheidungsbeteiligung an die Patientin – Eröffnung des Entscheidungsraums (so genanntes equipoise statement),
- Erläuterung der verschiedenen Optionen und ihrer Auswirkungen,
- Informationsaustausch mit der Patientin über die Therapieoptionen,
- Relevanz der jeweiligen Entscheidung für die persönliche Situation der Patientin.

Der aufklärende Arzt musste infolge der vorausgehenden Intervention an das Vorwissen der Patientin anknüpfen und sich mit deren Präferenzen erwartungsgemäß mehr auseinandersetzen.

## 24.4 Ergebnisse

Im Folgenden sind ausgewählte Ergebnisse einer Zwischenauswertung und kurzfristige Effekte einer PEF-Intervention dargestellt. Die Rekrutierung erfolgte gemäss den Richtlinien für randomisierte Studien. Die Experimentalgruppe besteht aus 27 Patientinnen, die Kontrollgruppe aus 30 Patientinnen. Die Patientinnen sind im Mittel 58 Jahre alt (Bereich: 29–73 Jahre). 63 % sind verheiratet, 19 % haben einen Hochschulabschluss. 46 % der Patientinnen wiesen einen T1-Tumor, 47 % einen T2-Tumor und 7 % einen T3-Tumor auf. 68 % hatten tumorfreie Lymphknoten. Keine Patientin ist primär metastasiert. Es bestehen keine Unterschiede zwischen Experimental- und Kontrollgruppe bezüglich soziodemographischer und klinischer Variablen.

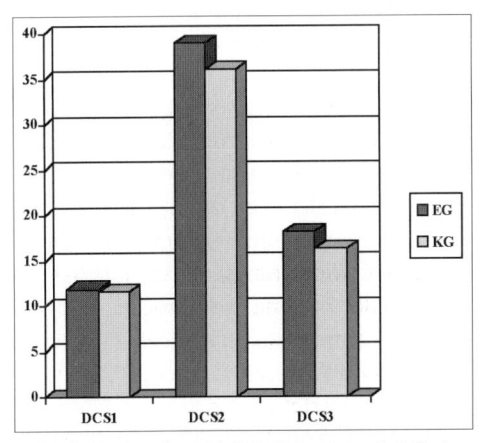

**Abb. 24.2:** Mittelwerte (EG=Experimental+9pt gruppe, KG=Kontrollgruppe) der Unterskalen der Decisional Conflict Scale (DCS) [O'Connor et al. 1995] Entscheidungssicherheit, Entscheidungstransparenz, Entscheidungseffektivität

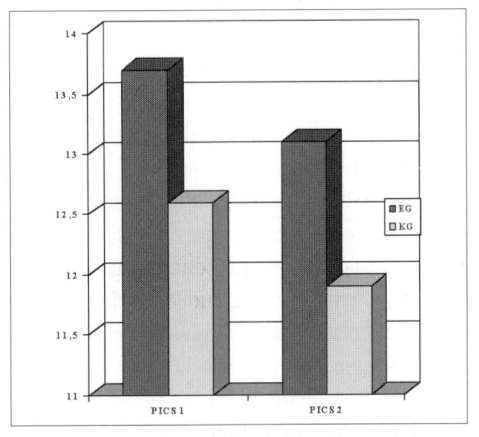

**Abb. 24.3:** Mittelwerte (EG=Experimentalgruppe, KG=Kontrollgruppe) der Unterskalen der PICS-Skala (Perceived Involvement in Care Scale) [Lerman et al. 1990] Patientenaktivierung durch den Arzt, aktives Informationsverhalten des Patienten

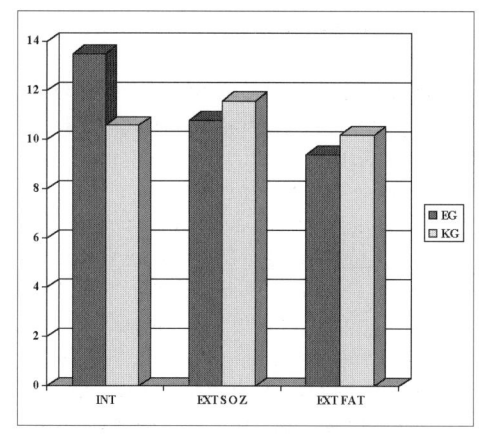

**Abb. 24.4:** Mittelwerte (EG=Experimentalgruppe, KG=Kontrollgruppe) der Unterskalen des Fragebogens zu gesundheitsbezogenen Kontrollüberzeugungen (KKG) [Lohaus et al. 1989] internale / external soziale / external fatalistische gesundheitsbezogene Kontrollüberzeugungen

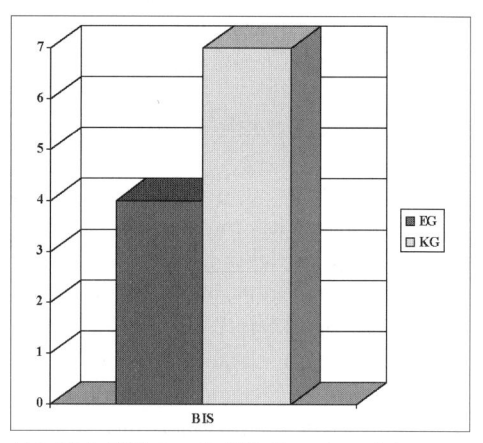

**Abb. 24.5:** Mittelwerte (EG=Experimentalgruppe, KG=Kontrollgruppe) der Body Image Scale [Hopwood 2001]

### 24.4.1 Effekte auf Variablen der Partizipativen Entscheidungsfindung

Es zeigten sich keine Unterschiede weder vor noch nach der Intervention zwischen den Gruppen in der Partizipationspräferenz (Skala API-A). In der Wahrnehmung der Patientinnen der Experimentalgruppe war der Entscheidungsprozess transparenter (Skala DCS2). Die Therapieentscheidung und die damit in Zusammenhang stehenden Faktoren wurden von den Patientinnen der Experimentalgruppe verständlicher erlebt. Dies ging auch mit einer tendenziell höheren Zufriedenheit mit der Therapieentscheidung einher (Skala DCS3).

Die Patientinnen der PEF-Gruppe erlebten sich als aktiver in der Therapieplanung als die Patientinnen der Kontrollgruppe (Skala PICS2). Hinsichtlich der Patientenaktivierung durch den Arzt zeigten sich erwartungsgemäß keine Effekte (Skala PICS1).

Die Intervention hat keine Effekte auf die Art der Therapieentscheidung.

### 24.4.2 Effekte auf psychologische Variablen

Die Interventionsgruppe wies tendenziell infolge der Intervention stärker internale gesundheitsbezogene Kontrollüberzeugungen auf (Skala KKG INT), d.h. sie waren der Überzeugung, dass sie mehr Einfluss auf ihre Gesundheit nehmen können als die Patientinnen der Kontrollgruppe. Der Unterschied bestand bei der Baseline-Erhebung noch nicht und ist somit auf die Intervention zurückzuführen.

Darüber hinaus wies die Experimentalgruppe weniger Beeinträchtigungen in der Körperwahrnehmung auf (Body Image Scale). Es zeigten sich eine Woche, nachdem die Therapieentscheidung getroffen worden war, keine Effekte auf die psychische Befindlichkeit, die gesundheitsbezogene Lebensqualität, Krankheitsverarbeitungsstrategien und die Patientenzufriedenheit.

Die Berücksichtigung späterer Messzeitpunke wird zeigen, ob eine aktive Beteiligung an Therapieentscheidungen die Anpassung an negative Folgen der Karzinomerkrankung bzw. der Therapie zu verbessern vermag.

## 24.5 Der qualitative Forschungsprozess

### 24.5.1 Fragestellung

Wie kann man eine partizipative Entscheidungsfindung messen? Diese Frage wurde in vielen gemeinsamen Arbeitstreffen der Methoden-AG [Giersdorf et al. 2004] immer wieder aufgeworfen und dieser nachgegangen. Scheibler registriert in einem Forschungsüberblick eine Entwicklung der Methoden von sehr zeitaufwendigen Beobachtungsverfahren hin zu effektiveren Methoden der Fragebogenerhebungen. Hier nähert sich die Forschung zunehmend an und stellt die subjektive Wahrnehmung der Patienten in den Mittelpunkt [Scheibler 2003]. Doch gerade die Untersuchung von unterschiedlichen und teils auch widersprüchlichen Sichtweisen auf die Interaktion von Arzt und Patient können Aufschlüsse zum Konstrukt der Partizipativen Entscheidungsfindung geben.

### 24.5.2 Datenbasis

Durchgeführt wurden 19 Betroffeneninterviews, 6 Arztinterviews, 12 Filmaufnahmen von Aufklärungsgesprächen, 5 Experteninterviews und zwei Fokusgruppendiskussionen (Brustkrebsbetroffene/nichtbetroffene Frauen). Aus der Anzahl der jeweiligen Gruppe kann man gut die Motivationslage der befragten Parteien ersehen. Für den Arzt stellt die Operationsaufklärung eine Aufgabe in der täglichen Routine dar und kann nicht den Stellenwert besitzen, den diese für eine neu erkrankte Patientin hat. In einem qualitativen Forschungsprozess gemäß der Grounded Theory [Strauss et al. 1996], erfolgt die Datenerhebung sukzessiv, das bedeutet, jedes einzelne Interview wird vorerst ausgewertet und die Fragestellung auf die neuen Sichtweisen hin weiter entwickelt.

### 24.5.3 Methodik

Zu Beginn standen Filmaufnahmen der Aufklärungsgespräche von Oberärzten und Patientinnen im Blickfeld der Untersuchung. Neben den Filmaufnahmen wurde ein Forschungstagebuch geführt, dass Beobachtungen auf Station sowie „Tür- und Angelgespräche" mit Ärzten und Patientinnen notierte [vgl. Caspari 2003]. Aus diesen beiden Datenquellen wurden erste Fragestellungen an die Beteiligten im Forschungsfeld gerichtet. Forschungsfeld waren brustkrebsbetroffene Frauen einer gynäkologischen Station. Befragt wurden aber darüber hinaus auch Betroffene aus Selbsthilfegruppen, die anderweitig behandelt wurden, um den Untersuchungskontext zu erweitern. Um eine möglichst breite Variation an Perspektiven zu erfassen, wurden die betroffenen Frauen mit differentem Hintergrund ausgewählt. Folgende Kriterien waren dabei relevant.

Alter:
- jüngere Patientinnen (Mütter, berufstätige Frauen),
- ältere Frauen.

Engagement:
- Betroffene aus Selbsthilfegruppen,
- Nicht Engagierte, die eine geringe Auseinandersetzung mit der Erkrankung bevorzugten.

Zeitperspektive:
- chronische Erkrankung (Erkrankungsdauer bis zu 20 Jahren),
- akute Erkrankung.

Behandlungssetting:
- stationäre Patientinnen,
- ambulante Patientinnen (Belegbetten).

Studie:
- Patientinnen der Experimentalgruppe,
- Patientinnen der Kontrollgruppe.

Diese Kriterien sollten die Variationsbreite an Beteiligungswünschen und subjektiven Empfindungen zum Aufklärungsgespräch widerspiegeln. Die Teilnehmer der Arztinterviews wurden anhand ihrer Berufserfahrung und Entscheidungsmacht ausgewählt. Die Aufklärungsgespräche werden von Oberärzten geführt. Diese sind die relevanten Entscheidungsträger auf ärztlicher Seite, deshalb sollte vor allem deren Perspektive vertreten sein.

### 24.5.4 Ergebnisprozess

Parallel zur Entwicklung der Datenbasis repräsentieren die Ergebnisse unterschiedliche Entwicklungsschritte der letzten drei Jahre. Aus den ersten Beobachtungen und Interviews wurde ersichtlich, dass neben Persönlichkeitsvariablen zum Beteiligungswunsch auch die Kontextbedingungen (Erkrankung und Behandlungssetting) Einfluss auf das Konstrukt des PEF nehmen.

Charles et al. [1999, 2000] fassten folgende Variablen als förderlich für ein Vorgehen gemäß dem SDM zusammen. SDM ist förderlich:
- bei Entscheidungen mit potenziell lebensbedrohlicher und chronischer Erkrankung,
- bei unklarer Evidenz bestimmter medizinischer Behandlung,
- bei Vorliegen von Behandlungsalternativen,
- bei persönlichen Präferenzen in Bezug auf die Lebensqualität.

Ähnliche Bedingungen für ein PEF-Vorgehen wurden bei der qualitativen Untersuchung an Brustkrebspatientinnen gefunden. In Tabelle 24.1 soll anhand einer Kategorienbildung von Erkrankung und Behandlungssetting diese am Beispiel von Brustkrebs konkretisiert werden.

Als förderliche Bedingungen für eine partizipative Entscheidungsfindung stellen sich dabei folgende Faktoren heraus:

- **Chronische Erkrankung**: Innerhalb der befragten Betroffenen von akut erkrankten vs. chronischen Patientinnen lag ein immenser Wissensunterschied vor. Chronische Patientinnen verfügen meist über einen sehr guten Informationsstand über ihre Erkrankung und deren Behandlungsmöglichkeiten und können sich somit auf informationeller Ebene besser am Therapieentscheidungsprozess beteiligen. Wohingegen die neu erkrankte Patientin zum einen aufgrund des Diagnoseschocks nur defizitär Informationen aufnehmen und sie ihre Erkrankung noch nicht einordnen kann und eine Beteiligung erschwert ist.
- **lebensbedrohlich/nicht lebensbedrohlich**: bei dieser Einflussvariable ist die Aussage nicht so eindeutig. Zum einen ist der Partizipationswunsch bei einer lebensbedrohlichen Erkrankung wesentlich höher ausgeprägt, zum anderen erschwert die Relevanz der Behandlungsentscheidung aber auch eine Beteiligung. Der empfundene Zeitdruck, bei einer Krebserkrankung möglichst schnell Entscheidungen zu fällen und zu handeln, wurden auf Arzt- und Patientinnenseite immer wieder problematisiert. Auch die hohe Verantwortlichkeit bei einer Fehlentscheidung erschwert die notwendige beiderseitige Gelassenheit für einen Aushandlungsprozess.
- **Behandlungssetting**: Die Umsetzung einer Implementierung einer PEF lässt sich im ambulanten Setting sicherlich einfacher gestalten als im stationären Umfeld. Kern der Partizipativen Entscheidungsfindung ist der prozesshafte Dialog zwischen gleichberechtigten Partnern. Dieses Vorgehen kann sich nicht auf ein einmaliges Gespräch konzentrieren, sondern entwickelt sich meist erst in einer vertrauensvollen Atmosphäre. Der stationäre Aufenthalt löst zudem häufig bei den Patientinnen ein Abhängigkeits-

**Tab. 24.1:** Förderliche und hinderliche Kontextbedingungen für Partizipative Entscheidungsfindung

| Erkrankungsdauer: | Akute Erkrankung | Chronische Erkrankung |
|---|---|---|
| Brustkrebs wird in dieser Studie in der akuten Primärtherapie untersucht, langfristig handelt es sich aber um eine chronische Erkrankung | Erster Kontakt zum Arzt Keine Vertrauensbeziehung | Arzt-Patient-Beziehung als Vertrauensbeziehung |
| | Arzt muss die Patientin schnell in ihrem Wunsch nach SDM klassifizieren | Arzt kennt die Patientin und ihre Präferenzen |
| | Keine Patientenschulung möglich | Patientenschulung sinnvoll |
| | Arzt fühlt sich verantwortlicher für die Behandlung | Patient übernimmt mehr Verantwortung für die Behandlung |
| | Erste Auseinandersetzung mit der Erkrankung, Diagnoseschock | Erkrankung und Behandlung werden zur Alltagsroutine |
| | Hoffnung auf Behandelbarkeit und Heilung hoch | Auswirkung auf Lebensqualität, Wohlbefinden und Lebenssituation |
| | Erhöhte Angst | Angst vor Rezidiv |
| | Informationsstand ist defizitär | Informationsstand hat sich enorm erweitert |
| | | Compliance wichtig |
| | Erhöhter Entscheidungsdruck | |
| **Erkrankungsart:** | **Lebensbedrohlich:** | **Nicht lebensbedrohlich:** |
| | Entscheidungsdruck | Kein immenser Entscheidungsdruck |
| | Relevante Entscheidungen | |
| | Beträchtliche Auswirkungen der Behandlung auf Verlauf und Lebensqualität | |
| | Verantwortlichkeit höher | Verantwortung leichter zu tragen |
| | Breaking bad news | |
| | Diagnoseschock, gestörte Wahrnehmung | |
| **Setting:** | **Stationär:** | **Ambulant:** |
| | Meist kein Vertrauensarzt | Vertrauensarzt |
| | Wechselnde und viele Gesprächspartner | Zwei-Augen-Gespräch |
| | Behandlungsteam | Arzt-Patienten-Kontakt |
| | Patient kommt in ungewohnte Umgebung | Patient geht wieder nach Hause |
| | Krankenhaus hospitalisiert | Kaum Autonomieverlust |
| | Entscheidung an Behandlung gekoppelt | „Abstimmung mit den Füßen" möglich |
| **Therapie:** | **Medizinische Leitlinien:** | **Therapievielfalt:** |
| | Klare Indikationen | Entscheidungsoptionen |
| | Behandlungsinformationen eindeutig | Konsensusbestimmungen zur Behandlung |
| | Standardisierung | Individualisierung |
| | Therapieentscheidung durch Leitlinien vorgegeben | Therapieentscheidung als Aushandlungsprozess, Präferenzen der Patienten rücken in den Vordergrund |
| | Behandlungssicherheit | Behandlungsunsicherheit |
| | Behandlungseffizienz | Ungewissheit über Behandlungserfolg |

gefühl und einen Autonomieverlust aus. Diese beiden Faktoren hindern Patientinnen daran, sich als entscheidungsautonom und kompetent zu erleben.

◢ **Therapie:** Voraussetzung für eine PEF sind äquivalente Therapieoptionen, welche die Brustkrebsbehandlung bietet [vgl. Vodermaier et al. 2003] und somit ein Vorgehen nach PEF naheliegt. Diffiziler allerdings stellt sich die subjektive Repräsentation des Entscheidungsraumes bei den befragten Betroffenen dar. So erlebten die Interviewpartnerinnen das Aufklärungsgespräch häufig nicht als eine Entscheidungssituation, sondern als eine Aufklärung gemäß dem Informed consent. Hier konnte die Intervention mittels vorher gegebener Entscheidungshilfen [vgl. Vodermaier et al. 2003] den Entscheidungsspielraum für Patientinnen vergrößern.

## 24.6 Fallbeschreibung

Neben diesen Kontextbedingungen interessierten die subjektiven Erfahrungen und Erwartungen der Betroffenen an das Aufklärungsgespräch. Stellvertretend wird dazu im Folgenden eine befragte Interviewpartnerin sprechen. Bei der Befragten handelt es sich nicht um eine „durchschnittliche" Patientin, sondern eine sehr engagierte Betroffene, die nach ihrer Erkrankung einen Selbsthilfeverein gründete und aufgrund ihrer medizinischen Vorbildung eine Zwischenstellung von Betroffener und Expertin einnimmt. Somit repräsentiert sie nicht nur ihre persönliche Perspektive, sondern ihre Aussagen beinhalten sicherlich auch ihre Erfahrungen einer Patientensicht, welche eine bundesweite Selbsthilfeorganisation initiierte. Trotzdem unterscheiden sich ihre Erlebnisse zu Beginn ihrer Erkrankung nicht wesentlich von anderen Befragten und sie beschreibt sich als: *„genauso ein Schaf (war). Ich war wahrscheinlich noch mehr Schaf als vielleicht heutzutage andere Patientinnen"* (BE 5, Z. 754-757; Die Angaben in Klammern geben hier wie im folgenden die Position im transkribierten Text wieder.) Brustkrebs wird von unterschiedlichen Fachdisziplinen behandelt (Chirurgie, Gynäkologie, Strahlentherapie, Onkologie). Die Befragte ließ sich nicht in einem Zentrum behandeln, sondern wählte die einzelnen Behandlungen selbst aus. In der Behandlungsphase kommt es dann zu unterschiedlichen Therapieempfehlungen der einzelnen Bereiche: *„Und dann ging aber eben auch schon in dieser Zeit einfach die Entscheidungsfindung los, welche Therapie ich bekommen sollte. Und eigentlich habe ich mir immer gedacht, wie alle anderen Patientinnen, es gibt nur eine Therapie, und fertig. Und eben so langsam, langsam musste ich bemerken, dass das überhaupt nicht stimmt, dass das erstens nicht stimmt, dass es nur eine Therapie gibt und zweitens, dass es auch gar nicht stimmt, dass nur der Arzt diese Therapieentscheidung fällt, sondern dass die Patientin, die am wenigsten davon Ahnung hat, eigentlich ihre Unterschrift unter diese, ihr Einverständnis zu dieser Therapie geben soll. Und das waren zwei Dinge, die mir vollkommen neu waren."* (BE 5, Z. 171–188) *„Und am Ende kam eben raus, dass ich fünf bis sechs verschiedenste Therapieempfehlungen bekommen habe, die also vollkommen abweichend waren. Und das hat mich natürlich zunehmend ja, einmal beunruhigt, andererseits aber geradezu herausgefordert, nun die richtige Geschichte zu finden".* (BE 5, Z. 237–243). Diese Phase der Ambivalenz stellt für die Befragte der Kern der Partizipativen Entscheidungsfindung dar: *„Aber ich glaube, dass selbst wenn mehrere Therapieentscheidungen oder Optionen vorliegen, dass der Patientin übermittelt werden sollte, dass die momentane Beunruhigung eigentlich nur ein Ergebnis einer möglichst genauen Entscheidungsfindung ist, mit der man so nah wie möglich an ihre Tumorsituation herankommen möchte. Ich glaube, das ist einfach so dieses Denken, sei es von Ärzten, sei es* *von Patientinnen, dass die Wirklichkeit immer A oder B ist. Sie ist nicht so. Sie ist so total vielfältig und ich glaube, dass wenn die Ärzte auch mal öfter Patientinnen signalisieren würden, dass sie nichts wissen oder dass sie nur wenig wissen, dass das erstens für die Ärzte selbst entlastend wäre, und zweitens auch für die Patientinnen ein ganz neues „Aha-Erlebnis" gäbe und auch dadurch diese Erwartungshaltung nicht so groß wäre, seitens der Patientin."* (BE 5, Z. 601–617).

Sie gibt zu bedenken, dass vielleicht nicht jede Patientin sich so aktiv wie sie selbst in ihre Therapieentscheidungen einbringen möchte, sieht aber eine Notwendigkeit darin, die Patientinnen psychisch auf die Phase der Ambivalenzen und der Entscheidungsfindung vorzubereiten: *„Also, ich glaub Folgendes; erst einmal ist es nötig für die Patientin zu wissen: „Du begibst dich auf ein gefährliches Gleis. Also, für dich ist es bequemer zu sagen: Ja, Amen. Ich glaube dir, lieber Arzt und ich mache jetzt was du willst." Es ist letzten Endes weniger aufwendig. Wenn man den zweiten Weg geht, also den „Stückwerkweg", „Einzelteilweg", dann sollte die Patientin wissen, dass sie in eine Phase der Ambivalenz kommen wird, auf diesem Weg, der nicht einfach ist und durch die sie hindurch muss. Und da muss die Patientin sich erst einmal sozusagen entscheiden, will ich das oder will ich das nicht."* (BE 5, Z. 261–277).

Ziel einer Auswertung nach der Grounded Theory ist es eine Schlüsselkategorie herauszuarbeiten, die hohen Erklärungswert für das zu untersuchende Phänomen (Partizipative Entscheidungsfindung) besitzt. Aus der Sicht der Betroffenen ist das zentrale Thema von PEF die Vermittlung von Ungewissheiten. Diese Kategorie ist auf dem Hintergrund der Erkrankung zu betrachten. So löst eine Krebserkrankung eine existentielle Verunsicherung aus, in der die Betroffenen sowie die Ärzte im Gegenzug mit dem Bedürfnis nach erhöhter Sicherheit reagieren. Sicherheit stellt die höchste Präferenz der befragten Patientinnen dar, gefolgt von Brusterhaltung (Auswertung der Pilotstudie). Eine Partizipative Entscheidungsfindung verhandelt Ungewissheiten in einer Situation, in der die Beteiligten nach Sicherheit verlangen. Diese Konstellation muss bei einer Implementierung von PEF mitbedacht werden. Die Vermittlung von Ungewissheiten stellt auch den Kern der Forschungsarbeiten von Kasper zu Partizipativer Entscheidungsfindung bei Multiple Sklerose Patienten dar (siehe auch den Beitrag von Heesen et al. in diesem Buch).

## 24.7 Resümee

Für die Therapie des Mammakarzinoms lassen sich äquivalente Therapieoptionen, die Art der Chirurgie, den Zeitpunkt der Chemotherapie bzw. Chirurgie betreffend und die Frage des Verzichts auf eine adjuvante Chemotherapie bei bestimmten prognostischen Konstellationen finden. Erste Ergebnisse der prospektiv randomisierten Studie zeigten eine Erhöhung der Transparenz des Entscheidungsprozesses und eine höhere Zufriedenheit mit der getroffenen Therapieentscheidung. Psychologische Variablen betreffend wiesen die Patientinnen der Experimentalgruppe nach der Intervention stärker internale gesundheitsbezogene Kontrollüberzeugungen auf, welche mit einer besseren Befindlichkeit in Verbindung stehen. Außerdem führte die Beteiligung von Patientinnen an ihrer Therapieentscheidung im Vergleich zu den Patientinnen der Kontrollgruppe zu einer positiveren Körperwahrnehmung. Die gesundheitsbezogene Lebensqualität, Angst- und Depressionssymptome, Krankheitsbewältigungsstrategien und die allgemeine Patientenzufriedenheit waren in den Gruppen eine Woche nach der Intervention nicht verschieden.

Die Perspektiven der Betroffenen zu ihren Erfahrungen, Erwartungen und Strategien zur Partizipativen Entscheidungsfindung zeigen ein Bild, dass die Umsetzung von PEF als Schlagwort aufgegriffen wird, eine konsequente Umsetzung und Implementierung aber nur in Ausnahmefällen erfolgt. Auf der Ebene der Interaktion verlangt PEF von beiden Partnern ein ehrliches, offenes aber auch mühsames Annähern an eine umsetzbare Form. Ungeklärt ist das Auseinanderklaffen von Einstellungen und Verhalten hinsichtlich der Beteiligung an Therapieentscheidungen. So wünscht die Mehrheit der Brustkrebspatientinnen eine aktive Beteiligung [vgl. Vodermaier et al. 2004b], die Videoaufnahmen zeigen jedoch ein anderes Bild: Die Redezeit und Themenorganisation wird maßgeblich von den Ärzten bestimmt. Ob der Einfluss der Kontextbedingungen und die „Vermittlung von Ungewissheiten" spezifisch für die Krebserkrankung sind oder sich auch für andere Indikationen als relevant erweisen, soll eine Befragung der Mitarbeiter, Patientenvertreter und Kommunikationstrainer des Forschungsschwerpunktes zeigen, die zur Zeit durchgeführt wird.

## Dank

Dr. I. Bauerfeind, Dr. S. Kahlert und Frau J. Straub sei für ihre Beratung und Unterstützung bei der Entwicklung der Entscheidungshilfen gedankt. Ein besonderer Dank gilt allen Patientinnen für ihre Offenheit und Bereitschaft zur Unterstützung dieses Forschungsvorhabens.

## Literatur

Caspari C, Untch M, Vodermaier A, Shared decision making bei Brustkrebspatientinnen – Qualitative Untersuchung zur gemeinsam Entscheidungsfindung beim Mammakarzinom in einer Universitätsklinik. Gesundheitswesen (2003), 65, 190–199

Cella DF, Tulsky DS, Gray G et al., The Functional Assessment of Cancer Therapy scale: development and validation of the general measure. J Clin Oncol (1993), 11(3), 570–579

Charles C, Gafni A, Whelan T, Decision-making in the physician-patient encounter: revisiting the shared treatment decision-making model. Soc Sci Med (1999), 49(5), 651–661

Charles C, Gafni A, Whelan T, How to improve communication between doctors and patients. Learning more about the decision making context is important. BMJ (2000), 320 (7244), 1220–1221

Ende J, Kazis L, Ash A et al., Measuring patients' desire for autonomy: decision making and information-seeking preferences among medical patients. J Gen Intern Med (1989), 4, 23–30

Giersdorf N et al., Entwicklung und Validierung eines Messinstruments für partizipative Entscheidungsfindung. Bundesgesundheitsbl Gesundheitsforsch Gesundheitsschutz (2004), 47 (10), 969–976

Herrmann C, Buss U, Snaith RP (1995) HADS-D. Hospital Anxiety and Depression Scale-Deutsche Version. Huber, Bern

Hopwood P, A body image scale for use with cancer patients. Eur J Cancer (2001), 37 (2), 189–197

Lerman CE, Brody DS, Caputo CG et al., Patients' perceived involvement in care Scale: Relationship to attitudes about illness and medical care. J Gen Intern Med (1990), 5, 29–33

Lohaus A, Schmitt MG (1989) Fragebogen zur Erhebung von Kontrollüberzeugungen zu Krankheit und Gesundheit. Hogrefe, Göttingen

Muthny FA (1989) Freiburger Fragebogen zur Krankheitsverarbeitung. Beltz Testverlag, Weinheim

O'Connor A, Validation of a decisional conflict scale. Med Decis Making (1995), 15, 25–30

Scheibler F, Janssen C, Pfaff H, Shared decision making: Ein Überblick über die internationale Forschungsliteratur. Soz Präventivmed (2003), 48 (1), 11–23

Scheibler F, Freise D, Pfaff H, Messung der Einbeziehung von Patienten in die Behandlung: Validierung der deutschen PICS-Skalen. J Public Health (2004), 12, 199–209

Schmidt J, Lamprecht F, Wittmann WW, Zufriedenheit mit der stationären Versorgung. Entwicklung eines Fragebogens und erste Validitätsuntersuchungen. Psychother med Psychol (1989), 39, 248–255

Schulz K, Albert U (2003) Stufe-3-Leitlinie Brustkrebs-Früherkennung in Deutschland. Zuckschwerdt, München

Strauss A, Corbin J (1996) Grounded Theory. Grundlagen qualitativer Sozialforschung. Beltz, Weinheim

Vodermaier A et al. (2004b), Eine kontrolliert randomisierte Studie zur Mitbeteiligung von Patientinnen mit primärem Mammakarzinom an Therapieentscheidungen – Ergebnisse einer Zwischenauswertung. Unveröffentlichter Vortrag beim Gemeinsamen Kongress der Deutschen Gesellschaft für Medizinische Psychologie und Soziologie, 2.–5. Juni 2004, Bochum

Vodermaier A et al. (2003) Entscheidungsbeteiligung von Patientinnen bei der adjuvanten Therapie des Mammakarzinoms. In: Scheibler F, Pfaff H (Hrsg.) Der Patient als Partner im medizinischen Entscheidungsprozess, 160–168. Juventa, Weinheim

Vodermaier A et al., Partizipative Entscheidungsfindung beim primären Mammakarzinom. Z Ärztl Fortbild Qualitätssich (2004a), 98(2), 127–133

Whelan T et al., Mastectomy or lumpectomy? Helping women make informed choices. J Clin Oncol (1999), 17(6), 1727–1735

Whelan T et al., Helping Patients Make Informed Choices: A Randomized Trial of a Decision Aid for Adjuvant Chemotherapy in Lymph Node-Negative Breast Cancer. JNCI Cancer Spectrum (2003), 95(8), 581–587

# 25 Patientenpartizipation in der Palliativsituation und am Lebensende

*Birgitt van Oorschot*

## 25.1 Hintergrund des Projektes

Patienten und Ärzte haben fundamental verschiedene Zugänge zu Krankheit und Gesundheit. Während für den zumeist somatisch orientierten Arzt der objektivierbare (=messbare) Behandlungserfolg im Vordergrund steht, ist ein Patient existentiell betroffen. Die Erkrankung hat Auswirkungen auf den Alltag, das Miteinander in der Familie und die sonstigen privaten Bezüge, auf eigene Pläne, auf die berufliche Zukunft sowie die finanzielle Absicherung. Diese Auswirkungen belasten manche Patienten mehr als die Erkrankung selber. Insofern wollen Patienten von ihren Ärzten als Person ernst genommen werden. Ihre Probleme sollen in allen Facetten wahrgenommen werden [Anselm 2003]. Besonders bei chronischen Krankheiten sollten die individuellen Sorgen, Bedürfnisse und Präferenzen von Patientinnen und Patienten berücksichtigt werden. Viele Patienten werden im Verlauf ihrer Krankheit zu „Experten in eigener Sache", die als solche nicht nur umfassend informiert, sondern auch in Behandlungsentscheidungen einbezogen werden wollen [Charles et al. 1997, Degner et al. 1992]. Dabei ist eine gelingende Patienten-Arzt-Kommunikation für die Patientenzufriedenheit entscheidend [Langewitz 2002].

Das im angelsächsischen Raum entwickelte neue Konzept der Partizipativen Entscheidungsfindung berücksichtigt das Patientenbedürfnis nach Kommunikation und Partizipation und eröffnet gleichzeitig den Weg für eine präferenzorientierte Patienten-Arzt-Interaktion [Charles et al. 1997, Scheibler et al. 2003]. Partizipative Entscheidungsfindung (PEF) ermöglicht in medizinischen Entscheidungssituationen mit alternativen Optionen einen gemeinsamen Weg für Patienten und Ärzte, zu einer für beide Beteiligten tragfähigen Lösung zu finden. Im Unterschied zu den bisherigen Modellen der Arzt-Patienten-Beziehung (paternalistisches Modell, Stellvertreter-Modell, informatives Konsumenten-Modell) beinhaltet dieses Konzept die Option, je nach Situation und Patientenpräferenz flexibel die Entscheidungsverantwortung auf Patient und/oder Arzt zu verlagern. Nach Charles sind Patienten und Ärzte im Entscheidungsfindungsprozess gleichberechtigte Partner, die zum gegenseitigen Informationsaustausch und zur gemeinsamen Beratung verpflichtet sind. Der Arzt ist der Experte für medizinisches Wissen und die beste Therapiestrategie (auf der Basis der evidenzbasierten Medizin) und der Patient bringt seine bisherigen Erfahrungen, seine Selbstkompetenz und Präferenzen in den Entscheidungsfindungsprozess ein. Dabei gehört es zu den wesentlichen Aufgaben des Arztes, ein entsprechendes Umfeld zu schaffen, in dem der Patient seine Empfindungen und Wertvorstellungen artikulieren kann [Charles et al. 1999].

## 25.2 Ziele und Fragestellungen

Das Modellvorhaben „Patienten als Partner – Tumorpatienten und ihr Mitwirken bei medizinischen Entscheidungen" (Förderzeitraum 1.9.01–31.10.04) zielte auf eine stärkere Partizipation von Tumorpatienten in der letzten Lebensphase. Dabei wurden die Palliativsituation und die Sterbephase als spezifische Grenzsituation verstanden, in der sich die Patienten-Arzt-Kommunikation und die Entscheidungsfindung bewähren müssen. Es sollte untersucht werden, inwieweit Partizipative Entscheidungsfindung die Berücksichtigung individueller Wünsche und Bedürfnisse am Lebensende fördert. Wenn die medizinischen Möglichkeiten zur Heilung ausgeschöpft sind, dann sind lindernde Maßnahmen gefordert. Diese sollten sich an der Lebensqualität sowie den individuellen Präferenzen und den Wertorientierungen der Patienten orientieren. In der Nähe zum Tod wird die Ausrichtung an den körperlichen, psychosozialen und den spirituellen Bedürfnissen der Patienten ganz entscheidend, da Sterben ein zutiefst individueller und für jeden Menschen einzigartiger Prozess ist. Insofern sollten zunächst die Wünsche der Patienten im Bezug auf Information und Entscheidungspartizipation sowie Sterbeort und Sterbeumstände erfasst werden. Weiter sollte untersucht werden, inwieweit sich Patientenverfügungen dazu eignen, Bedürfnisse und Präferenzen zu klären und zu kommunizieren. Für den Sterbenden sind Angehörige vielfach die wichtigsten Bezugspersonen. Sie begleiten, nehmen Abschied und wechseln mit dem Versterben in die Rolle der Hinterbliebenen, die dann mit den Erfahrungen dieses Sterbeprozesses weiter leben (müssen). Deshalb ging es in dem Modellvorhaben nicht nur um die Verbesserung der Einbeziehung der Patienten, sondern gleichzeitig um die – im vom Patienten gewünschten Maß – Stärkung und Stützung der Angehörigen. Weiter interessierte, inwieweit Angehörige bzw. Hinterbliebene auskunftsfähig im Bezug auf die Patientenpräferenzen sind.

## 25.3 Projektdesign und Interventionen

In dem Modellvorhaben gingen wir davon aus, dass die Wünsche für die letzte Lebenszeit nur unzureichend kommuniziert werden. Zur Eröffnung von Gesprächsräumen und zur Klärung eigener Präferenzen und Wertvorstellungen wurde in Jena eine öffentlich zugängliche „Anlaufstelle Patientenverfügung" etabliert, die inzwischen große Resonanz findet. Ein Palliativberatungsteam, das eng mit dem Hospizhausbetreuungsdienst des Förderverein Hospiz Jena e.V. vernetzt war, sicherte das entsprechende ambulante Netzwerk. Durch mehrfache persönlich-mündliche Befragungen von Tumorpatienten mit begrenzter Lebenserwartung, ihren Angehörigen und den behandelnden Ärzten sollte ein mehrperspektivisches Bild der Präferenzen und Entscheidungsabläufe am Lebensende gewonnen werden. Dazu wurde in der Vorbereitungsphase (September 2001 – März 2002) ein eigener Fragebogen entwickelt und getestet, der um die gemeinsamen Fragen des Core-Sets der Methoden-AG des BMGS-Förderschwerpunkts erweitert bis Juli 2004 eingesetzt wurde. Die Eingangsbefragungen der Patienten, eines Angehörigen und des behandelnden Arztes fanden in der Klinik für Radiologie, Abteilung Strahlentherapie, der Klinik für Internistische Onkologie und der Klinik für Gynäkologie und Geburtshilfe des Universitätsklinikums Jena sowie in der Abteilung Pulmologie des Zentralklinikums Bad Berka statt. Im dreimonatigen Abstand wurde eine verkürzte Fragebogenversion eingesetzt. 8–15 Wochen nach dem Versterben erfolgte die abschließende Befragung eines Hinterbliebenen und des letztbehandelnden (Haus)Arztes (vgl. Abb. 25.1). Im Folgenden sind die wichtigsten Ergebnisse im Bezug auf Partizipative Entscheidungsfindung und die Patienten-Arzt-Kommunikation zusammenfassend dargestellt, ausführlicher in der angegebenen Literatur bzw. der Buchpublikation [Anselm et al. 2005].

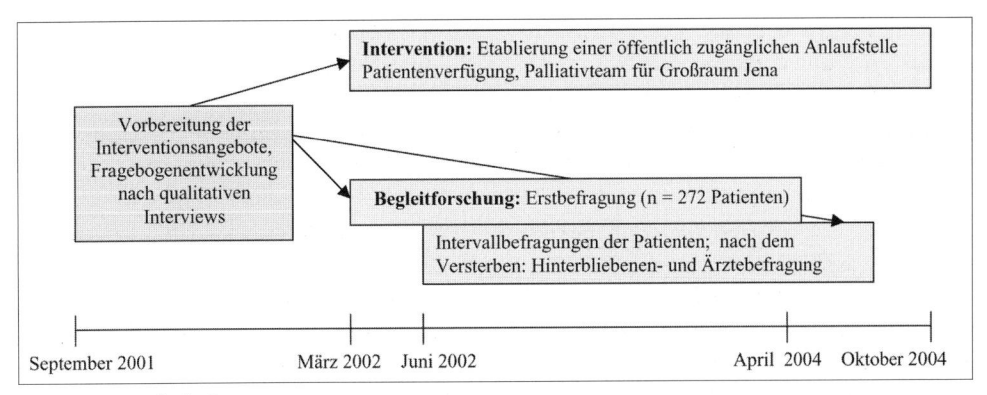

**Abb. 25.1:** Projektdesign

## 25.4 Ergebnisse

### 25.4.1 Die Befragungen konnten erfolgreich durchgeführt werden

Die Befragung der final erkrankten Tumorpatienten (ärztlich eingeschätzte Lebenserwartung von max. einem Jahr) konnte im vorgesehenen Umfang realisiert werden (n = 272, Zustimmungsrate zur Patientenbefragung bei 47%, neutrale Ausfälle 8%, Ablehnungen 47%). Von Angehörigen liegen 66 Fragebögen vor, deutlich weniger als erwartet, da – entgegen den optimistischeren Annahmen im Projektantrag – nur jeder zweite Patient mit der Befragung eines Angehörigen einverstanden war und sich dann wiederum nur jeder zweite Angehörige auf die Befragung einließ. Der Rücklauf bei den behandelnden Ärzten war sehr gut (Rücklauf 92%), der Rücklauf bei der schriftlichen Befragung der letztbehandelnden Ärzte vergleichbar mit der Befragung Thüringer Hausärzte (32% bzw. 34%). Insgesamt ist die Datenlage sehr zufrieden stellend und als Basis für weitere Auswertungen geeignet.

### 25.4.2 Für Patienten und Angehörige sind Kommunikationsprobleme gravierender als Defizite bei der Entscheidungsbeteiligung

Die größten Mängel aus Sicht von Patienten und Angehörige finden sich im Bereich der Patienten-Arzt-Kommunikation. Die Hörfähigkeit der Ärzte für die Patientenbelange scheint unzureichend. Der Informationsaustausch vom Patienten zum Arzt ist vielfach gestört und Patienten fühlen sich mit ihren Anliegen nicht verstanden. Dies ist insofern entscheidend, als die Wahrnehmung des jeweiligen Gegenübers eine unerlässliche Voraussetzung für gemeinsame Entscheidungsfindung ist. Die Befragung von Patienten, Angehörigen und behandelnden Ärzten zeigte eine deutliche Diskrepanz zwischen der Selbsteinschätzung, der Angehörigeneinschätzung und der Arzteinschätzung im Bezug auf die Information über Erkrankung, Behandlung und Prognose. Patienten überschätzen im Vergleich zu den Behandlern ihr Wissen und beide – Ärzte und Patienten – sind sich einig, dass die Prognoseinformation überwiegend defizitär ist. Die Angehörigen wurden gefragt, wie gut sie sich im Bezug auf die Tumorerkrankung des Patienten informiert fühlen. Maximal zwei Drittel der Angehörigen hielten sich für sehr gut oder gut informiert (Behandlungsrisiken). Im Bezug

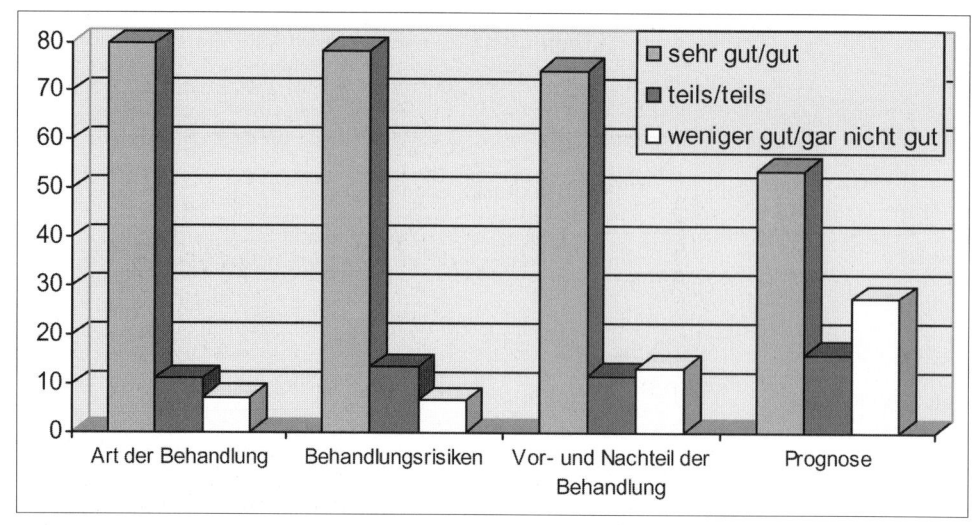

**Abb. 25.2:** Bewertung der Behandlungsinformation aus Patientensicht (N=193, Angaben in gültigen Prozent)

auf die Prognose halten sich zwar mehr Patienten für sehr gut/gut informiert als Angehörige, aber prozentual weniger Angehörige als Patienten fühlen sich weniger gut bzw. gar nicht gut informiert (vgl. Abb. 25.2).

### 25.4.3 Der Wunsch nach mehr Information ist nicht mit einem erhöhten Partizipationsbedarf gleichzusetzen

Unsere Ergebnisse zeigen, dass der Wunsch nach Information und der nach Partizipation sehr unterschiedlich ausgeprägt ist. Die überwiegende Mehrheit der Befragten wünschen auch für den Fall einer infausten Prognose umfassende Information. 2 von 3 Patienten wünschten, dass Ärzte und Pflegende immer von sich aus sagen, wie es um ihn steht (64%). 21% der Befragten wollten nur auf eigene Bitte hin informiert werden und 4% wünschten, dass nur die Angehörigen darüber mit dem Patienten reden sollten. Beinahe jeder 10. Patient gab an, darüber gar nichts wissen zu wollen (9%).

Der Anteil der Patienten, die Partizipative Entscheidungsfindung wünschen, ist geringer als der Anteil derer, die vollständige Information wünschen. 53% der Befragten wünschen die Partizipative Entscheidungsfindung. 17% der Befragten wollen die Letztentscheidung selber treffen und 30% möchten die Entscheidung über medizinische Maßnahmen dem Arzt überlassen (vgl. Abb. 25.3). Partizipative Entscheidungsfindung ist zwar mehrheitlich gewünscht, aber auch Alleinentscheiden und Entscheidungsdelegation im Sinne einer fürsorglich-paternalistischen Betreuung sollten für Patienten möglich sein [Steinbach 2004]. Ein Kommunikationstraining für präferenzorientierte Entscheidungsbeteiligung könnte weiterführend sein.

### 25.4.4 Partnerschaftliche Zusammenarbeit ist mehr als gemeinsames Entscheiden

Aus Befragtensicht (Patienten und Bevölkerung) beinhaltet partnerschaftliche Zusammenarbeit nicht (nur) gemeinsames Entscheiden, sondern viel grundlegendere Aspekte des Miteinanders wie Gespräche, Erreichbarkeit, Zeit und Beratung. Insofern sollten die Begriffe „Partnerschaftliche

## 25.4 Ergebnisse

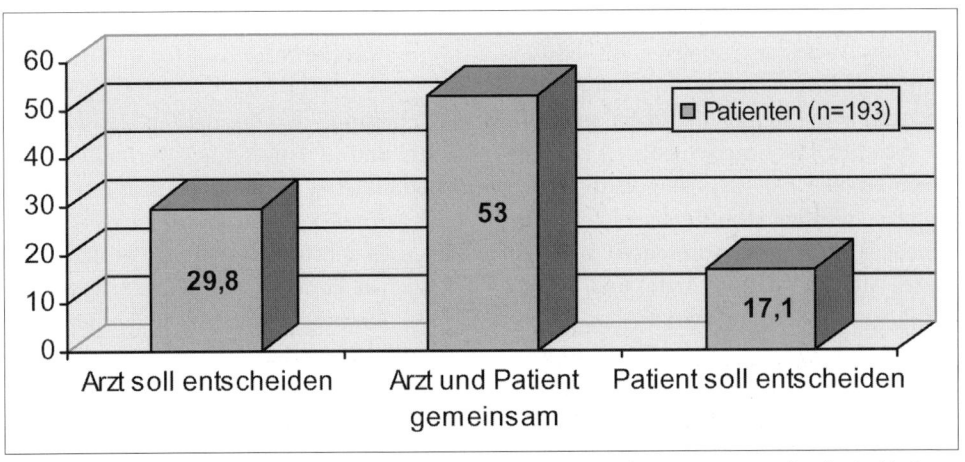

**Abb. 25.3:** Gewünschte Entscheidungsbeteiligung aus Patientensicht: „Wenn es um konkrete Maßnahmen bei der Behandlung Ihrer Tumorerkrankung geht, von wem sollten diese Entscheidungen Ihrer Meinung nach getroffen werden?" Antworten in gültigen Prozent, dabei „Arzt allein" und „Arzt nach Bedenken Patientenmeinung" sowie „Patient allein" und „Patient nach Bedenken Arztmeinung" zusammengefasst.

Zusammenarbeit" und „Partizipative Entscheidungsfindung" nicht synonym genutzt werden. Partnerschaftliche Zusammenarbeit, wie von über 90% der Befragten gewünscht, sollte nicht auf die – von jedem 2. gewünschte – Mitwirkung am Entscheidungsprozess reduziert werden [Anselm 2003].

### 25.4.5 Patientenverfügungen sind (auch) Kommunikationsinstrumente

Die Patientenbefragungen zeigten, dass Patientenverfügungen und Vorsorgevollmachten eine eigene Bedeutung über die antizipierte Entscheidungssituation haben können. Patienten mit Patientenverfügung wollen nicht häufiger selbst entscheiden als andere Befragte, sondern brauchen einen Arzt, der auf ihren erhöhten Kommunikationsbedarf eingeht. Darüber hinaus zeigte sich, dass vor allem Männer mit formal niedrigem Bildungsstand Patientenverfügungen nicht kennen. Ärzte sollten dies wissen, um adäquat auf ihre Patienten eingehen zu können [van Oorschot et al. 2004a]. Die Erfahrungen der Anlaufstelle Patientenverfügung zeigten, dass die zumeist älteren Ratsuchenden auch das Gespräch suchten, um einen Einstieg in die eigene Beschäftigung mit den Themen um Sterben und Tod zu finden und um dann die eigenen Vorstellungen und Präferenzen in das persönliche Umfeld zu kommunizieren. Vielfach wurde dann die Vorsorgevollmacht wichtiger als die Patientenverfügung, die eher von den Bevollmächtigten als Hilfe für die möglicherweise erforderliche Durchsetzung der Patientenpräferenzen gewünscht wurde. Patientenverfügungen haben sich in unserem Kontext eher als Hilfen zum Einstieg in eine „Lebensende-Kommunikation" bewährt, denn als konkrete Entscheidungshilfen.

### 25.4.6 Die normativ-rechtliche Unterscheidung verschiedener Sterbehilfeformen wird nicht nachvollzogen

Bei der Auswertung der Sterbehilfefrage bestätigten sich die Ergebnisse früherer Befragungen [Simon et al. 2004, van Oorschot et al. 2005, van Oorschot et al. 2002]. Auch die Patienten rezipieren die ethisch-moralische Dimension der von den Fachleuten geführten Sterbehilfediskussion nicht. Die rechtlich klar unterschiedenen verschiedenen Formen der Sterbehilfe (aktiv, passiv, indirekt) werden von ihnen nicht unterschieden. Patienten wünschen sich ein „gutes Sterben" – und Ärzte sind für die Krankheit *und* den Sterbeprozess verantwortlich. Sie sollen heilen – wenn das nicht möglich ist, dann steht die Linderung von Beschwerden im Vordergrund. Moralische Kategorien sind bei den von uns Befragten für die Bewertung der ärztlichen Hilfe im und zum Sterben nachrangig. Hier sind Missverständnisse in der Kommunikation von Patienten und Ärzten vorprogrammiert.

### 25.4.7 Die Bedeutung der Angehörigen wird von Ärzten unterschätzt

Die bisherigen Konzepte für die Arzt-Patienten-Interaktion berücksichtigen Angehörige kaum. Unsere Befragungen zeigen, dass für die Mehrheit der Patienten die Angehörigen bei der Meinungsbildung und beim Entscheiden ein Mitspracherecht haben. 80% der Befragten gaben an, dass Angehörige für die Entscheidungsfindung sehr wichtig oder wichtig seien. Angehörige wiederum beklagten, dass sie von den Ärzten zu wenig ernst genommen werden. Die Erfahrungen der Anlaufstelle Patientenverfügung bestätigen diesen Eindruck. Hinzu kommt, dass eine gute Versorgung am Lebensende im häuslichen Bereich nicht ohne die Einbeziehung von Angehörigen möglich ist. Insofern muss das Konzept der Partizipativen Entscheidungsfindung – wenn es denn auch am Lebensende tragfähig sein soll – so erweitert werden, dass auch Angehörige oder andere, vom Patienten benannte Stellvertreter (und möglicherweise auch Pflegende) darin Platz haben.

### 25.4.8 Nicht jeder möchte „zu Hause" versterben

Es ist bekannt, dass die meisten Menschen zu Hause und in Anwesenheit vertrauter Menschen die letzte Lebenszeit verbringen möchten. Auch die meisten von uns befragten Patienten möchten – wenn sie es sich denn aussuchen könnten – zu Hause versterben (73%). Ein beachtlicher Anteil der Befragten zog allerdings doch das Krankenhaus als Sterbeort vor (15%). Nach diesen Ergebnissen kann nicht davon ausgegangen werden, dass jeder zu Hause versterben möchte. „Sterben im häuslichen Bereich" ist kein Wert an sich. Nur wenn die Patientenwünsche bekannt sind, ist eine individuelle Versorgung am Lebensende möglich. Dazu gehört zum einen eine entsprechende Kommunikationskultur und zum anderen – im Bezug auf den gewünschten Sterbeort Krankenhaus – eine Krankenhauskultur, die diesem Bedürfnis adäquat Rechnung trägt. Darüber hinaus wurde der Befragung der Hinterbliebenen von palliativ betreuten Patienten deutlich, dass die Palliativberatung durch verbesserte Kommunikation einen eigenständigen Beitrag dazu leistet, dass Menschen an dem von ihnen gewünschten Ort sterben können [van Oorschot et al. 2004b]. Die Befragungsergebnisse fließen in die Ärzteweiterbildungen im Rahmen der Basiskurse „Palliativmedizin" der Thüringer Landesärztekammer ein.

## 25.5 Schlussfolgerungen

Die bisherigen Projektergebnisse zeigen, dass zumindest die von uns befragten Patienten ein hohes Bedürfnis nach Partizipation haben. Sie wünschen sich im Leben mit der Krankheit und für das eigene Sterben eine partnerschaftliche Zusammenarbeit mit den für sie zuständigen Ärzten. Im vertrauensvollen Miteinander sollen die Einzelaspekte der

Tumorerkrankung ohne Vernachlässigung psychosozialer und psychischer Dimensionen berücksichtigt werden. Die moderne Palliativmedizin greift dieses Anliegen systematisch auf. In Anlehnung an die WHO-Definition von *palliative care* sind Symptomkontrolle, Kommunikation und Ethik gleichwertige Säulen guter palliativmedizinischer Versorgung [Klaschik et al. 2003]. Aus Patientensicht sollten diese Inhalte allerdings nicht erst am Lebensende relevant werden, sondern – so auch die Forderung der Fachgesellschaften – (nicht nur) dem Tumorpatienten begleitend in allen Phasen seiner Erkrankung zur Verfügung stehen. Es zeigte sich, dass Palliativberatung und das niederschwellige Angebot der Anlaufstelle Patientenverfügung einen wesentlichen Beitrag zur besseren Beachtung der Patientenpräferenzen leistete. In der Begleitforschung fanden sich vielfältige Hinweise auf gravierende Defizite im Bereich Kommunikation und Ethik. Die verschiedenen Perspektiven und auch berufsspezifische Vorprägungen wurden in den unterschiedlichen Einschätzungen der verschiedenen Akteursgruppen sichtbar. Wenn diese unterschiedlichen Sichtweisen nicht kommuniziert und einander angenähert werden, sind Missverständnisse und Fehleinschätzungen zu erwarten. Partizipative Entscheidungsfindung könnte hier weiterführend sein, da – gemäß der theoretischen Grundlage – im gegenseitigen Informationsaustausch sowohl der Patient als auch der Arzt als Person wahrgenommen werden. Auf diesem Weg wird ein Freiraum für individuelle Entscheidungen, für den Abgleich von Wertorientierungen und für die Berücksichtigung von nicht-somatischen Aspekten der Krankheit eröffnet.

Gleichzeitig zeigte sich allerdings auch, dass das Konzept der Partizipativen Entscheidungsfindung weiter präzisiert werden muss. Zum einen möchte nicht jeder Patient in jedem Fall an medizinischen Entscheidungen beteiligt werden bzw. den Arzt an der Entscheidung beteiligen. Es bedarf also entweder einer „präferenzorientierten Partizipativen Entscheidungsfindung", die in unterschiedlichem Maß Entscheidungsbeteiligung ermöglicht oder einem Nebeneinander verschiedener Konzepte medizinischer Entscheidungsfindung, in dem sowohl Partizipative Entscheidungsfindung als auch Entscheidungsdelegation im Sinne des paternalistischen Modells und die eigene Letztentscheidung im Sinne des Konsumentenmodells der Arzt-Patienten-Beziehung möglich ist. In diesem Fall müssten Ärzte darin geschult werden, flexibel und individuell Entscheidungsbeteiligung zu realisieren. Zum anderen wird im Modell der Partizipativen Entscheidungsfindung bisher davon ausgegangen, dass es über Patient und Arzt hinaus keine Entscheidungsbeteiligten gibt. Aus Seite der Patienten sind die Angehörigen bisher vernachlässigt. Hier sollte – wie auch bei den anderen, bisherigen Modellen der Arzt-Patienten-Beziehung – nachgebessert werden, damit wiederum präferenzorientiert Platz für die Einbeziehung weiterer Personen geschaffen wird.

Die Herausforderung für die Entwicklung zukünftiger Ärztefortbildungen wird darin liegen, nicht nur Techniken für die Optimierung von Entscheidungsprozessen zu vermitteln, sondern auch Haltungen und Einstellungen zu fördern, die für die nachhaltige Förderung der gewünschten Handlungskompetenzen entscheidend sind. Dies gilt umso mehr für die kommunikative Kompetenz, da diese sich in der Begegnung zweier autonomer Personen („Partner") bewähren muss.

### Literatur

Anselm R (2003) Patient oder Partner? Leistungskraft und Grenzen eines Paradigmas. In: Scheibler F, Pfaff H (Hrsg.), Shared Decision-Making. Der Patient als Partner im medizinischen Entscheidungsprozess, 26–33. Juventa Verlag, Weinheim

Anselm R, van Oorschot B (Hrsg.) (2005) Mitgestalten am Lebensende – Handeln und Behandeln Sterbenskranker. Vandenhoeck & Ruprecht, Göttingen

Charles C, Gafni A, Whelan T, Shared decision making in the medical encounter: what does it mean? (or it takes at least two to tango). Soc Sci Med (1997), 44, 681–692

Charles C, Gafni A, Whelan T, Decision-making in the physician-patient encounter, revisiting the shared treatment decision-making model. Soc Sci Med (1999), 49, 651–661

Degner L, Sloan J, Decision-making during serious illness: what role do patients really want to play? J Clin Epidemiol (1992), 45, 941–50

Klaschik E (2003) Palliativmedizin. In: Klaschik E, Huseboe S, Palliativmedizin, 1–4. Springer Verlag, Berlin

Langewitz W (2002) Arzt-Patient-Kommunikation, Mitteilen schlechter Nachrichten. In: Brähler E, Strauß B (Hrsg.), Handlungsfelder in der psychosozialen Medizin, 72–74. Hogrefe, Göttingen

Scheibler F, Pfaff H (2003) Shared decision-making. Ein neues Konzept der Professionellen-Patienten-Interaktion. In: Scheibler F, Pfaff H (Hrsg.), Shared Decision-Making. Der Patient als Partner im medizinischen Entscheidungsprozess, 11–22. Juventa Verlag, Weinheim

Simon A, Lipp V, Tietze A et al., Einstellungen deutscher Vormundschaftsrichterinnen und -richter zu medizinischen Entscheidungen und Maßnahmen am Lebensende: erste Ergebnisse einer bundesweiten Befragung. MedR (2004), 6, 3030–3037

Steinbach K, van Oorschot B, Anselm R et al., Wer soll entscheiden? Dtsch Ärztebl (2004), 41, 2741

van Oorschot B, Dreßel G, Erdmann B et al., Sterben und Tod in Thüringen. Ergebnisse einer sozialwissenschaftlichen Repräsentativbefragung. Z Palliatmed (2002), 3, 30–33

van Oorschot B, Hausmann C, Köhler N et al., Patientenverfügung aus Patientensicht. Ergebnisse einer Befragung von palliativ behandelten Tumorpatienten. Ethik Med (2004a), 16, 112–122

van Oorschot B, Hausmann C, Köhler N et al., Patienten als Partner in der letzten Lebensphase – Erste Ergebnisse und Perspektiven eines Modellvorhabens. Bundesgesundheitsblatt Gesundheitsforschung Gesundheitsschutz (2004b), 47, 992–999

van Oorschot B, Lipp V, Tietze A et al., Einstellungen zur Sterbehilfe und zu Patientenverfügungen. Ergebnisse einer Befragung von 727 Ärzten. Dtsch Med Wochenschr (2005), 130, 261–265

# 26 Evaluation eines Konsultationstrainings zur Partizipativen Entscheidungsfindung (PEF) für Hausärzte

*Thorsten J. Doering, Birgit Steuernagel, Mark S. Hübner, Johanna Wischnewski, Kerstin Buttler, Stephanie Vahlbruch, Hanna Rohlfing, Edith Schrader v. Hellen, Ulfried Kehl*

## 26.1 Zusammenfassung

Die vom BMGS geförderte und randomisierte kontrollierte Studie (40 Arztpraxen/200 Patienten) erprobt modellhaft, ob Ärzte durch die Anwendung eines in Arbeitsgruppen entwickelten Konsultationsmodells und durch ein spezielles Konsultationstraining ihre Patienten stärker in die medizinische Entscheidungsfindung integrieren können. Die Studie untersucht die Frage, inwieweit Ärzte und Patienten überhaupt eine partnerschaftlichere Entscheidung wünschen, ob diese Partnerschaft im Konsultationsgespräch erreicht wurde und ob mit den neuen Rollen die Zufriedenheit auf beiden Seiten und die Autonomie im Umgang mit dem Krankheitsgeschehen erhöht wird. Anhand des entwickelten Konsultationsmodells wurden Ärzte in mehreren Trainingseinheiten geschult und ein Evaluationskonzept geschaffen um den Erfolg des Modells und des Konsultationstrainings zu überprüfen. Mit dem Evaluationskonzept werden PEF-Präferenzen der Patienteneltern, der Ablauf der gemeinsamen Entscheidungsfindung während der Konsultation, Krankheitssymptome und die Lebensqualität der Kinder sowohl in den geschulten Interventionspraxen als auch in den Kontrollpraxen anhand von Fragebögen erhoben.

Die Einschlusskriterien der Patienten in dieses Projekt sind die Erstkonsultation eines Kindes zwischen 3–10 Jahren mit einem unkomplizierten Atemwegsinfekt und die Bereitschaft der Eltern, an einer gemeinsamen Entscheidungsfindung teilzuhaben. Eine geplante Zwischenevaluation wurde Anfang Dezember 2003 durchgeführt. 85 bis dahin eingegangene Fragebögen aus dem Zeitraum Februar bis Oktober 2003 wurden ausgewertet. Die Mehrheit der Patienten (64%) wünscht sich einen partnerschaftlichen Entscheidungsprozess, der Wunsch nach Mitentscheidung sinkt jedoch mit zunehmender Bedrohlichkeit der Erkrankung. 67% der Ärzte sind der Meinung, dass sich ihr Kommunikationsverhalten seit Studienbeginn verändert hat.

## 26.2 Hintergrund und Fragestellung

Das Verhältnis zwischen Arzt und Patient in unserer Gesellschaft wandelt sich von einer patriarchalischen zu einer partnerschaftlichen Beziehung durch die wachsenden Ansprüche „informierter Patienten" auf Mitbestimmung [Charles et al. 1999]. In diesem Zusammenhang wurde der Begriff des Shared-Decision-making (SDM) bzw. der partipativen Entscheidungsfindung (PEF) geprägt. Im Unterschied zum paternalistischen Modell, in dem der Arzt den Patienten über die nach ärztlicher Einschätzung beste Entscheidung informiert und entscheidet, einigen sich beim PEF-Modell Arzt und Patient gemeinsam, nachdem sie Informationen über persönliche Präferenzen und über therapeutische Behandlungsalternativen ausgetauscht haben [Charles et al. 1997]. Da Studien vermehrt auf den Wunsch der Patienten nach einer Partizipativen Entscheidungsfindung hinweisen und gleichzeitig deren Unzufriedenheit mit der oftmals vorherrschenden paternalistischen Praxis bezeugen [Kurtz et al. 1998], soll die vom BMGS geförderte randomisierte kontrollierte Studie (40 Arztpraxen/200 Patienten) modellhaft erproben, ob Ärzte durch die Anwendung eines in Arbeitsgruppen entwickelten Konsultationsmodells und durch ein spezielles Konsultationstraining ihre Patienten stärker in die medizinische Entscheidungsfindung integrieren können. Die Studie untersucht die Frage, inwieweit Ärzte und Patienten überhaupt eine partnerschaftlichere Entscheidung wünschen, ob diese Partnerschaft im Konsultationsgespräch erreicht wurde und ob mit den neuen Rollen die Zufriedenheit auf beiden Seiten und die Autonomie mit dem Krankheitsgeschehen erhöht wird.

## 26.3 Studiendesign und Methodik

Aus der niedersächsischen Kassenarztliste wurden 40 allgemeinmedizinische/ pädiatrische Interventions- (20) und Kontrollpraxen (20) randomisiert ausgewählt und in das Studienprotokoll eingewiesen. Die Interventionsärzte wurden entsprechend des in fünf Abschnitte gegliederten Konsultationsmodells [Steuernagel et al. 2003] (Abb. 26.1) zur PEF in einem speziell entwickelten Konsultationstraining geschult. Neben der Umsetzung des Modells wurde der Umgang mit unterschiedlichen Patientenpersönlichkeiten sowie verbale und nonverbale Kommunikation in Rollenspielen mit instruierten Patienten geübt. Die instruierten Patienten wurden zuvor durch spezielles Training zur Darstellung verschiedener Patiententypen und zur Formulierung positiven Feedbacks ausgebildet. In studienbegleitenden Qualitätszirkeln wurde das Erlernte gefestigt und Umsetzungsprobleme in der Praxis besprochen. Die Arzthelferinnen wurden parallel geschult, da sie für die Studie wesentliche organisatorische Funktionen in der Praxis übernehmen. Die Kontrollärzte behalten ihre gewohnte Vorgehensweise bei und wurden daher mit ihren Arzthelferinnen lediglich über das Studienprotokoll unterrichtet. Die Rekrutierung der Studienpatienten erfolgte nach einem festgelegten Muster in der teilnehmenden Praxis. Die Einschlusskriterien sind die Erstkonsultation eines Kindes im Alter von 3–10 Jahren bei Vorliegen eines unkomplizierten Atemwegsinfektes und die Einstellung des begleitenden Elternteils zur PEF gemessen mit der Degner-Skala, und ausreichende Deutschkenntnisse als Voraussetzung zum Ausfüllen der Fragebögen. Das Vorliegen einer chronischen Begleiterkrankung beim Kind war ein Ausschlusskriterium. Die Patienten bzw. deren Eltern erhalten pro Krankheitsepisode ein siebenteiliges Fragebogenset. Soziodemografische Daten werden anhand von ALBUS-Standardkriterien erfasst, mit der CARIFS [Jacobs et al. 2000] werden Krankheitssymptome erfasst, mit den WONCA-Charts [Weel et al. 1993, Wonca 1990] beurteilen die Kinder selbst mithilfe von Piktogrammen Aspekte der Lebensqualität. Der API [Steuernagel et al. 2003] erfasst zu Beginn und am Ende der Studie die Präferenz bezüglich PEF im Allgemeinen und speziell zu drei Krankheitsvignetten als auch das Informationsbedürfnis der Eltern. PICS [Steuernagel et al. 2003] und COMRADE [Edwards et al. 2003] sind zwei Instrumente zur Erhebung der stattgefundenen PEF, die von den Eltern für jede Erstkonsultation bei einer neuen Krankheitsepisode des Kindes ausgefüllt werden. Auch die Man-Son-Hing-Skala [Doering et al. 2002] ist ein Instrument zur Erhebung der PEF mit der Besonderheit eines korrelierenden Arztfragebogens, anhand dessen die Einschätzung des Arztes und des Patienten bzw. seiner Eltern bezüglich einer stattgefundenen gemeinsamen Entscheidungsfindung für jede Konsultation direkt miteinander verglichen werden können. Der Arzt füllt während des einjährigen Erhebungszeitraumes für jede Konsultation mit den eingeschlossenen Patienten die

## 26.3 Studiendesign und Methodik

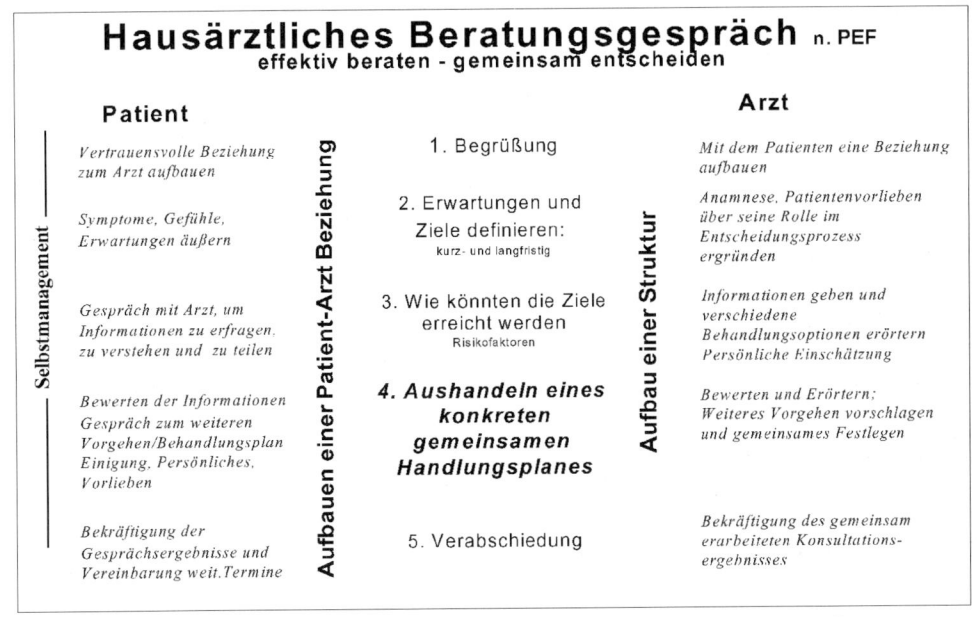

### Hausärztliches Beratungsgespräch n. PEF
**effektiv beraten - gemeinsam entscheiden**

| Patient | | Ablauf | | Arzt |
|---|---|---|---|---|
| *Vertrauensvolle Beziehung zum Arzt aufbauen* | | 1. Begrüßung | | *Mit dem Patienten eine Beziehung aufbauen* |
| *Symptome, Gefühle, Erwartungen äußern* | | 2. Erwartungen und Ziele definieren: kurz- und langfristig | | *Anamnese, Patientenvorlieben über seine Rolle im Entscheidungsprozess ergründen* |
| *Gespräch mit Arzt, um Informationen zu erfragen, zu verstehen und zu teilen* | | 3. Wie könnten die Ziele erreicht werden Risikofaktoren | | *Informationen geben und verschiedene Behandlungsoptionen erörtern Persönliche Einschätzung* |
| *Bewerten der Informationen Gespräch zum weiteren Vorgehen/Behandlungsplan Einigung, Persönliches, Vorlieben* | | **4. Aushandeln eines konkreten gemeinsamen Handlungsplanes** | | *Bewerten und Erörtern; Weiteres Vorgehen vorschlagen und gemeinsames Festlegen* |
| *Bekräftigung der Gesprächsergebnisse und Vereinbarung weit.Termine* | | 5. Verabschiedung | | *Bekräftigung des gemeinsam erarbeiteten Konsultationsergebnisses* |

Linke Seite: Selbstmanagement — Aufbauen einer Patient-Arzt Beziehung — Aufbau einer Struktur

**Abb. 26.1:** Das hausärztliche Beratungsgespräch als Grundlage des Konsultationsmodells

### Degner-Skala (N=59)

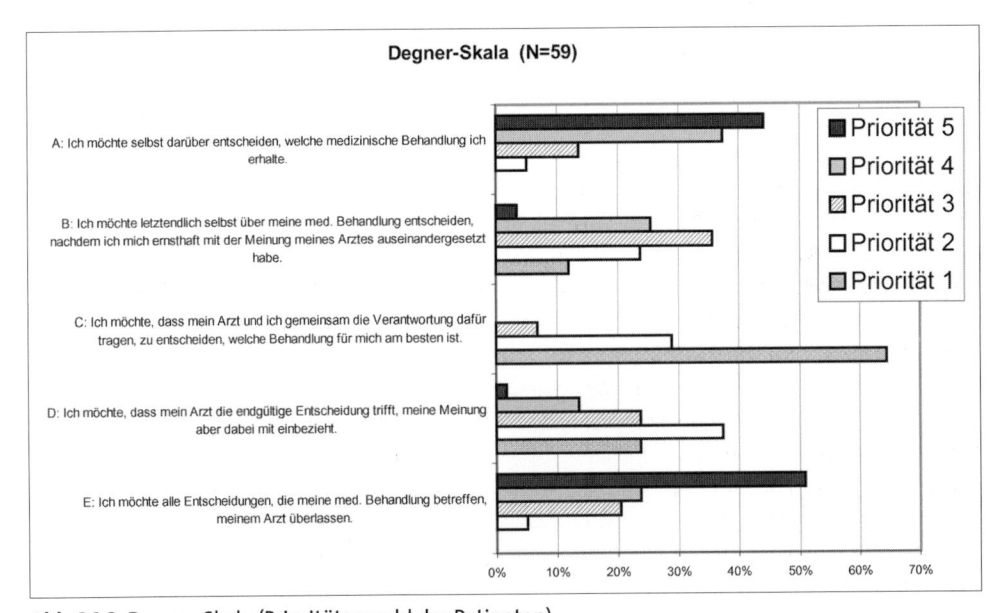

- A: Ich möchte selbst darüber entscheiden, welche medizinische Behandlung ich erhalte.
- B: Ich möchte letztendlich selbst über meine med. Behandlung entscheiden, nachdem ich mich ernsthaft mit der Meinung meines Arztes auseinandergesetzt habe.
- C: Ich möchte, dass mein Arzt und ich gemeinsam die Verantwortung dafür tragen, zu entscheiden, welche Behandlung für mich am besten ist.
- D: Ich möchte, dass mein Arzt die endgültige Entscheidung trifft, meine Meinung aber dabei mit einbezieht.
- E: Ich möchte alle Entscheidungen, die meine med. Behandlung betreffen, meinem Arzt überlassen.

Legende: ■ Priorität 5, □ Priorität 4, ▨ Priorität 3, □ Priorität 2, ■ Priorität 1

**Abb. 26.2:** Degner-Skala (Prioritätenwahl der Patienten)

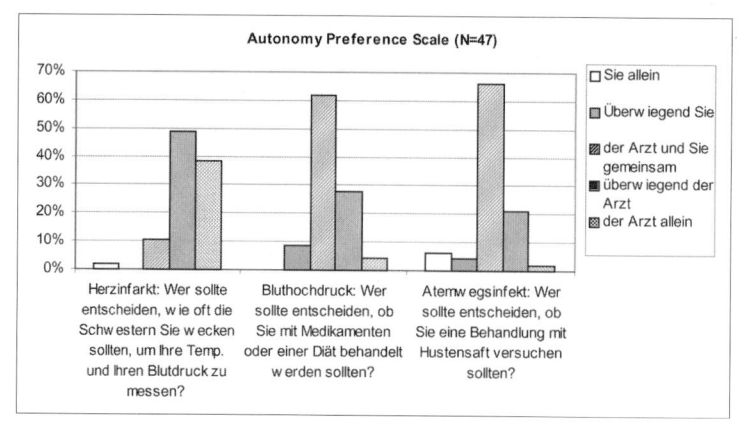

**Abb. 26.3:** Entscheidungspräferenzen der Patienten bei unterschiedlichen hypothetischen Erkrankungen

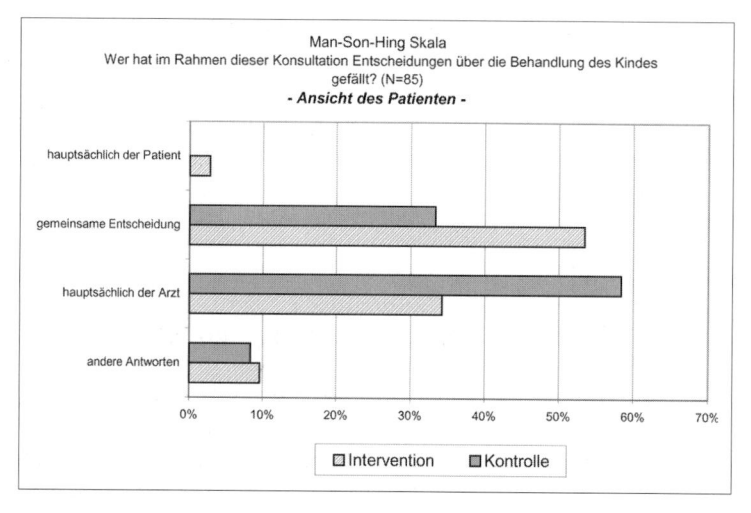

**Abb. 26.4:** Man-Son-Hing Skala aus Sicht des Patienten

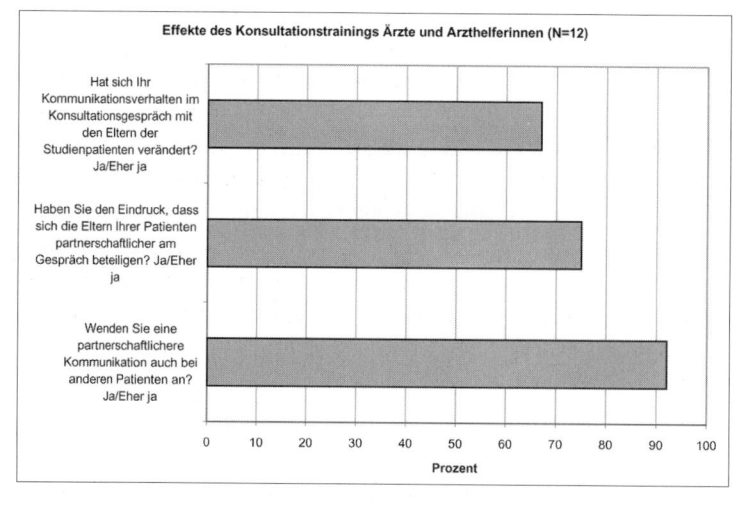

**Abb. 26.5:** Effekte des Konsultationstrainings aus Sicht der Ärzte und Arzthelferinnen

Man-Son-Hing-Skala und einen Fragebogen über Symptome, Diagnose und Therapie aus.

## 26.4 Ergebnisse

Bei der Auswertung wurde aufgrund zu geringer Fallzahlen auf einen Vergleich mit der Kontrollgruppe verzichtet, somit beziehen sich die folgenden Ergebnisse lediglich auf 85 Fragebogensets der Interventionsgruppe. Die Auswertung der soziodemografischen Daten ergab ein Durchschnittsalter der in die Studie eingeschlossenen Kinder von 6,3 Jahren (± 2,2 Jahre), das Durchschnittsalter des begleitenden Elternteils (in der Regel die Mutter) beträgt 36,8 Jahre (± 4,3 Jahre). Die Degner-Skala ergab bei 64% aller befragten Patienten als erste Priorität die gemeinsame Entscheidungsfindung (die Antwort C), die alleinige Entscheidung auf Seiten des Arztes (Antwort E: Ausschlusskriterium) bzw. auf Seiten des Patienten (Antwort A) wurde von keinem der Befragten als erste Priorität gewählt, sondern jeweils von ca. der Hälfte der Befragten als letzte (fünfte) Priorität (Abb.26.2). Abbildung 26.3 zeigt jeweils eine Beispielfrage bezogen auf die drei Fallvignetten Atemwegsinfekt, Bluthochdruck und Herzinfarkt des API. Es zeigt sich, dass sich im Falle eines Atemwegsinfektes 69 % und im Falle des Bluthochdrucks 64 % der Befragten eine gemeinsame Entscheidungsfindung bezüglich der Medikation mit ihrem Arzt wünschen. Im Falle eines Herzinfarktes wünschen sich insgesamt 86 der Befragten, dass „überwiegend der Arzt" oder „der Arzt allein" entscheidet. Diese Tendenz deckt sich mit der Beantwortung der Frage „Sie werden krank und Ihre Erkrankung verschlechtert sich. Möchten Sie, dass Ihr Arzt Ihre Behandlung in stärkeren Maße in die Hand nimmt?". Insgesamt 86 % der Befragten sind sehr dafür oder etwas dafür, keiner dagegen. Bezüglich des Aspekts „Wer hat im Rahmen des Arztbesuches Entscheidungen über die Behandlung des Kindes gefällt?" wurde von 53% der Patienten (Abb. 26.4) und 55% der Ärzte (nicht dargestellt) der Interventionsgruppe die gemeinsame Entscheidungsfindung angegeben. Jedoch ergab der Vergleich des Arztfragebogens mit dem korrelierenden Patientenfragebogen in 54% der Fälle bei einzelnen Fragen eine unterschiedliche Einschätzung der einzelnen Konsultation bezüglich der gemeinsamen Entscheidungsfindung. Bei der Kontrollgruppe gaben 33% der Patienten und 42% der Ärzte an, gemeinsam entschieden zu haben. Die Evaluation zeigt als Ergebnis des Konsultationstrainings, dass 75% der Ärzte den Eindruck hatten, dass sich die Eltern nach der Intervention partnerschaftlicher am Gespräch beteiligten. 67% der Ärzte geben an, dass sich ihr Kommunikationsverhalten infolge der Schulung verändert hat (Abb. 26.5).

## 26.5 Schlussfolgerungen

Sowohl Ärzte als auch Patienten streben eine partnerschaftliche Kommunikation während der Konsultation an. Die Bereitschaft der Patienten, sich an medizinischen Entscheidungen zu beteiligen, ist abhängig von der Art der jeweiligen Erkrankung: bei Atemwegsinfekten wird eine gemeinschaftliche Entscheidungsfindung präferiert. Das Kommunikationsverhalten der Ärzte kann in Richtung einer zunehmenden Einbeziehung der Patienten durch ein Konsultationstraining verändert werden. Das Konsultationstraining führte nach Einschätzung der teilnehmenden Ärzte zu einer partnerschaftlicheren Beteiligung der Eltern.

### Literatur

Charles C, Gafni A, Whelan T, Shared Decision-Making in the medical encounter: What does it mean? (Or it takes at least two to tango). Soc Sci Med (1997), 44(5), 681–92

Charles C, Gafni A, Whelan T, Decision-Making in the physician-patient encounter: revisiting the shared treatment decision-making model. Soc Sci Med (1999), 49(5), 651–61

Doering T, Steuernagel B (Hrsg.) (2002) Patienten – Partner im medizinischen Entscheidungsprozess, Verlag Hannover, Hannover

Edwards A, Elwyn G, Hood K, et al., The development of COMRADE – a patient-based outcome measure to evaluate the effectiveness of risk communication and treatment decision making in consultations. Patient Educ Couns (2003), 50, 311–322

Jacobs B, Young N, Dick P, et al., Canadian Acute Respiratory Illness and Flu Scale (CARIFS): development of a valid measure for childhood respiratory infections. J Clin Epidemiol (2000), 53, 793–799.

Kurtz SM, Silverman JD, Draper J. (1998) Teaching and Learning Communication Skills in Medicine. Radcliffe Medical Press, Oxford

Steuernagel B, Rohlfing H, Niederstadt C, et al., (2003) Behandlung kindlicher Atemwegsinfekte. Eltern als Partner im medizinischen Entscheidungsprozess. In: Scheibler F, Pfaff H (Hrsg.) Shared Decision-Making. Juventa, Weinheim und München

Weel C van. Functional Status assessment in primary care: coop/wonca charts. Disabil Rehabil (1993), 15, 96–101.

Wonca Classification Committee (1990) Functional Status Measurement in Primary Care. Springer Verlag, New York/Berlin/Heidelberg

# 27 Messung der Partizipativen Entscheidungsfindung

*Daniela Simon, Andreas Loh, Martin Härter*

## 27.1 Einleitung

Dem Thema Patientenbeteiligung bei medizinischen Entscheidungen wird in den letzten Jahren zunehmend Bedeutung beigemessen [Badura 2005]. Ergebnisse bisheriger Studien weisen darauf hin, dass Patientenbeteiligung nach dem Konzept der Partizipativen Entscheidungsfindung in verbessertem Wissen, realistischeren Erwartungen über den Behandlungsverlauf und einer stärkeren Unterstützung resultiert [Härter 2004]. Dabei ist zu beachten, dass der Prozess der Entscheidungsfindung komplex ist und viele Faktoren auf Seiten des Patienten und des Arztes umfasst, wie z.B. Gesundheitszustand, vorhandenes Wissen über Behandlungsmöglichkeiten, Selbstwirksamkeit, Entscheidungskonflikte, Qualität der Arzt-Patient-Beziehung und Zuverlässigkeit bei der Umsetzung der Behandlung.

Zum Thema Partizipative Entscheidungsfindung wurde eine allgemein gültige Definition im Rahmen der Arbeitsgruppe „Methoden" des BMGS-Förderschwerpunktes „Der Patient als Partner im medizinischen Entscheidungsprozess" erarbeitet. Als Ergebnis eines in mehren Schritten abgeschlossenen Konsensusprozesses wurde Partizipative Entscheidungsfindung definiert als ein „Interaktionsprozess mit dem Ziel, unter gleichberechtigter aktiver Beteiligung von Patient und Arzt auf Basis geteilter Information zu einer gemeinsam verantworteten Übereinkunft zu kommen" [vgl. Härter 2004].

Zusätzlich zur Definition wurden die folgenden Kernelemente beschrieben:
- mindestens 2 Teilnehmer (Patient und i. d. R. Arzt) sind beteiligt,
- der Informationsaustausch findet in beide Richtungen statt,
- beide Gesprächspartner sind sich bewusst, dass und welche Wahlmöglichkeiten bezüglich der medizinischen Entscheidung bestehen,
- beide Partner bringen ihre Entscheidungskriterien aktiv und gleichberechtigt in den Abwägungs- und Entscheidungsprozess ein,
- beide Partner übernehmen für die Entscheidung Verantwortung.

Weiterhin erfolgte die Erarbeitung von Prozessschritten (Handlungsschritten), die für eine gelungene Partizipation an der medizinischen Entscheidung als notwendig angesehen werden [Giersdorf et al. 2004a]. Für eine ausführliche Darstellung wird auf die einführenden Kapitel von Elwyn und Kollegen sowie Loh et al. in Teil I dieses Buches verwiesen.

Die bisher erzielten Ergebnisse zur Patientenbeteiligung resultieren aus unterschiedlichen Studien, die verschiedene Messmethoden (Fragebögen für Patienten, Beobachtungsverfahren für die Arzt-Patienten-Kommunikation etc.) eingesetzt haben. Der vorliegende Beitrag hat zum Ziel, einen Überblick über die am häufigsten verwendeten Messverfahren der Partizipativen Entscheidungsfindung zu geben.

## 27.2 Verfahren zur Messung der Partizipativen Entscheidungsfindung

Entsprechend dem Ablauf bei der medizinischen Entscheidungsfindung können die verschiedenen Messverfahren drei Bereichen zugeordnet werden [Giersdorf et al. 2003]:
1. Erhebung von Bedürfnissen der Patienten hinsichtlich der Informationsvermittlung und der gewünschten Beteiligung am medizinischen Entscheidungsprozess,
2. Messung der Prozessschritte Partizipativer Entscheidungsfindung,
3. Bewertung der Entscheidungsfindung.

Die Einteilung der Messung Partizipativer Entscheidungsfindung in die drei Bereiche bzw. Phasen ist vor allem für die Konstruktion von Messinstrumenten, aber auch für den Einsatz einzelner Instrumente bei spezifischen Fragestellungen von Bedeutung.

Im Folgenden werden Verfahren vorgestellt, die sich auf diese Phasen der Messung beziehen. Zur Beurteilung der Güte bzw. der psychometrischen Qualität von Instrumenten werden üblicherweise Angaben zu den Gütekriterien der Objektivität, Reliabilität und der Validität gemacht. Dabei ist unter Objektivität der Grad zu verstehen, in dem die Ergebnisse eines Tests unabhängig vom Untersucher sind. Als Reliabilität bezeichnet man den Grad der Genauigkeit, mit dem ein Instrument ein bestimmtes Merkmal misst. Anhand der Validität können Aussagen darüber getroffen werden, ob ein Instrument die Inhalte erfasst, zu deren Messung es entwickelt worden ist.

### 27.2.1 Messung von Patientenpräferenzen

**Autonomie-Präferenz-Index (API)**

Der Autonomie-Präferenz-Index [Ende et al. 1989] wurde in den USA entwickelt und misst das Informationsbedürfnis der Patienten und ihren Wunsch nach Beteiligung am Entscheidungsprozess. Er besteht aus insgesamt 23 Items, die mit einer Zustimmung hinsichtlich der Präferenz zwischen 1 („lehne stark ab") und 5 („stimme stark zu") bewertet werden können. Inhaltlich erfasst er die Themen Patientenbedürfnisse hinsichtlich Information und Beteiligung bei medizinischen Entscheidungen.

Zum Bedürfnis nach Beteiligung liegen 15 Items vor, davon beziehen sich sechs Aussagen auf die allgemeine Beteiligung an medizinischen Entscheidungen. Neun Items liegen in Frage-, nicht in Aussageform vor, je drei beziehen sich auf die Partizipationspräferenz bei drei beispielhaften Themen, wie Erkrankung der oberen Atemwege, hoher Blutdruck und Herzinfarkt. Sie können ebenfalls von 1 („Arzt entscheidet allein") bis 5 („Patient entscheidet allein") beantwortet werden.

Das Bedürfnis nach Information wird anhand von acht Aussagen bewertet.

Die Reliabilität des Verfahrens ist mit einem Cronbach α von 0.82 [Ende et al. 1989] als gut zu bewerten. Die Validität ist noch nicht ausreichend überprüft.

Der API wurde im Rahmen der Methoden-AG des BMGS-Förderschwerpunktes ins Deutsche übersetzt, von den Originalautoren autorisiert und in das sog. Core-Set der Methoden-AG übernommen. Dieses Core-Set enthält diejenigen Messverfahren, die im Konsens der Modellprojekte des BMGS-Förderschwerpunktes (siehe Beiträge der Modellprojekte in Abschnitt III) als allgemein verbindlich akzeptiert wurden. Die deutsche Fassung wurde in Projekten des Förderschwerpunktes in den Bereichen Alkoholabusus, Hypertonie, Depression, Atemwegsinfekte, chronischer Schmerz, Brustkrebs und Schizophrenie eingesetzt. Indikationsübergreifende Ergebnisse aus dem Förderschwerpunkt bestätigen die Reliabilität des Fragebogens mit einem Cronbach α von 0.83 für die deutsche Übersetzung.

## Kontrollpräferenzskala (CPS)

Die englischsprachige Kontrollpräferenzskala [Degner 1992] erfasst, welche Form der Mitbestimmung sich Patienten bei Therapieentscheidungen wünschen. Dabei kann aus fünf Aussagen zur Form der Mitbestimmung die bevorzugte ausgewählt werden. Die erste Aussage steht für eine autonome Behandlungsentscheidung („Ich möchte selbst darüber entscheiden, welche medizinische Behandlung ich erhalte"), bei der letzten Aussage übernimmt der Arzt die vollständige Verantwortung („Ich möchte alle Entscheidungen, die meine medizinische Behandlung betreffen, meinem Arzt überlassen").

Bei der Kartensortierversion werden fünf Karten mit den Aussagen zur gewünschten Mitbestimmung in eine Rangreihenfolge gebracht.

Die Überprüfung der Reliabilität erfolgte bisher nur an Krebspatienten. Das Coombs Kriterium, das als Reliabilitätsmaß für Ordinaldaten gilt, wurde hierbei erfüllt [Bossuyt 1990]. Die Überprüfung auf Validität hat sich bisher nicht als zufrieden stellend erwiesen.

Die Kontrollpräferenzskala wurde im Rahmen der Methoden-AG des BMGS-Förderschwerpunktes übersetzt und von den Originalautoren autorisiert. Die deutsche Fassung wurde in ausgewählten Projekten des Förderschwerpunktes zu den Themen Arterielle Verschlusskrankheit, Multiple Sklerose, Palliativmedizin und Brustkrebs eingesetzt (siehe Beiträge in diesem Buch).

## 27.2.2 Messung der Prozessschritte Partizipativer Entscheidungsfindung

### Beobachtung der Einbeziehung von Patienten (OPTION-Skala)

Bei der OPTION-Skala [Observing patient involvement, Elwyn et al. 2003] handelt es sich um ein Beobachtungsverfahren (Fremdrating) zur Messung der Prozessschritte der Partizipativen Entscheidungsfindung. Dabei werden Konsultationen in Form von Audio- oder Videoaufnahmen anhand von 12 Aussagen bewertet. OPTION erfasst, ob der Arzt Probleme angemessen definiert, ob er Optionen nennt, Information bereitstellt, ob er das Verständnis des Patienten hinsichtlich der Informationen und seine Rollenpräferenzen erfragt und ob Entscheidungen aus beiden Perspektiven betrachtet werden [Elwyn et al. 2003]. Für die Einschätzung über das Auftreten der einzelnen vorgegebenen Kommunikationsfertigkeiten wird eine Fünf-Punkte-Skala (0 = „Kompetenz nicht beobachtet", 4 = „sehr hoher Standard der Kompetenz") benutzt. Die Reliabilität ist mit einem Wert von 0.79 gut. Auch für die OPTION-Skala liegt eine von den Originalautoren autorisierte deutsche Übersetzung vor (s. Abb. 27.1).

## 27.2.3 Bewertung der Entscheidungsfindung

### Decisional Conflict Scale (DCS)

Dieser Fragebogen aus den USA [O'Connor 1995] misst, wie Patienten die verschiedenen, zur Verfügung stehenden Behandlungsmöglichkeiten bewerten. Anhand der Bewertung kann das Verhältnis zwischen der Unsicherheit und den die Unsicherheit bedingenden Faktoren gemessen werden. Außerdem wird die Qualität der Entscheidungsfindung erfasst.

Die insgesamt 16 Items der Skala liegen in Aussageform vor und können mit Angaben zwischen 1 („stimme stark zu") und 5 („lehne stark ab") bewertet werden. Sie beziehen sich auf die Themen Unsicherheit (drei Items), Unsicherheit bedingende Faktoren (neun Items) und Qualität der Entscheidung (vier Items).

Die Reliabilität des Instrumentes (Cronbach $\alpha$) ist mit Werten für die Gesamtskala zwischen 0.78 und 0.92 gut [O'Connor

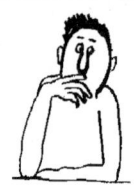

## OPTION Beobachtung der Einbeziehung von Patienten

Elwyn et al., 2003, Deutsche Übersetzung von Martin Härter, Wolf Langewitz und Andreas Loh

| Name des Bewerters | | Arzt-Code | | Datum der Bewertung | | Tag | | Monat | | Jahr | |
|---|---|---|---|---|---|---|---|---|---|---|---|

**Konsultation Nr.**
**Dauer der Konsultation** (Minuten, Sekunden)

**Arzt (Zusatzqualifikationen)** (Ja = 1, Nein = 0)
**Arzt** (männlich = 1, weiblich = 2)
**Patient** (männlich = 1, weiblich = 2)
**Erste Konsultation**
**Folge- Konsultation**
**Gemischte Konsultation**

| | Alter | | Geschlecht | |
|---|---|---|---|---|
| | Alter | | Geschlecht | |
| 1 | | | | |
| 2 | | | | |
| 3 | | | | |

**Beschreibung des Indexproblems**

| | | | | | | |
|---|---|---|---|---|---|---|
| 1 | Der Arzt *lenkt die Aufmerksamkeit* auf ein bestimmtes Problem, das einer Entscheidung bedarf. | 0 | 1 | 2 | 3 | 4 |
| 2 | Der Arzt *teilt mit*, dass es mehr als einen Weg gibt, um mit dem identifizierten Problem umzugehen. | 0 | 1 | 2 | 3 | 4 |
| 3 | Der Arzt *klärt*, in welcher Art und Weise der Patient Informationen erhalten möchte, um eine Entscheidung treffen zu können (z. B. im Gespräch, durch das Lesen von Informationsmaterial, durch die Präsentation grafisch aufbereiteter Daten, durch Videos oder andere Medien). | 0 | 1 | 2 | 3 | 4 |
| 4 | Der Arzt *zählt* Optionen auf, worunter auch die Option fallen kann, nichts zu tun. | 0 | 1 | 2 | 3 | 4 |
| 5 | Der Arzt *erläutert* dem Patienten die Vor- und Nachteile der verschiedenen Optionen (*nichts tun* ist ebenfalls eine Option). | 0 | 1 | 2 | 3 | 4 |
| 6 | Der Arzt exploriert *die Erwartungen* (oder Ideen) eines Patienten, wie mit dem Problem (den Problemen) umgegangen werden soll. | 0 | 1 | 2 | 3 | 4 |
| 7 | Der Arzt exploriert die *Sorgen* (Befürchtungen) des Patienten, wie mit dem Problem (den Problemen) umgegangen werden soll. | 0 | 1 | 2 | 3 | 4 |
| 8 | Der Arzt vergewissert sich, dass der Patient die Informationen *verstanden* hat. | 0 | 1 | 2 | 3 | 4 |
| 9 | Der Arzt bietet dem Patienten explizit *Möglichkeiten* an, während des Entscheidungsprozesses Fragen zu stellen. | 0 | 1 | 2 | 3 | 4 |
| 10 | Der Arzt findet heraus, in welchem *Ausmaß* der Patient bei der Entscheidungsfindung beteiligt werden möchte. | 0 | 1 | 2 | 3 | 4 |
| 11 | Der Arzt weist darauf hin, dass es notwendig ist, eine *Entscheidung jetzt zu treffen (oder aufzuschieben)*. | 0 | 1 | 2 | 3 | 4 |
| 12 | Der Arzt weist darauf hin, dass es notwendig ist, noch einmal auf die Entscheidung zurückzukommen (oder auf das Aufschieben der Entscheidung). | 0 | 1 | 2 | 3 | 4 |

| | |
|---|---|
| 0 | Die Kompetenz wird nicht beobachtet |
| 1 | Ein minimaler oder oberflächlicher Versuch wird unternommen, die Kompetenz zu zeigen |
| 2 | Die Kompetenz wird beobachtet und erreicht ein minimales Niveau |
| 3 | Die Kompetenz entspricht einem guten Standard |
| 4 | Die Kompetenz entspricht einem sehr hohen Standard |

**Abb. 27.1:** OPTION Beobachtung der Einbeziehung von Patienten

1995]. Bei der Prüfung der gemessenen Inhalte ist allerdings unklar, ob den Aussagen nicht eher vier verschiedene Themen zugrunde liegen, anstatt den bisher angenommenen drei.

**Perceived Involvement in Care Scale (PICS)**
Diese in den USA entwickelte Skala [Lerman et al. 1990] erfasst, in wieweit sich Patienten in den Prozess der Entscheidungsfindung eingebunden fühlen. Sie besteht aus 13 Items in Aussageform, anhand derer die Zustimmung der Patienten von 1 („stimme überhaupt nicht zu") bis 4 („stimme voll und ganz zu") angegeben werden kann. Inhaltlich werden die Themen Patientenaktivierung durch die Ärzte, aktives Informationsverhalten des Patienten sowie die kritische Entscheidungsteilnahme des Patienten erhoben.

Die Reliabilität des Verfahrens ist mit einem Cronbach α von 0.73 zufrieden stellend [Lerman et al. 1990]. Die Skala wurde im Rahmen der Kölner Patientenbefragungsstudie übersetzt und validiert [Pfaff et al. 2001]. Die überprüften Gütekriterien wiesen zum Teil bessere Ergebnisse auf (Cronbach α zwischen 0.79 und 0.83) als in der amerikanischen Originaluntersuchung. Sie können daher als gut bewertet werden. Zum Thema kritische Entscheidungsteilnahme des Patienten traten bei der Prüfung der gemessenen Inhalte jedoch Schwierigkeiten im Vergleich zur Originaluntersuchung auf. Möglicherweise sind diese auf Unterschiede in den Gesundheitssystemen von Deutschland und den USA zurückzuführen

Die deutsche Übersetzung des Instrumentes wurde in das Core-Set der Methoden-AG übernommen und in Projekten des Förderschwerpunktes zu den Indikationen Alkoholabusus, Depression, Atemwegsinfekte, Chronischer Schmerz, Brustkrebs und Schizophrenie eingesetzt (siehe Beiträge in diesem Buch).

**Post-Decision Satisfaction Scale (PDSS)**
Dieser Fragebogen wurde in den USA entwickelt, um die Zufriedenheit der Patienten mit ihrer Entscheidung zu messen [Sainfort et al. 2000]. Die acht Items beziehen sich in Aussageform auf die Themen Zufriedenheit mit der Wahl, Nützlichkeit der Information und Angemessenheit der Information und können mit Angaben zwischen 1 („lehne stark ab") und 5 („stimme stark zu") bewertet werden.

Die Reliabilität ist mit einem Wert von 0.86 gut. Die Validität des Instrumentes hat sich als zufrieden stellend erwiesen [Sainfort et al. 2000]. Niedrige Werte der Skalen „Nützlichkeit der Information" und „Angemessenheit der Information" zeigten Zusammenhänge zur vom Patienten wahrgenommenen Unfähigkeit sich zu entscheiden. Außerdem hingen hohe Werte der Skala „Nützlichkeit der Information" mit einer langfristigen Stabilität der Entscheidung zusammen. Die Generalisierbarkeit der Ergebnisse ist allerdings eingeschränkt, da die Daten in einem sehr speziellen Kontext von Entscheidungen (Wahl der Krankenkassenleistung) erhoben wurden.

**Satisfaction with Decision Scale (SwDS)**
Hierbei handelt es sich um einen weiteren in den USA entwickelten Fragebogen, um die Zufriedenheit der Patienten mit Entscheidungen hinsichtlich ihrer Behandlung zu messen [Holmes-Rovner et al. 1996].

Insgesamt sechs Items, die wiederum mit Angaben zwischen 1 („lehne stark ab") und 5 („stimme stark zu") bewertet werden können, erfassen die Zufriedenheit hinsichtlich der Informationsvermittlung, die Qualität der Entscheidung, die Übereinstimmung der Entscheidung mit persönlichen Überzeugungen, die Umsetzbarkeit der Entscheidung, die Beteiligung des Patienten an der Entscheidung und die Zufriedenheit mit der getroffenen Entscheidung.

Die Reliabilität ist mit 0.86 gut. Hinsichtlich der Validität wurde die Skala mit anderen Instrumenten verglichen, welche die Themen Entscheidungskonflikte, Zufriedenheit, Wissen und Beteiligungspräferenz erheben. Aus den Zusammenhängen mit diesen Instrumenten schließen die Autoren, dass die „Satisfaction with Decision Scale" ein eigenständiges Konstrukt ist [Holmes-Rovner et al. 1996].

Das Instrument wurde im Rahmen des BMGS-Förderschwerpunktes ins Deutsche übersetzt und im Projekt zu Chronischem Schmerz des Förderschwerpunktes eingesetzt.

### Combined Outcome Measure for Risk Communication and Treatment Decision Making Effectiveness (COMRADE)

Der Fragebogen wurde zur Messung der Wirksamkeit von Risikokommunikation (Aufklärung des Patienten über verschiedene Behandlungsmöglichkeiten und deren Risiken) und der Entscheidungsfindung im Arzt-Patienten-Gespräch entwickelt [Edwards et al. 2003].

Er besteht aus insgesamt 20 Items, die mit Angaben zwischen 1 („stimme überhaupt nicht zu") und 5 („stimme voll und ganz zu") bewertet werden können. Jeweils zehn Items beziehen sich auf eines der erfassten Themen.

Eine Stärke des COMRADE liegt vor allem in der Berücksichtigung der emotionalen Aspekte, die im Prozess der PEF – neben kognitiven Variablen – eine wesentliche Bedeutung haben und in den Aussagen zur Entscheidungsfindung enthalten sind [Giersdorf et al. 2003]. Die Reliabilität (Cronbach α) ist mit 0.87 gut [Edwards et al. 2003], für Aussagen zur Validität sind weitere Überprüfungen notwendig.

Der COMRADE wurde im Rahmen der Methoden-AG des BMGS Förderschwerpunktes in Zusammenarbeit mit einer Arbeitsgruppe der Universität Marburg übersetzt und von den Originalautoren autorisiert. Die deutsche Fassung wurde in Projekten des Förderschwerpunktes zu den Themen Arterielle Verschlusskrankheit, Hypertonie, Depression, Atemwegsinfekte, Palliativmedizin und Schizophrenie eingesetzt (siehe Beiträge in diesem Buch).

### Man-Son-Hing-Skala

Diese englischsprachige Skala von Man-Son-Hing und Kollegen misst sowohl aus Arzt- als auch aus Patientenperspektive, wer im Rahmen der Behandlung die Entscheidung getroffen hat [Man-Son-Hing et al. 1999]. Sie besteht aus insgesamt sieben Items, die von 1 („stimme stark zu") bis 5 („lehne stark ab") beantwortet werden können. Zu Beginn wird anhand einer Frage erhoben, wer nach Meinung des Befragten die Entscheidung über die Behandlung gefällt hat. Drei weitere Items beziehen sich auf die Information, die der Arzt dem Patienten hinsichtlich der Behandlung gegeben hat. Die restlichen Items erfassen die wahrgenommene Beteiligung des Patienten am Entscheidungsprozess.

Als Ergänzung werden drei offene Fragen gestellt, die erheben, welche Gedanken sich Patient und Arzt während des Krankenhausaufenthaltes gemacht haben, inwiefern der Arzt diesbezüglich Fragen gestellt hat und ob noch Probleme offen geblieben sind.

Das Instrument wurde speziell für die Messung von Patientenbeteiligung bei der Behandlung von Vorhofflimmern entwickelt. Angaben zur Reliabilität und Validität liegen nicht vor.

### Fragebogen zur Partizipativen Entscheidungsfindung (PEF-FB)

Dieser Fragebogen wurde im Rahmen der Arbeitsgruppe „Methoden" des BMGS-Förderschwerpunktes entwickelt. Er misst die Wahrnehmung der Entscheidungsfindung aus Patientensicht [Giersdorf et al. 2004b]. Zunächst erfolgte in einem theoriegeleiteten Vorgehen die Definition Partizipativer Entscheidungsfindung. Zusätzlich wurden Kernelemente und Prozessschritte erarbeitet. Anschließend erfolgten die Operationalisierung dieser Schritte und die Formulierung von Items. Diese wurden in einem systematischen Konsensusverfahren im Rahmen der „Arbeitsgruppe Methoden" des BMGS-Förderschwerpunktes festgelegt.

Der PEF-FB besteht aus insgesamt 24 Items in Aussageform (siehe Abb. 27.2). Neun davon können dichotom („trifft zu"/ „trifft nicht zu") beantwortet werden, für die anderen 15 ist eine differenziertere Antwort zwischen 1 („trifft zu") und 4 („trifft nicht zu") möglich. Zusätzlich wird die Behandlungsentscheidung, auf die sich die Bewertung bezieht, erfasst. Das Fehlen dieser Angabe hatte sich in den bisher entwickelten Fragebögen zur Bewertung der Entscheidungsfindung als Schwachstelle erwiesen, weil die Antworten nicht einer bestimmten Entscheidung zugeordnet werden konnten.

Der PEF-FB wurde bereits kurz nach seiner Entwicklung in die Datenerhebung der Projekte zu Multipler Sklerose, Brustkrebs und Depression des Förderschwerpunktes mit aufgenommen. Die Reliabilität kann mit einem Cronbach α von 0.85 als gut bewertet werden. Untersuchungen zur Validität zeigen signifikante Zusammenhänge mit den Inhalten der PICS-Skala [Lerman et al. 1990]. Ergebnisse aus dem Bereich der hausärztlichen Depressionsbehandlung weisen auf die Eignung dieses Instrumentes zur Veränderungsmessung von Patientenbeteiligung hin. Für eine genauere Beurteilung sind weitere Studien bei verschiedenen Indikationen notwendig.

## 27.3 Zusammenfassung und Ausblick

Zur Messung Partizipativer Entscheidungsfindung existieren verschiedene Instrumente, die sich auf die Messung unterschiedlicher Bereiche beziehen. Bis auf ein Beobachtungsverfahren liegen alle Instrumente in Form eines Fragebogens zur Beurteilung durch Patienten vor. Die meisten beziehen sich dabei auf die Bewertung der Entscheidungsfindung. In einigen Fällen werden die Gütekriterien als wenig zufrieden stellend bewertet. Zur Validität der Instrumente liegen kaum Angaben vor. Nahezu alle Instrumente sind im angloamerikanischen Raum entwickelt worden, bei einigen liegt bereits eine deutsche Übersetzung vor, deren Eignung für das deutsche Gesundheitssystem jedoch erst nach Beendigung der Modellprojekte des BMGS-Förderschwerpunktes beurteilt werden kann. Ein relativ neues Instrument, der PEF-FB, wurde im Rahmen der „Arbeitsgruppe Methoden" des Förderschwerpunktes entwickelt. Seine abschließende Testung und die Bewertung der psychometrischen Gütekriterien stehen noch aus.

Im Hinblick auf die Notwendigkeit einer umfassenden Messung Partizipativer Entscheidungsfindung aus verschiedenen Perspektiven kann mit den bisher vorliegenden Verfahren meist die Wahrnehmung der Patienten, bei einem Instrument auch die Wahrnehmung aus ärztlicher Perspektive erfasst werden. Mit Hilfe der OPTION-Skala ist zusätzlich die Fremdbeobachtung ärztlicher Kompetenzen möglich.

Zukünftige Entwicklungen bei der Messung von Patientenbeteiligung könnten zum einen in der Überprüfung der Eignung der bisher vorliegenden Instrumente für den deutschen Sprachraum liegen, so wie es für einzelne Verfahren im Rahmen des Förderschwerpunktes derzeit durchgeführt wird. Außerdem sollten die Gütekriterien der Skalen noch intensiver untersucht und die Skalen entsprechend verbessert werden. Ein weiterer Fortschritt bei der Messung Partizipativer Entscheidungsfindung wäre die Entwicklung eines Beobachtungsverfahrens, welches das Verhalten des Patienten im medizinischen Entscheidungsprozess bewertet kann. Auf diese Weise könnte die Wahrnehmung von Arzt und Patient hinsichtlich der Interaktion mit Ergebnissen von auf den Arzt zentrierten Beobachtungsverfahren verglichen werden.

## Fragebogen zur medizinischen Entscheidungsfindung (PEF-FB)

Nachfolgend finden Sie Aussagen, die sich auf Entscheidungen im Rahmen Ihrer Behandlung beziehen. Bitte geben Sie bei jeder Aussage an, ob sie jeweils zutrifft oder nicht. Beziehen Sie sich dabei stets auf die während des letzten Arztgespräches getroffene Behandlungsentscheidung.

|  | trifft zu | trifft nicht zu |
|---|---|---|
| 1. Mein Arzt hat mir mitgeteilt, dass eine Behandlungsentscheidung getroffen werden muss. | ○ | ○ |
| 2. Mein Arzt hat mich gefragt, wie ich mich an der Entscheidung zu einer Behandlung beteiligen möchte. | ○ | ○ |
| 3. Bei meinen Beschwerden ist die Art der Behandlung durch die ärztliche Empfehlung bereits festgelegt. | ○ | ○ |
| 4. Mein Arzt hat mir mehrere Behandlungsmöglichkeiten erläutert. | ○ | ○ |
| 5. Die Möglichkeit, keine Behandlung durchzuführen, wurde ebenfalls besprochen. | ○ | ○ |
| 6. Ich habe auch andere Behandlungsmöglichkeiten angesprochen, die mein Arzt nicht genannt hat. | ○ | ○ |
| 7. Mein Arzt hat mich gefragt, was ich über die verschiedenen Behandlungsmöglichkeiten denke. | ○ | ○ |
| 8. Ich habe meinem Arzt mitgeteilt, welche Entscheidung ich bevorzuge. | ○ | ○ |
| 9. Mein Arzt hat mir mitgeteilt, welche Entscheidung er bevorzugt. | ○ | ○ |

Bei den folgenden Aussagen können Sie Ihre Antwort genauer abstufen. Geben Sie bitte mit einem Kreuz bei jeder Aussage an, ob Sie zutrifft, eher zutrifft, eher nicht zutrifft oder nicht zutrifft. Beziehen Sie die Aussagen auch hier wieder auf die Behandlungsentscheidung, die während des letzten Arztgespräches getroffen wurde.

|  | trifft zu | trifft eher zu | trifft eher nicht zu | trifft nicht zu |
|---|---|---|---|---|
| 10. Mein Arzt hat es mir möglich gemacht, mich aktiv an der Entscheidung über die Behandlung zu beteiligen. | ○ | ○ | ○ | ○ |
| 11. Ich bin mir sicher, dass mein Arzt meine Vorstellungen über die Behandlung ernst genommen hat. | ○ | ○ | ○ | ○ |
| 12. Nur wenn ich dem Arzt meine Bedürfnisse beschreibe, kann die beste Behandlung für mich herausgefunden werden. | ○ | ○ | ○ | ○ |
| 13. Mein Arzt kann nicht alleine entscheiden, welche der Behandlungsmöglichkeiten in meinem Fall die richtige ist. | ○ | ○ | ○ | ○ |
| 14. Bei der Auswahl der Behandlungsmethode sind meine Gedanken genauso berücksichtigt worden wie die Überlegungen meines Arztes. | ○ | ○ | ○ | ○ |
| 15. Es war genügend Zeit, um Rückfragen zu stellen. | ○ | ○ | ○ | ○ |
| 16. Mein Arzt und ich haben die unterschiedlichen Behandlungsmöglichkeiten gründlich abgewogen. | ○ | ○ | ○ | ○ |
| 17. Ich konnte mit meinem Arzt die Behandlungsmöglichkeiten ausführlich besprechen. | ○ | ○ | ○ | ○ |
| 18. Mein Arzt und ich haben gemeinsam eine Behandlungsmöglichkeit ausgewählt. | ○ | ○ | ○ | ○ |
| 19. Ich weiß jetzt, was für die einzelnen Behandlungsmöglichkeiten spricht. | ○ | ○ | ○ | ○ |
| 20. Ich weiß jetzt, welche Behandlungsmöglichkeit für mich die beste ist | ○ | ○ | ○ | ○ |
| 21. Ich fühlte mich während des Gespräches in die Behandlungsentscheidung einbezogen. | ○ | ○ | ○ | ○ |
| 22. Ich fühlte mich durch das Gespräch mit dem Arzt für die weitere Behandlung mit verantwortlich. | ○ | ○ | ○ | ○ |
| 23. Mein Arzt und ich haben die nächsten Schritte des Behandlungsplans ausführlich besprochen. | ○ | ○ | ○ | ○ |
| 24. Mein Arzt und ich haben eine Vereinbarung für das weitere Vorgehen getroffen. | ○ | ○ | ○ | ○ |

**Abb. 27.2:** Fragebogen zur Partizipativen Entscheidungsfindung (PEF-FB)

## Literatur

Badura B, Versicherten- und Patientenorientierung – ein Gebot der Humanität und der sozialwirtschaftlichen Vernunft. Psychomed (2005), 17, 4–6

Bossuyt P (1990) A comparison of probabilistic unfolding theories for paired comparison data. Springer, New York

Degner LF, Sloan JA, Decision making during serious illness: what role do patients really want to play? J Clin Epidemiol (1992), 45, 941–950

Edwards A et al., The development of COMRADE – a patient-based outcome measure to evaluate the effectivness of risk communication and treatment decision making in consultations. Patient Educ Couns (2003), 50, 311–322

Elwyn G et al., Shared decision-making: developing the OPTION scale for measuring patient involvement. Qual Saf Health Care (2003), 12, 93–99

Ende J et al., Measuring patients' desire for autonomy: decision making and information-seeking preferences among medical patients. J Gen Intern Med (1989), 4, 23–30

Giersdorf N, Loh A, Härter M (2003) Quantitative Messverfahren des Shared decision making. In: Scheibler F, Pfaff H, Shared Decision Making: Der Patient als Partner im medizinischen Entscheidungsprozess, 69–85. Juventa, Weinheim

Giersdorf N et al., Messung der partizipativen Entscheidungsfindung. Z ärztl Fortbil Qual Gesundh wes (2004a), 98, 135–141

Giersdorf N et al., Entwicklung eines Fragebogens zur Partizipativen Entscheidungsfindung. Bundesgesundheitsbl Gesundheitsforsch Gesundheitsschutz (2004b), 47, 969–976

Härter M, Partizipative Entscheidungsfindung (Shared Decision Making) – ein von Patienten, Ärzten und der Gesundheitspolitik geforderter Ansatz setzt sich durch. Z ärztl Fortbil Qual Gesundh wes (2004), 98, 89–92

Holmes-Rovner M et al., Patient satisfaction with health care decisions: the satisfaction with decision scale. Med Decis Making (1996), 16, 58–64

Lerman C E et al., Patients perceived involvement about illness and medical care. J Gen Intern Med (1990), 5, 29–33

Man-Son-Hing M et al., A patient decision aid regarding antithrombotic therapy for stroke prevention in atrial fibrillation: a randomized controlled trial. JAMA (1999), 282, 737–743

O'Connor A, Validation of a decisional conflict scale. Med Dec Making (1995), 15, 25–30

Pfaff H, Freise DC, Mager G, et al., Der Kölner Patientenfragebogen (KPF): Entwicklung und Validierung eines Fragebogens zur Erfassung der Einbindung des Patienten als Kotherapeuten. Forschungsbericht 1, Veröffentlichungsreihe der Abteilung der Medizinischen Soziologie der Universität zu Köln, (2001)

Sainfort F, Booske BC, Measuring post-decision satisfaction. Med Decis Making (2000), 20, 51–61